Schneider Herrgesell Drude

Pflegeunterricht konkret

Kordula Schneider, Sandra Herrgesell, Carsten Drude (Hrsg.)

Pflegeunterricht konkret

Grundlagen – Methoden – Tipps

ELSEVIER
URBAN & FISCHER

URBAN & FISCHER
München • Jena

Zuschriften und Kritik an: Elsevier GmbH, Urban & Fischer Verlag, Lektorat Pflege, Karlstraße 45, 80333 München, pflege@elsevier.de

Wichtiger Hinweis für den Benutzer
Die Erkenntnisse in der Medizin unterliegen laufendem Wandel durch Forschung und klinische Erfahrungen. Herausgeber und Autoren dieses Werkes haben große Sorgfalt darauf verwendet, dass die in diesem Werk gemachten therapeutischen Angaben (insbesondere hinsichtlich Indikation, Dosierung und unerwünschten Wirkungen) dem derzeitigen Wissensstand entsprechen. Das entbindet den Nutzer dieses Werkes aber nicht von der Verpflichtung, anhand der Beipackzettel zu verschreibender Präparate zu überprüfen, ob die dort gemachten Angaben von denen in diesem Buch abweichen und seine Verordnung in eigener Verantwortung zu treffen.

Wie allgemein üblich wurden Warenzeichen bzw. Namen (z.B. bei Pharmapräparaten) nicht besonders gekennzeichnet.

Bibliografische Information Der Deutschen Bibliothek
Die Deutsche Bibliothek verzeichnet diese Publikation in der Deutschen Nationalbibliografie; detaillierte bibliografische Daten sind im Internet unter http://dnb.ddb.de abrufbar.

05 06 07 08 09 5 4 3 2 1

Um den Textfluss nicht zu stören, wurde bei Patienten und Berufsbezeichnungen die grammatikalisch maskuline Form gewählt. Selbstverständlich sind in diesen Fällen immer Frauen und Männer gemeint.

Konzeptplanung und Lektorat: Frank Koch, München
Redaktion: Bernd Hein, München
Herstellung: Nicole Ballweg, München
Satz: abc.Mediaservice, Buchloe
Druck und Bindung: Krips b.v., Meppel/Niederlande
Zeichnungen: Henriette Rintelen, Velbert
Fotos: Tilmann Klare (Abb. 5.3 – 5.5); TummyTub (Abb. 5.6; 5.7)
Umschlaggestaltung: SpieszDesign, Neu-Ulm
Titelfotografie: Mauritius

ISBN 3-437-26630-6

Aktuelle Informationen finden Sie im Internet unter www.elsevier.de

Vorwort

Pflegeunterricht konkret – verbirgt sich dahinter *schon wieder* ein Buch zum Lernfeldkonzept? Oder handelt es sich um eine Erweiterung der *Pflege heute Familie*, die der Leser nur in Kombination mit dem Originalwerk benutzen kann? Ist es wieder ein Werk für studierte Pflegepersonen oder erfahrene LehrerInnen für Pflegeberufe, oder können auch Unterrichtseinsteiger etwas damit anfangen?

Das vorliegende Buch hat viele Facetten. Zunächst soll es den im Titel angedeuteten Anspruch gerecht werden: konkrete Hilfestellung für den Pflegeunterricht zu bieten, und zwar für die drei Ausbildungszweige Gesundheits- und Krankenpflege, Gesundheits- und Kinderkrankenpflege und für die Altenpflegeausbildung.

Was ist das neue an diesem Buch? Es bleibt nicht auf der Theorieebene stehen. Vielmehr werden im Hauptteil des Buches konkrete Unterrichtssituationen dargestellt, die bis zur konkreten Wochen- und Stundenplanung ausformuliert werden.

Zum didaktischen Aufbau des Buches:

Im ersten Teil wird im Rahmen einer „Ist-Analyse" die gesetzliche Situation in den Pflegeberufen aufgegriffen und erläutert, woraufhin konkrete Anforderungen an die verschiedenen Ausbildungszweige formuliert werden.

Im zweiten Teil werden in einer leicht verständlichen und übersichtlichen Darstellung die Teilkonzepte des Lernfeldansatzes beschrieben. Hierzu zählen u.a. die berufliche Handlungskompetenz, der fächerverbindende Unterricht, die Handlungsorientierung und die Teamarbeit.

Auf dieser Basis formulieren die Autoren handlungsleitende Prinzipien, die je nach Thema, Inhalt, Lerngruppe und weiteren Einfluss nehmenden Elementen differenziert benutzt werden können. Dabei können die Prinzipien sowohl als Planungsinstrument als auch in der Retrospektive als Evaluationsinstrument eingesetzt werden.

Den Hauptteil des Buches bildet allerdings der darauf folgende Teil III mit den unterrichtspraktischen Beispielen. Hier werden für die Altenpflege, für die Gesundheits- und Kinderkrankenpflege und für die Gesundheits- und Krankenpflege je eine komplette Lernsituation auf Basis der bis dahin beschriebenen theoretischen Grundlagen dargestellt.

Die Unterrichtssituationen sind einerseits sehr konkret gehalten (bis hin zur Zeitplanung und Darstellung des benötigten Materials/der verschiedenen Arbeitsblätter), andererseits enthalten alle Unterrichtsituationen aber so viel Exemplarizität, dass der Leser selbst in die Lage versetzt wird, eigene Lernsituationen zu konstruieren. Das liegt nicht zuletzt an der einheitlichen Vorgehensweise anhand immer gleicher Marginalien.

Als positiver Nebeneffekt hat sich während der Arbeit an den Lernsituationen herausgestellt, dass die eingesetzten Methoden auch noch einmal ein eigenes Kapitel bilden könnten.

So wurden die Methoden von den Autoren in eine Gliederung gebracht und im Teil IV, dem Methodenpool, differenziert dargestellt.

Abschließend bleibt uns nur, Ihnen viel Freude und positive Eindrücke bei der Arbeit mit dem vorliegenden Buch zu wünschen.

Fragen, Anregungen und Kritik nehmen wir gern entgegen.

Münster, April 2005

Für die HerausgeberInnen
Carsten Drude

Autorenvita

Frau Prof. Dr. Kordula Schneider ist Dipl.-Oecotrophologin und Berufsschullehrerin. Sie lehrt seit 1996 an der Fachhochschule Münster im Fachbereich Pflege. Dort vertritt sie im Studiengang Pflegepädagogik/Berufspädagogik das Lehrgebiet Erziehungswissenschaften. Ihr aktueller Forschungsschwerpunkt ist die Weiterentwicklung des Lernfeldkonzeptes für Gesundheits- und Pflegeberufe.

Sandra Herrgesell, Krankenpflegeexamen 1994, danach Tätigkeit in verschiedenen Bereichen der Krankenpflege und der Altenhilfe, von 1997–2001 Studium der Pflegepädagogik an der FH Münster, Abschluss Dipl. Pflegewissenschaftlerin, seitdem Tätigkeit im Bereich Qualitätsmanagement.

Carsten Drude, Krankenpfleger, Dipl.-Pflegewissenschaftler (FH), Lehrbeauftragter der Fachhochschule Münster. Krankenpflegeexamen 1990, danach praktische Pflegetätigkeit in verschiedenen Bereichen, darunter auch ein 1-jähriger Auslandsaufenthalt in der Schweiz. Dozententätigkeit an verschiedenen pflegerischen Bildungseinrichtungen. Seit Sommer 2005 Schulleiter der Kath. Schule für Gesundheits- und Pflegeberufe Dortmund gGmbH.

Marion Lüke, Krankenpflegeexamen 1990, 1994–1996 Weiterbildung zur Fachkrankenschwester für Anästhesie- und Intensivpflege, von 1997–2001 Studium der Pflegepädaogik an der FH Münster, Abschluss Dipl. Pflegewissenschaftlerin, seitdem Tätigkeit im Bereich Fachweiterbildung und Innerbetriebliche Fortbildung.

Andrea Runde, 1995 Krankenpflegeexamen mit anschließender beruflicher Tätigkeit in der neurochirurgischen Intensivpflege; Studium der Pflegepädagogik an der Fachhochschule Münster mit Abschluss Diplom Pflegewissenschaftlerin (FH); seit 2001 Qualitätsmanagementbeauftragte am Niedersächsischen Landeskrankenhaus Osnabrück, Regionales Zentrum für psychische Gesundheit.

Inhaltsverzeichnis

TEIL I

Veränderungen und Anforderungen an die Pflegeausbildung

1 Veränderungen in Pflegeausbildungen

Carsten Drude

Durch neue gesetzliche Regelungen und veränderte Lernlandschaften hat sich das Profil in den pflegerischen Ausbildungen in den letzten Jahren drastisch verändert.

Auf der einen Seite vollzieht sich der Wandel in der Lehrerrolle: weg vom alles wissenden Fachexperten hin zum Lernbegleiter, der die Lernenden in kreativer und vielfältiger Weise unterstützt. Diese Forderung wird beispielsweise auch durch eine gesetzlich verbindlich festgeschriebene Hochschulausbildung der leitenden Lehrpersonen an einer Pflegeschule deutlich.

Auf der anderen Seite bei den Lernenden: gestiegene, höhere und komplexere Anforderungen lassen die pflegerischen Berufsbilder immer unüberschaubarer erscheinen. Die Stofffülle nimmt zu, der Stundenumfang der theoretischen Ausbildung wird größer, der Fokus wird auf pflegespezifische Unterrichtsinhalte gelegt.

Zudem sind die Lernorte der praktischen Ausbildung in hohem Maße von den gesetzlichen und gesellschaftlichen Veränderungen betroffen.

Diesen Anforderungen soll in den folgenden Kapiteln Rechnung getragen werden, wobei zunächst auf die wichtigsten Bereiche, die von den Veränderungen betroffen sind, eingegangen wird.

1.1 Gesellschaftliche Veränderungen

Hierzu finden sich in Kapitel ☞ 4.1 einige Ausführungen, die einerseits eine Beschreibung der gesellschaftlichen Veränderungen liefern, andererseits aber konkrete unterrichtspraktische Konsequenzen in Form von handlungsleitenden Prinzipien aufzeigen.

1.2 Bildungsstrukturelle Veränderungen

Hier sind in erster Linie die Konsequenzen zu nennen, die sich aus den gesetzlichen Veränderungen ergeben haben. Diese werden in Kapitel ☞ 2.1 beschrieben. Konkrete Konsequenzen für die Ausbildung/für die Unterrichtspraxis finden sich dann wieder in Form von handlungsleitenden Prinzipien, z.B. in Kapitel ☞ 4.2 (Subjektorientierung).

Offen bleibt nach derzeitigem Stand in der Bildungslandschaft die immer noch nicht abschließend geklärte Form der Finanzierung vieler pflegerischer Ausbildungszweige, die wiederum Auswirkungen auf die Schulstruktur hat.

Waren bis dato viele Pflegeschulen immer an Kliniken und Krankenhäuser gekoppelt und durch den allgemeinen Pflegesatz mitfinanziert, werden heute neue Rechtsformen von Ausbildungsstätten erforderlich. Schulgründungen in Form einer GmbH oder eines eingetragenen Vereins unterstreichen diesen Trend.

In den Ausbildungszweigen der Altenpflegeberufe werden Praxiseinrichtungen und Kooperationspartner gesucht, die per Vertrag mit der jeweiligen Schule schon im Vorfeld der Ausbildung eine finanzielle Absicherung gewährleisten.

Eine differenzierte Beschreibung der Veränderungen ist im Kapitel ☞ 2.2 zu finden.

1.3 Pflegewissenschaftliche Veränderungen

Hier wird in Kapitel ☞ 4.6 der Begriff der Wissenschaftsorientierung aufgegriffen und erläutert. Die sich daraus ergebenden, exemplarisch aufgeführten handlungsleitenden Prinzipien zeigen mögliche Konsequenzen für die Lehrenden und Lernenden auf.

Positiv anzumerken ist schon an dieser Stelle, dass die Pflegewissenschaft als zentrale Bezugswissenschaft in den Mittelpunkt des Unterrichtsgeschehens gerückt wird.

2 Anforderungen an Pflegeausbildungen

Kordula Schneider

2.1 Gesetzliche Ist-Situation

Die Ausbildung in den Pflegeberufen (Altenpflege, Krankenpflege und Kinderkrankenpflege) ist seit 2003, nachdem ein neues Gesetz über die Berufe der Altenpflege verabschiedet wurde, für alle Pflegeausbildungen bundeseinheitlich geregelt. Dadurch ist die getrennte bundesrechtliche Regelung für die Altenpflegeausbildung aufgehoben; es existieren nun für die drei Berufsgruppen der Altenpflege, der Kranken- und Kinderkrankenpflege Bundesgesetze, so genannte Berufszulassungsgesetze. Durch das Bundesaltenpflegegesetz ist die längst überfällige einheitliche Ausbildung innerhalb der Altenpflege gesetzlich legitimiert. Als relevante Berufszulassungsgesetze und Ausbildungs- und Prüfungsverordnungen für die Pflegeberufe sind zu nennen:

- Gesetz über die Berufe in der Krankenpflege vom 16. Juli 2003 (BGBl., I 1442ff.) und die Ausbildungs- und Prüfungsverordnung für die Berufe in der Krankenpflege (KrPflAPrV) vom 15.08.2003. Die Neufassung des Gesetzes trat ab 1. Januar 2004 in Kraft.
- Gesetz über die Berufe in der Altenpflege (Altenpflegegesetz – AltPflG) vom 17. November 2000 (BGBl, 50, 1513ff.) und die Ausbildungs- und Prüfungsverordnung für den Beruf der Altenpflegerin und des Altenpflegers (AltPflAPrV) vom 11. Mai 2001. Die Neufassung des Gesetzes trat am 1. August 2003 in Kraft.

Im Folgenden soll der Frage nachgegangen werden, welche grundlegenden Veränderungen sich aus der neuen Gesetzgebung und den Ausbildungs- und Prüfungsverordnungen für die Pflegeberufe ergeben haben. Für die Kranken- und Kinderkrankenpflege wird dies an ausgewählten Aspekten in einer Gegenüberstellung des alten und neuen Krankenpflegegesetzes sowie der Ausbildungs- und Prüfungsverordnung ausgeführt. Für die Altenpflegeausbildung erfolgt dies exemplarisch an dem Altenpflegegesetz und der APO von NRW (1994); eine umfassende Analyse der bis 2003 unterschiedlich existierenden länderspezifischen Ausbildungen würde hier den Rahmen sprengen.

Die Umsetzung dieser gesetzlich vorgegebenen Grundlagen wird in den 16 Bundesländern – was die Altenpflegeausbildung anbelangt – unterschiedlich realisiert. Die Länderhoheit ist für die unterschiedliche qualitative Umsetzung verantwortlich; dies spiegelt sich in den verschiedenen Rahmenrichtlinien der Länder wider. Die länderspezifischen Umsetzungsrichtlinien, vor allen Dingen für den schulischen Teil der Altenpflegeausbildung, gleichen einem bunten Flickenteppich.

Wie sich dies in der Kranken- und Kinderkrankenpflege weiter entwickeln wird, bleibt abzuwarten. Der Deutsche Bildungsrat für Pflegeberufe (DBR) hat eine Umfrage zu den Aktivitäten der zuständigen Ministerien in den Bundesländern zu curricularen Entwicklungen des Altenpflegegesetzes (2003) und Krankenpflegegesetzes (2004) gestartet. Die Ergebnisse entsprechen dem Recherchestand vom Juli 2004, wobei kleinere Fehler und Mängel die sehr lobenswerte und akribisch durchgeführte Arbeit nicht mindern. Da es sich momentan um einen sehr dynamischen Entwicklungsprozess handelt, der in den Ländern mit unterschiedlich ausgestatteten Ressourcen (finanzieller und personeller Art) umgesetzt wird, haben sich bereits einige Daten verändert bzw. entsprechen nicht mehr der vorliegenden Publikation. Folgendes Ergebnis lässt sich momentan zur Altenpflegeausbildung wiedergeben:

- Bundesländer wie NRW (Ministerium für Gesundheit, Soziales, Frauen und Familie), Niedersachsen (Niedersächsisches Kultusministerium), Sachsen (Sächsisches Ministerium für Kultus), Hessen (Hessisches Sozialministerium) und Baden-Württemberg (Ministerium für Kultus, Jugend und Sport) haben fristgerecht verschiedene Umsetzungsstrategien ab Mitte 2003 verabschiedet. So hat NRW einen Entwurf einer empfehlenden Richtlinie für die Altenpflegeausbildung Teil 1 und einen Standard zur berufspädagogischen Weiterbildung zur Praxisanleitung in der Altenpflege Teil 2 herausgegeben. In Sachsen traten ein Erprobungslehrplan für die schulische Ausbildung sowie Empfehlungen zur Gestaltung der praktischen Ausbildung im August 2003 in Kraft. In Niedersachsen wurden die Rahmenrichtlinien ebenfalls im August 2003 verbindlich. Auch vom hessischen Sozialministerium wurde ein Entwurf eines Rahmenlehrplans für eine dreijährige Erprobungsphase im August 2003 verabschiedet. In Baden-Württemberg werden die Schulversuchsbestimmungen und Lehrpläne (2003) eine Laufzeit bis Mitte 2006 haben.
- Das Ministerium für Soziales, Gesundheit und Verbraucherschutz hat 2003 für das Land Schleswig-Holstein ein Handbuch für die Altenpflegeausbildung herausgegeben. Bestandteile dieses Handbuches sind u.a. der Rahmenlehrplan mit Rahmenrichtlinien für die praktische Ausbildung einschließlich Tätigkeitsnachweisheft und Rahmenrichtlinien für den Unterricht.
- Das Saarland (Ministerium für Frauen, Arbeit, Gesundheit und Soziales) hat mit fachlicher Unterstützung des Bundesinstituts für Berufsbildung ein lernzielorientiertes Curriculum für die praktische und theoretische Ausbildung entwickelt. Es wurde 2002 eingeführt, wobei die wissenschaftliche Begleitung Ende 2005 abgeschlossen sein wird. Hamburg (Behörde für Bildung, Sport: Abteilung Berufliche Bildung und Weiterbildung) hat einen Bildungsplan ab August 2002 zur Erprobung freigegeben. Ein endgültiges Ergebnis ist Mitte 2006 zu erwarten.
- In anderen Bundesländern, wie Bayern (Bayerisches Staatsministerium für Unterricht und Kultus), Bremen (Senator für Arbeit, Frauen, Gesundheit, Jugend und Soziales), Rheinland-Pfalz (Ministerium für Bildung, Frauen und Jugend) und Sachsen-Anhalt (Kultusministerium des Landes Sachsen- Anhalt) treten die unterschiedlichen Ausbildungsbestimmungen im Laufe des Jahres 2004 in Kraft.
- Thüringen (Thüringer Kultusministerium) wird mit aller Wahrscheinlichkeit die Umsetzungsstrategien bis Ende 2005 beendet haben.
- Für Berlin (Senatsverwaltung Gesundheit, Soziales und Verbraucherschutz) und Mecklenburg-Vorpommern (Sozialministerium Mecklenburg-Vorpommern) können zum jetzigen Zeitpunkt noch keine Aussagen gemacht werden. Es existieren Überlegungen insofern, als dass Berlin die Ausbildungsrichtlinie aus NRW übernimmt und Mecklenburg-Vorpommern die Materialien für die Umsetzung der Stundentafel vom Kuratorium Deutsche Altershilfe (2002) zugrunde legt.
- Für das Land Brandenburg liegen zum derzeitigen Stand keine Angaben vor.

	Früher (alte Gesetzgebung)		Heute (neue Gesetzgebung)	
	Altenpflege (AltPflG, NRW 1994, APO-Altenpflege NRW 1994)	KP, KKP (KrPflG 1985, KrPflAPrV 1985)	Altenpflege (AltPflG 2000, AltPflAPrV 2001)	KP,KKP (KrPflG 2003, KrPflPrV 2003)
Berufsbezeichnung	§ 1 Staatlich anerkannte(r) Altenpflegerin bzw. Altenpfleger	§ 1 Krankenschwester oder Krankenpfleger Kinderkrankenschwester oder Kinderkrankenpfleger	§ 1 Altenpflegerin oder Altenpfleger	§ 1 Gesundheits- und Krankenpflegerin oder Gesundheits- und Krankenpfleger Gesundheits- und Kinderkrankenpflegerin oder Gesundheits- und Kinderkrankenpfleger
Strukturprinzipien	Traditioneller Fächerkanon		Themenbereiche/Lernfelder mit Integration von Bezugswissenschaften	
	APO-Altenpflege NRW § 5 Allgemeine Grundlagen mit 5 Fächern Sozialpflegerischer Bereich mit 6 Fächern Medizinisch-pflegerischer Bereich mit 9 Fächern Mitarbeiter/Dienste/Einrichtungen mit 5 Fächern	KrPflAPrV Anlage 1, zu § 1 Abs. 1 In der KP und KKP existierten 12 Fächer	Es liegen 4 Lernbereiche und 14 Lernfelder vor	Es liegen 4 Wissensgrundlagen und 12 Themenbereiche vor

<table>
<tr><th></th><th colspan="2">Früher (alte Gesetzgebung)</th><th colspan="2">Heute (neue Gesetzgebung)</th></tr>
<tr><td rowspan="2">Ziele</td><td colspan="2">Vermittlung von Kenntnissen, Fähigkeiten und Fertigkeiten</td><td colspan="2">Förderung der beruflichen Handlungskompetenz</td></tr>
<tr><td colspan="2">§ 3
… Kenntnisse, Fähigkeiten und Fertigkeiten vermitteln …</td><td>AltPflG § 3
„… soll die Kenntnisse und Fähigkeiten vermitteln, die zur selbständigen und eigenverantwortlichen Pflege einschließlich der Beratung, Begleitung und Betreuung alter Menschen erforderlich sind.“
Aus dem Kommentar zu § 1 der AltPflAPrV: „Die Ausbildungsinhalte werden nicht als Fächer, sondern als Lernfelder beschrieben. Diese sind an Aufgabenstellungen und Handlungsabläufen der Altenpflege orientiert.“</td><td>KrPflG § 3 (1)
„… soll entsprechend dem allgemein anerkannten Stand pflegewissenschaftlicher, medizinischer und weiterer bezugswissenschaftlicher Erkenntnisse fachliche, personale, soziale und methodische Kompetenzen zur verantwortlichen Mitwirkung insbesondere bei der Heilung, Erkennung und Verhütung von Krankheiten vermitteln.“ Die Ausbildung … soll … fachliche, personale, soziale und methodische Kompetenzen zur verantwortlichen Mitwirkung … vermitteln</td></tr>
<tr><td>Aufgabenbereiche</td><td>Selbstständige, eigenverantwortliche und geplante Pflege</td><td>Verantwortliche Mitwirkung</td><td colspan="2">Eigenverantwortliche Aufgaben</td></tr>
</table>

Fortsetzung auf nächster Seite

	Früher (alte Gesetzgebung)		Heute (neue Gesetzgebung)	
Aufgabenbereiche	AltPflG, NRW § 3, (1) • Selbstständige, eigenverantwortliche und geplante Pflege einschließlich Beratung, Begleitung und Betreuung alter Menschen • Mit anderen Personen zusammenarbeiten • Verwaltungstätigkeiten	KrPflG § 4, (1) • Sach- und fachkundige, umfassende, geplante Pflege • Vor- und Nachbereitung sowie Assistenz bei der Diagnostik und Therapie • Anregung u. Anleitung zu gesundheitsförderndem Verhalten • Beobachtung und Weitergabe • Einleitung lebensnotwendiger Maßnahmen • Verwaltungsaufgaben	AltPflG § 3 • Selbstständige, eigenverantwortliche und geplante Pflege einschließlich Beratung, Begleitung und Betreuung alter Menschen **Diese umfasst insbesondere:** • Die sach- und fachkundige, den allgemein anerkannten pflegewissenschaftlichen, insbesondere den medizinisch-pflegerischen Erkenntnissen entsprechende, umfassende und geplante Pflege • Die Mitwirkung bei der Behandlung kranker alter Menschen einschließlich der Ausführung ärztlicher Verordnungen • Die Erhaltung und Wiederherstellung individueller Fähigkeiten im Rahmen geriatrischer und geronto-psychiatrischer Rehabilitationskonzepte • Die Mitwirkung an qualitätssichernden Maßnahmen in der Pflege, der Betreuung und der Behandlung • Die Gesundheitsvorsorge einschließlich der Ernährungsberatung • Die umfassende Begleitung Sterbender • Die Anleitung, Beratung und Unterstützung von Pflegekräften, die nicht Pflegefachkräfte sind	KrPflG § 3 (2) **Eigenverantwortliche pflegerische Aufgaben:** • Erhebung und Feststellung des Pflegebedarfs, Planung, Organisation, Durchführung und Dokumentation der Pflege • Evaluation der Pflege, Sicherung und Entwicklung der Qualität der Pflege • Beratung, Anleitung und Unterstützung von zu pflegenden Menschen und ihrer Bezugspersonen in der individuellen Auseinandersetzung mit Gesundheit und Krankheit • Einleitung lebenserhaltender Sofortmaßnahmen bis zum Eintreffen der Ärztin oder des Arztes **Pflegerische Aufgaben im Rahmen der Mitwirkung:** • Eigenständige Durchführung ärztlich veranlasster Maßnahmen • Maßnahmen der medizinischen Diagnostik, Therapie oder Rehabilitation • Maßnahmen in Krisen- und Katastrophensituationen

	Früher (alte Gesetzgebung)		Heute (neue Gesetzgebung)	
			• Die Betreuung und Beratung alter Menschen in ihren persönlichen und sozialen Angelegenheiten • Die Hilfe zur Erhaltung und Aktivierung der eigenständigen Lebensführung einschließlich der Förderung sozialer Kontakte • Die Anregung und Begleitung von Familien- und Nachbarschaftshilfe und die Beratung pflegender Angehöriger	**Pflegerisch interdisziplinäre Aufgaben:** • Interdisziplinär mit anderen Berufsgruppen zusammenarbeiten und dabei multidisziplinäre und berufsübergreifende Lösungen von Gesundheitsproblemen zu entwickeln
Stundenzahl der Ausbildung	APO-Altenpflege NRW 1994 § 5 Gesamtstundenzahl: 4500 Stunden Theoretischer und fachpraktischer Unterricht am Fachseminar: 2250 Stunden Berufspraktische Ausbildung: 2250 Stunden	KrPflAPrV 1985 § 1 (1) Gesamtstundenzahl: 4600 Stunden Theoretischer und praktischer Unterricht: 1600 Stunden Praktische Ausbildung: 3000 Stunden	AltPflAPrV 2000, § 1 Gesamtstundenzahl: 4600 Stunden Theoretischer und praktischer Unterricht: 2100 Stunden Praktische Ausbildung: 2500 Stunden	KrPflAPrV 2003, § 1 Gesamtstundenzahl: 4600 Stunden (1200 Stunden Differenzierung Krankenpflege/Kinderkrankenpflege) Theoretischer und praktischer Unterricht: 2100 Stunden (davon 500 Stunden Differenzierung) Praktische Ausbildung: 2500 Stunden (davon 700 Stunden Differenzierung)

Tab. 2.1: Gesetzliche Veränderungen im Vergleich: früher – heute.

Ein anderes Bild zeichnet sich momentan in der länderspezifischen Umsetzung des Krankenpflegegesetzes ab. Aufgrund des erst am 1. Januar 2004 in Kraft getretenen Gesetzes liegen in wenigen Bundesländern Empfehlungen bzw. Richtlinien vor.

- Als erstes Bundesland hat NRW (Ministerium für Gesundheit, Soziales, Frauen und Familie) im November 2003 eine Richtlinie für die Ausbildung in der Gesundheits- und Krankenpflege sowie in der Gesundheits- und Kinderkrankenpflege herausgegeben.
- Die Länder Bremen (Senat für Arbeit, Frauen, Gesundheit, Jugend und Soziales), Hamburg (Behörde für Wissenschaft und Gesundheit), Niedersachsen (Niedersächsisches Kultusministerium) und Schleswig-Holstein (Ministerium für Soziales, Gesundheit und Verbraucherschutz) wollen auf der Basis der Norddeutschen Handreichungen zur Umsetzung des neuen Krankenpflegegesetzes (2004) Empfehlungen und Richtlinien verabschieden. Dazu gibt es entweder keine Angaben zum voraussichtlichen Erscheinungstermin oder es werden Ende 2004 oder 2005 angestrebt.
- Berlin (Senatsverwaltung Gesundheit, Soziales und Verbraucherschutz) und Mecklenburg-Vorpommern (Sozialministerium Mecklenburg-Vorpommern) wollen mit aller Wahrscheinlichkeit die Ausbildungsrichtlinie von NRW übernehmen. Es werden allerdings keine Zeitangaben gemacht. Sachsen-Anhalt (Ministerium für Gesundheit und Soziales) will ebenfalls die Ausbildungsrichtlinie von NRW in modifizierter Form übernehmen; parallel dazu soll das weiterentwickelte Curriculum „Pflegen können", das von der Arbeitsgemeinschaft krankenpflegender Ordensleute Deutschland (AKOD) entwickelt wurde, für kirchliche Einrichtungen handlungsleitend werden.
- Thüringen (Thüringer Kultusministerium) will bis Ende 2005 einen eigenständigen Lehrplan für Gesundheits- und Krankenpflege sowie Gesundheits- und Kinderkrankenpflege entwickeln.
- In Baden-Württemberg (Sozialministerium) liegt seit Sommer 2004 ein vorläufiger Landeslehrplan vor, der durch einen fortwährenden Evaluationsprozess überprüft wird und gegebenenfalls fortzuschreiben ist.
- Brandenburg (Ministerium für Arbeit, Soziales, Gesundheit und Frauen: Abteilung Gesundheit) geht davon aus, Mitte 2005 einen einheitlichen Rahmenlehrplan für die Schulen entwickelt zu haben.
- Rheinland-Pfalz (Ministerium für Arbeit, Soziales, Familie und Gesundheit) will bis Ende 2005 einen landeseinheitlichen integrierten Lehrplan und Ausbildungsrahmenplan erstellen.
- Hessen (Hessisches Sozialministerium) hat im August 2004 einen Entwurf des Rahmenlehrplanes für die Gesundheits- und Krankenpflege und Gesundheits- und Kinderkrankenpflege vorgelegt, der erfreulicherweise die Themenbereiche als übergeordnete Strukturprinzipien nutzt und in einigen Themenbereichen mit Pflegephänomenen vernetzt.
- Bayern (Staatsministerium für Unterricht und Kultus) geht davon aus, dass die Lehrplanrichtlinien für die Berufsfachschulen für Krankenpflege und für Kinderkrankenpflege ab Mitte 2005 genehmigt werden.
- Saarland (Ministerium für Frauen, Arbeit, Gesundheit und Soziales) strebt eine landeseinheitliche Umsetzung (Rahmenrichtlinie: schulische Ausbildung; Ausbildungsrahmenlehrplan: praktische Ausbildung) unter der wissenschaftlichen Begleitung des BiBB an. Eine Zeitangabe der Fertigstellung wird nicht gegeben.

- Sachsen (Sächsisches Staatsministerium für Kultur) will bis Anfang März 2005 einen Lehrplan und eine Empfehlung zur Gestaltung der praktischen Ausbildung verabschieden.

Die oben beschriebene Situation zur länderspezifischen Umsetzung der Altenpflege- und Kranken- bzw. Kinderkrankenpflegeausbildung lässt vorläufig einige Zusammenfassungen zu:

- Die Zuständigkeit ist ministeriell unterschiedlich geregelt (z. B. Sozialministerien bzw. Gesundheitsministerien). Die länderspezifische curriculare Umsetzung der Gesetze für die Alten-, Kranken- und Kinderkrankenpflege spiegelt sich in einem Wirrwarr von verschiedenen Benennungen, die nicht gerade zu einer gemeinsamen Verständigung bzw. einer Vergleichbarkeit der beiden Ausbildungsberufe „Altenpflege“ und „Kranken- und Kinderkrankenpflege“ führt. Innerhalb der Synopse finden sich folgende Begriffe:
  - Lehrplan bzw. Lehrplanrichtlinien
  - Schulversuchsbestimmungen
  - Ausbildungsrichtlinien
  - Rahmenlehrplan bzw. Rahmenrichtlinien
  - Lernzielorientiertes Curriculum
  - Erprobungslehrplan
  - Planungs- und Gestaltungshilfe
  - Landeslehrplan / Lehrplan
  - Handreichungen zur Umsetzung
  - Handbuch
  - Richtlinien

Diese immerhin nicht unbescheidene Anzahl von 14 gesetzlich legitimierten Begriffen, die aus den länderspezifischen Regelungen der Altenpflege als auch der Kranken- und Kinderkrankenpflege stammen, verlangen nicht nur nach einer gemeinsamen Sprache bzw. einem einheitlichen Verständnis von Curriculum, Lehrplan und Richtlinie, sondern auch nach bestimmten Eckdaten der bundeseinheitlich geregelten Pflegeausbildungen, die eingehalten werden sollten.

- Die Umsetzung in den einzelnen Bundesländern schreitet mit unterschiedlicher zeitlicher Intensität voran. So kann eine Zeitspanne der gesetzlich verabschiedeten Länderregelungen in der Altenpflegeausbildung von 2003 bis 2006 festgemacht werden; in der Krankenpflegeausbildung zeichnet sich ein zeitlicher Korridor von 2003 bis 2005 ab.
- Einige Bundesländer haben sich bei der Entwicklung und Erprobung der länderspezifischen Richtlinien für eine wissenschaftliche Begleitung bzw. Unterstützung entschieden. Dazu gehören u. a.:
  - Saarland für die Alten-, Kranken- und Kinderkrankenpflegeausbildung durch das BiBB
  - Baden-Württemberg für die Altenpflegeausbildung durch die Fachhochschule Freiburg und das Landesinstitut für Erziehung und Unterricht
  - Bayern für die Altenpflegeausbildung durch das Staatsinstitut für Schulqualität und Bildungsforschung (ISB)
  - Rheinland-Pfalz für die Kranken- und Kinderkrankenpflegeausbildung durch die Kath. Fachhochschule Mainz.

2.1.1 Gesetzliche Anforderungen an die Altenpflegeausbildung

Die Übersichten Abb. 2.1 und Abb. 2.2 des BMFSFJ (2003) zeigen kurz und präzise, welche Aspekte durch das neue Bundesaltenpflegegesetz geregelt sind und welche Herausforderungen sich daraus sowohl für die Altenpflegeschulen als auch für die Träger der praktischen Ausbildung ergeben.

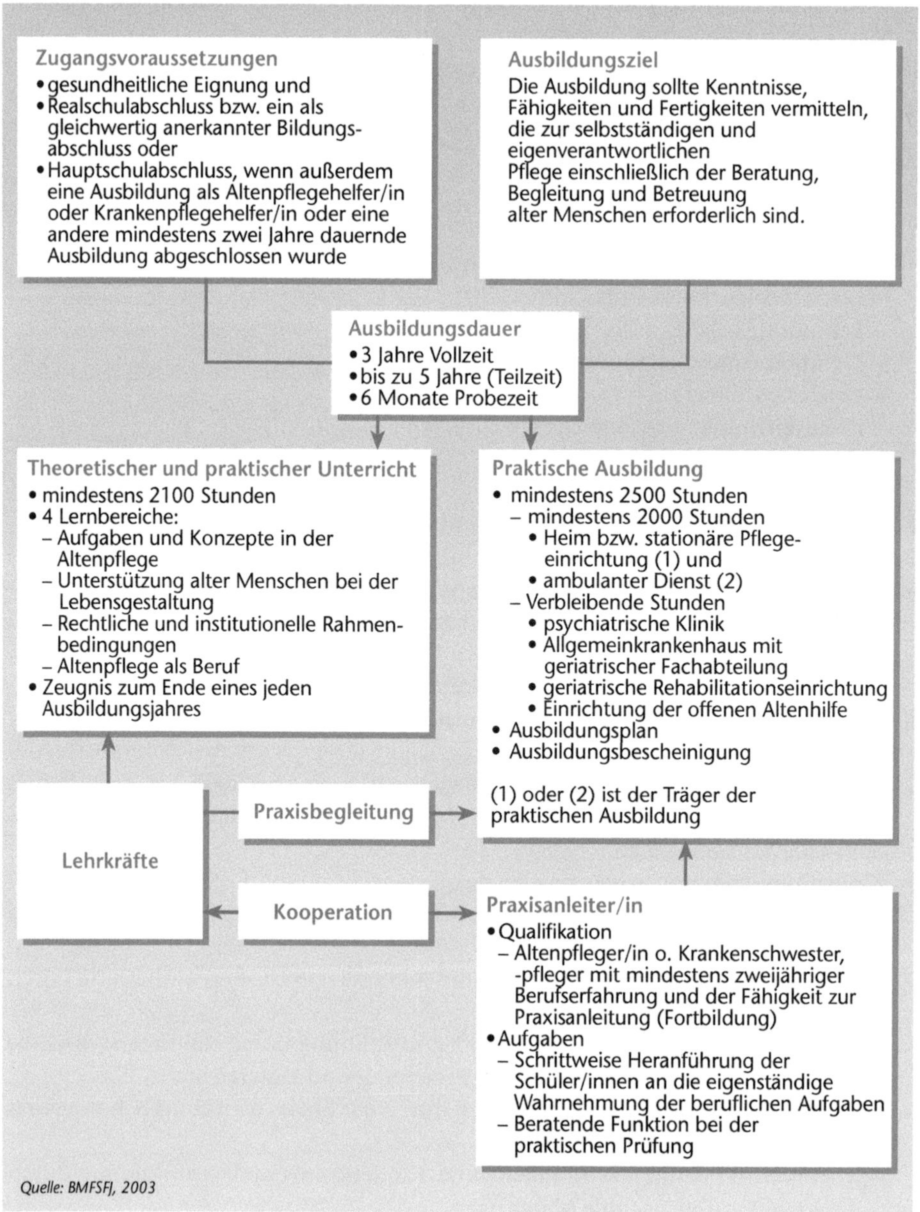

Abb. 2.1: Grundzüge der Ausbildung in der Altenpflege.

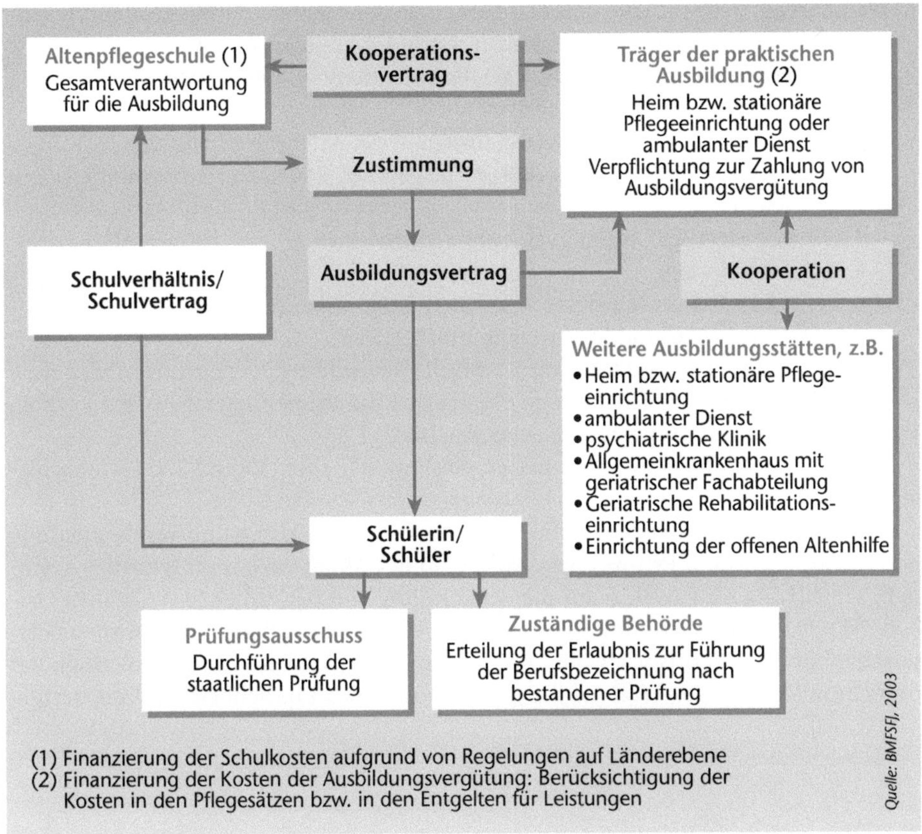

Abb. 2.2: Rechtliche Strukturen der Ausbildung in der Altenpflege.

In der Ausbildungs- und Prüfungsverordnung für den Beruf der Altenpflegerin und des Altenpflegers (AltPflAPrV) wird der theoretische und praktische Unterricht in vier Lernbereiche gegliedert, denen insgesamt 14 Lernfelder zugeordnet sind:

- **Lernbereich 1:** Aufgaben und Konzepte in der Altenpflege (insgesamt: 1200 Unterrichtsstunden) mit fünf Lernfeldern:
  - 1.1 Theoretische Grundlagen in das altenpflegerische Handeln einbeziehen
  - 1.2 Pflege alter Menschen planen, durchführen, dokumentieren und evaluieren
  - 1.3 Alte Menschen personen- und situationsbezogen pflegen
  - 1.4 Anleiten, beraten und Gespräche führen
  - 1.5 Bei der medizinischen Diagnostik und Therapie mitwirken
- **Lernbereich 2:** Unterstützung alter Menschen bei der Lebensgestaltung (insgesamt: 300 Unterrichtsstunden) mit drei Lernfeldern:
  - 2.1 Lebenswelten und soziale Netzwerke alter Menschen beim altenpflegerischen Handeln berücksichtigen
  - 2.2 Alte Menschen bei der Wohnraum- und Wohnumfeldgestaltung unterstützen
  - 2.3 Alte Menschen bei der Tagesgestaltung und bei selbst organisierten Aktivitäten unterstützen

- **Lernbereich 3:** Rechtliche und institutionelle Rahmenbedingungen altenpflegerischer Arbeit (insgesamt: 160 Unterrichtsstunden) mit zwei Lernfeldern
  - 3.1 Institutionelle und rechtliche Rahmenbedingungen beim altenpflegerischen Handeln berücksichtigen
  - 3.2 An qualitätssichernden Maßnahmen in der Altenpflege mitwirken
- **Lernbereich 4:** Altenpflege als Beruf (insgesamt: 240 Unterrichtsstunden) mit vier Lernfeldern
  - 4.1 Berufliches Selbstverständnis entwickeln
  - 4.2 „Lernen lernen"
  - 4.3 Mit Krisen und schwierigen sozialen Situationen umgehen
  - 4.4 Die eigene Gesundheit erhalten und fördern

(Quelle: AltPflAPrV, Anlage 1, zu § 1 Abs. 1; Begründung, allgemeiner Teil, 26f.)

Die Abbildung 2.3 verdeutlicht noch einmal den Zusammenhang zwischen Lernbereichen, Lernfeldern und vorgegebenen Inhalten.

Der Stundenumfang einzelner Lernfelder liegt zwischen 40 und 720 Unterrichtsstunden.

Unübersehbar ist, dass die Gremien, die für die Entwicklung und Verabschiedung der Ausbildungs- und Prüfungsverordnung in der Altenpflege verantwortlich zeichnen, Verwirrung im Hinblick auf die Verwendung von Begrifflichkeiten gestiftet haben. So wird die Bezeichnung Lernbereich in den berufsbildenden Schulen zur Unterscheidung von berufsbezogenen und allgemein bildenden Fächern innerhalb der Stundentafeln eingesetzt (🕮 19, S. 2). Der Lernbereich I bezieht sich auf die berufs-

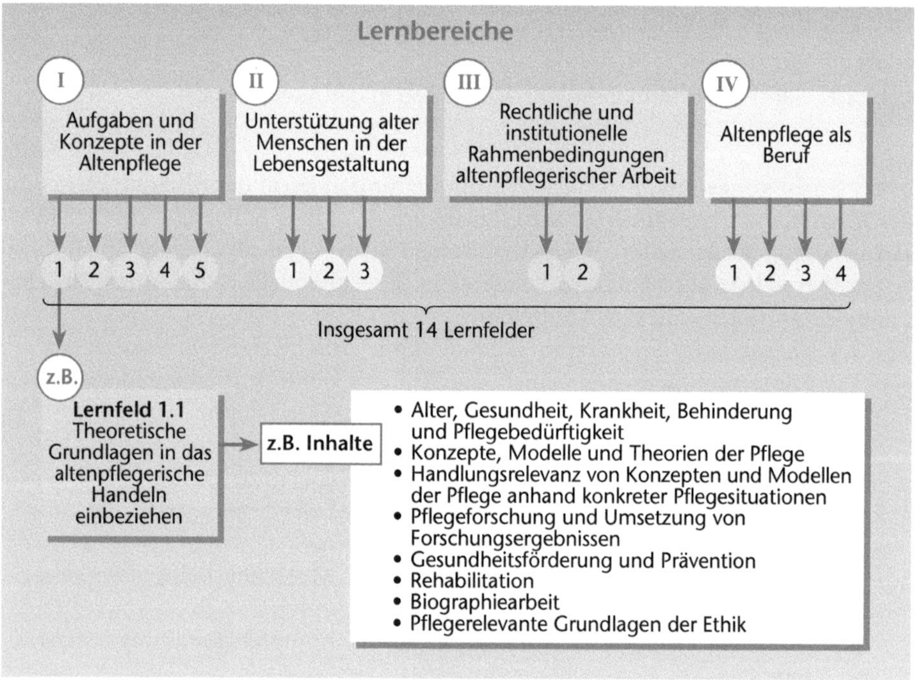

Abb. 2.3: Aufbau der Ausbildungs- und Prüfungsverordnung für die Berufe der Altenpflegeausbildung.

bezogenen Fächer (z.B. in Hamburg zu arbeitsprozessbezogenen Fächern zusammengefasst); der Lernbereich II umfasst die allgemein bildenden Fächer wie z.B. Englisch, Sport und Politik. Die Lernbereiche werden je nach Bundesland anders bezeichnet (🕮 24, S. 72). Eine derartige Aufteilung erfolgt in der AltPflAPrV nicht, sondern die Lerngebiete scheinen eher die Funktion von Ordnungsprinzipien im Sinne von Überschriften zu übernehmen. Es könnte aber auch sein, dass mit der Bezeichnung „Lernbereich" eigentlich Lerngebiete gemeint sind. Sollte dies der Fall sein, erfolgte mit der AltPflAPrV ein Rückgriff auf veraltete Rahmenlehrpläne des dualen Systems (🕮 19, S. 2).

Mit den Handreichungen der KMK von 1996 wurden die Lerngebietskonzepte von den Lernfeldkonzepten abgelöst (🕮 15, S. 47). Dieser Paradigmenwechsel war eine logische Schlussfolgerung, da Lerngebiete inhaltsorientierte, stoffliche Einheiten darstellten, die auf der Grundlage von fachsystematischen Strukturen der jeweiligen Disziplin abgeleitet wurden. Ebenso beinhalten Lerngebiete eine sehr detaillierte Beschreibung der einzelnen Lernziele und Lerninhalte (🕮 16, S. 85).

Kritische Betrachtung der Lernfeldstruktur in der Altenpflegeausbildung

Im Folgenden wird eine formale und inhaltliche Beurteilung des durch Lernbereiche und Lernfelder strukturierten Unterrichts in der AltPflAPrV (Anlage 1, zu § 1 Abs.1, 18–22) vorgenommen.

Die **formalen Aspekte** beziehen sich u.a. auf:

- Zuordnung der Lernfelder zu den Ausbildungsjahren
- Zieldimensionen
- Stundenumfang der Lernfelder
- Abstraktions- und Qualitätsniveau der zugewiesenen Inhalte
- Formulierung der Lernfelder.

Im Gegensatz zu den Handreichungen der KMK (🕮 6, S. 13, 18), die eine Zuordnung der Lernfelder zu den einzelnen Ausbildungsjahren vorsehen, hält die AltPflAPrV lediglich eine Aufzählung der Lernfelder mit ihren vier Lernbereichen und dem entsprechenden Stundenkontingent vor. Des Weiteren fehlen Zieldimensionen, wohingegen Inhalte unter den jeweiligen Lernfeldern aufgelistet werden, die sich jedoch auf unterschiedlichem Abstraktions- und Qualitätsniveau bewegen. Folgendes Beispiel verdeutlicht dies:

- **Lernbereich 1: Aufgaben und Konzepte in der Altenpflege (1200 Unterrichtsstunden)**
- Lernfeld 1.1: …
- Lernfeld 1.2: …
- Lernfeld 1.3: **Alte Menschen personen- und situationsbezogen pflegen** (720 Unterrichtsstunden)
  - Inhalt: z.B. – Pflege alter Menschen mit akuten und chronischen Erkrankungen
  - Inhalt: z.B. – Pflegerelevante Grundlagen, insbesondere der Anatomie, Physiologie, Geriatrie, Gerontopsychiatrie, Psychologie, Arzneimittelkunde, Hygiene und Ernährungslehre
  - Inhalt: z.B. – Pflege dementer und gerontopsychiatrisch veränderter alter Menschen

- Lernfeld 1.4: …
- Lernfeld 1.5: …

So ist der erstgenannte Inhalt – aus der Sicht der Lernfelddidaktik gesehen – eher auf der Ebene eines eigenständigen Lernfeldes einzuordnen, nicht nur aufgrund der dahinter liegenden komplexen Handlungen, sondern auch, weil sich in der Pflege von Menschen mit akuten Erkrankungen im Vergleich zur Pflege von Menschen mit chronischen Erkrankungen erhebliche Unterschiede zeigen. Der zweitgenannte Inhalt hat eher einen generierenden fachsystematischen Charakter. Er müsste eigentlich als durchgängiges Prinzip in den vielen unter diesem Lernfeld genannten Inhalten, z.B. Pflege von Menschen bei…, zum Tragen kommen (s. dazu auch den drittgenannten Inhalt „Pflege dementer und gerontopsychiatrisch veränderter alter Menschen").

Weiterhin wurde die Empfehlung der Handreichungen der KMK zum Stundenumfang überhaupt nicht berücksichtigt. Aus „organisatorischen Gegebenheiten (…) soll die Zahl der Unterrichtsstunden durch 20 teilbar sein und in der Regel 80 Unterrichtsstunden nicht überschreiten" (🕮 6, S. 17).

Nicht nur das oben aufgeführte Lernfeld 1.3 zeigt diese erhebliche Stundenüberschreitung, sondern sie betrifft weitere Lernfelder. „Bei der medizinischen Diagnostik und Therapie mitwirken" (Lernfeld 1.5) liegt beispielsweise mit 200 Stunden ebenfalls noch weit über dem empfohlenen Zeitrichtwert von 80 Unterrichtsstunden. All diese fehlenden oder nicht ausreichenden Aspekte der AltPflAPrV sind nun länderspezifisch zu regeln, womit eine hohe Verantwortung, gekoppelt an einen ernormen Arbeitsaufwand, verbunden ist. Ob allerdings damit dem Gedanken einer einheitlichen, wenigstens auf der Ebene von bestimmten Eckdaten, bundesweiten Altenpflegeausbildung Rechnung getragen wird, bleibt abzuwarten. Innerhalb des Forschungsprojektes LoAD (Lernfeldorientierte Altenpflegeausbildung – Pflege von Menschen mit Demenz[1]) steht die Erstellung einer Synopse länderspezifischer Rahmenlehrpläne zur Altenpflegeausbildung an. Es bleibt abzuwarten, inwieweit die Länder mit ihren entsprechenden Ministerien das Gesetz und die AltPflAPrV in Rahmenrichtlinien konkretisieren und umsetzen.

Ein letzter formaler Aspekt ist der Formulierung der Lernfelder gewidmet. Laut KMK (🕮 6, S. 14) sollen in der Formulierung der Lernfelder berufliche Aufgaben und Handlungsabläufe ersichtlich sein. Dies lässt sich bis auf zwei Ausnahmen (Lernfeld 1.1: „Theoretische Grundlagen in das altenpflegerische Handeln einbeziehen" und Lernfeld 4.2: „Lernen lernen") wiederfinden. Inwieweit das Vorverständnis – Lernfelder greifen jetzige und zukünftige Problem- und Aufgabenstellungen typischer beruflicher Handlungsfelder auf – bei der Formulierung und Herleitung von Lernfeldern für die Altenpflegeausbildung zum Tragen gekommen ist, bleibt unklar bzw. müsste sich einer kritischen Auseinandersetzung stellen (🕮 19, S. 3).

[1] Hierbei handelt es sich um ein Forschungsprojekt, das vom BMFSFJ für den Zeitraum Dez. 2003 bis Juni 2006 finanziert wird. Das Projekt wird von der Europäischen Seniorenakademie und der Fachhochschule Münster, Fachbereich Pflege durchgeführt. Verantwortlich für dieses Projekt zeichnen Prof. Dr. Kordula Schneider und Dr. Bodo de Vries.

Die **inhaltliche Analyse** ist im Wesentlichen folgenden Schwerpunkten gewidmet:

- Herleitung der Lernfelder aus beruflichen Handlungsfeldern
- Transparenz des Prozesses der Genese in Bezug auf Lernbereiche, Lernfelder und Inhalte
- Transparenz von Zusammensetzung und Arbeitsweise der Gremien zur Entwicklung und Ausgestaltung der AltPflAPrV. Diesen Aspekt bemängelt auch Oelke (📖 14, S. 17) für die Entwicklung der Themenbereiche in der KrPflAPrV.

Übereinstimmend kann konstatiert werden, dass die Informationen zur Entstehung und die Vorgehensweise der verantwortlichen Gremien für die Bearbeitung der lernfeldstrukturierten Altenpflegeausbildung der Öffentlichkeit nicht oder nur mangelhaft zugänglich waren und sind. Ein grundsätzlicher Kritikpunkt, der jedoch nicht nur für die Altenpflegeausbildung zutrifft, sondern insgesamt in der Diskussion um die lernfeldstrukturierte duale Ausbildung vorgebracht wird, ist die wissenschaftstheoretisch und didaktisch legitimierte curriculare Bestimmung von Lernfeldern auf der Basis von Handlungsfeldern. Kurz gesagt: Was macht ein Lernfeld zu einem Lernfeld? Diese zentrale Frage wird in ☞ Kapitel 3 erörtert.

2.1.2 Gesetzliche Anforderungen an die Gesundheits- und Krankenpflege-/Gesundheits- und Kinderkrankenpflegeausbildung

In der Ausbildungs- und Prüfungsverordnung für die Berufe in der Krankenpflege (KrPflAPrV) wird der theoretische und praktische Unterricht in zwölf Themenbereiche und vier Wissensgrundlagen aufgeteilt.

1. Pflegesituationen bei Menschen aller Altersgruppen erkennen, erfassen und bewerten
2. Pflegemaßnahmen auswählen, durchführen und auswerten
3. Unterstützung, Beratung und Anleitung in gesundheits- und pflegerelevanten Fragen fachkundig gewährleisten
4. Bei der Entwicklung und Umsetzung von Rehabilitationskonzepten mitwirken und diese in das Pflegehandeln integrieren
5. Pflegehandeln personenbezogen ausrichten
6. Pflegehandeln an pflegewissenschaftlichen Erkenntnissen ausrichten
7. Pflegehandeln an Qualitätskriterien, rechtlichen Rahmenbestimmungen sowie wirtschaftlichen und ökologischen Prinzipien ausrichten
8. Bei der medizinischen Diagnostik und Therapie mitwirken
9. Lebenserhaltende Sofortmaßnahmen bis zum Eintreffen des Arztes einleiten
10. Berufliches Selbstverständnis entwickeln und lernen, berufliche Anforderungen zu bewältigen
11. Auf die Entwicklung des Pflegeberufes im gesellschaftlichen Kontext Einfluss nehmen
12. In Gruppen und Teams zusammenarbeiten.

(KrPflAPrV, 2003 Anlage 1, zu § 1 Abs. 1, 2268ff)

Themenbereiche
1. Pflegesituationen bei Menschen aller Altersgruppen erkennen, erfassen und bewerten Die Schüler sind zu befähigen, • Auf der Grundlage pflegewissenschaftlicher Erkenntnisse und pflegerelevanter Kenntnisse der Bezugswissenschaften (wie Naturwissenschaften, Anatomie, Physiologie, Gerontologie, allgemeine und spezielle Krankheitslehre, Arzneimittellehre, Hygiene und medizinische Mikrobiologie, Ernährungslehre, Sozialmedizin sowie der Geistes- und Sozialwissenschaften) Pflegesituationen wahrzunehmen und zu reflektieren sowie Veränderungen der Pflegesituation zu erkennen und adäquat zu reagieren • Unter Berücksichtigung der Entstehungsursachen aus Krankheit, Unfall, Behinderung oder im Zusammenhang mit Lebens- und Entwicklungsphasen den daraus resultierenden Pflegebedarf, den Bedarf an Gesundheitsvorsorge und Beratung festzustellen • Den Pflegebedarf unter Berücksichtigung sachlicher, personenbezogener und situativer Erfordernisse zu ermitteln und zu begründen • Ihr Pflegehandeln nach dem Pflegeprozess zu gestalten
2. Pflegemaßnahmen auswählen, durchführen und auswerten Die Schüler sind zu befähigen, • Pflegerische Interventionen in ihrer Zielsetzung, Art und Dauer am Pflegebedarf auszurichten • Die unmittelbare vitale Gefährdung, den akuten und chronischen Zustand der einzelnen oder mehrerer Erkrankungen, bei Behinderungen, Schädigungen sowie physischen und psychischen Einschränkungen und in der Endphase des Lebens bei pflegerischen Interventionen entsprechend zu berücksichtigen • Die Pflegemaßnahmen im Rahmen der pflegerischen Beziehung mit einer entsprechenden Interaktion und Kommunikation alters- und entwicklungsgerecht durchzuführen • Bei der Planung, Auswahl und Durchführung der pflegerischen Maßnahmen den jeweiligen Hintergrund des stationären, teilstationären, ambulanten oder weiteren Versorgungsbereichs einzubeziehen • Den Erfolg pflegerischer Interventionen zu evaluieren und zielgerichtetes Handeln kontinuierlich an den sich verändernden Pflegebedarf anzupassen
3. Unterstützung, Beratung und Anleitung in gesundheits- und pflegerelevanten Fragen fachkundig gewährleisten Die Schüler sind zu befähigen, • Pflegebedürftige aller Altersgruppen bei der Bewältigung vital oder existenziell bedrohlicher Situationen, die aus Krankheit, Unfall, Behinderung oder im Zusammenhang mit Lebens- oder Entwicklungsphasen entstehen, zu unterstützen • Zu Maßnahmen der Gesundheitsvorsorge, zur Erhaltung, Förderung und Wiederherstellung von Gesundheit anzuregen und hierfür angemessene Hilfen und Begleitung anzubieten • Angehörige und Bezugspersonen zu beraten, anzuleiten und in das Pflegehandeln zu integrieren • Die Überleitung von Patienten in andere Einrichtungen oder Bereiche in Zusammenarbeit mit anderen Berufsgruppen kompetent durchzuführen sowie die Beratung für Patienten und Angehörige oder Bezugspersonen in diesem Zusammenhang sicherzustellen

Themenbereiche
4. Bei der Entwicklung und Umsetzung von Rehabiliationskonzepten mitwirken und diese in das Pflegehandeln integrieren Die Schüler sind zu befähigen, • Den Bedarf an pflegefachlichen Angeboten zur Erhaltung, Verbesserung und Wiedererlangung der Gesundheit systematisch zu ermitteln und hieraus zielgerichtetes Handeln abzuleiten • Betroffene in ihrer Selbstständigkeit zu fördern und sie zur gesellschaftlichen Teilhabe zu befähigen
5. Pflegehandeln personenbezogen ausrichten Die Schüler sind zu befähigen, • In ihrem Pflegehandeln insbesondere das Selbstbestimmungsrecht und die individuelle Situation der zu pflegenden Personen zu berücksichtigen • In ihr Pflegehandeln das soziale Umfeld von zu pflegenden Personen einzubeziehen, ethnische, interkulturelle, religiöse und andere gruppenspezifische Aspekte sowie ethische Grundfragen zu beachten
6. Pflegehandeln an pflegewissenschaftlichen Erkenntnissen ausrichten Die Schüler sind zu befähigen, • Sich einen Zugang zu den pflegewissenschaftlichen Verfahren, Methoden und Forschungsergebnissen zu verschaffen • Pflegehandeln mit Hilfe von pflegetheoretischen Konzepten zu erklären, kritisch zu reflektieren und die Themenbereiche auf den Kenntnisstand der Pflegewissenschaft zu beziehen • Forschungsergebnisse in Qualitätsstandards zu integrieren
7. Pflegehandeln an Qualitätskriterien, rechtlichen Rahmenbedingungen sowie wirtschaftlichen und ökologischen Prinzipien ausrichten Die Schüler sind zu befähigen, • An der Entwicklung und Umsetzung von Qualitätskonzepten mitzuwirken • Rechtliche Rahmenbedingungen zu reflektieren und diese bei ihrem Pflegehandeln zu berücksichtigen • Verantwortung für Entwicklungen im Gesundheitssystem im Sinne von Effektivität und Effizienz mitzutragen • Mit materiellen und personalen Ressourcen ökonomisch und ökologisch umzugehen
8. Bei der medizinischen Diagnostik und Therapie mitwirken Die Schüler sind zu befähigen, • In Zusammenarbeit mit Ärzten sowie den Angehörigen anderer Gesundheitsberufe die für die jeweiligen medizinischen Maßnahmen erforderlichen Vor- und Nachbereitungen zu treffen und bei der Durchführung der Maßnahmen mitzuwirken • Patienten bei Maßnahmen der medizinischen Diagnostik und Therapie zu unterstützen • Ärztlich veranlasste Maßnahmen im Pflegekontext eigenständig durchzuführen und die dabei relevanten rechtlichen Aspekte zu berücksichtigen
9. Lebenserhaltende Sofortmaßnahmen bis zum Eintreffen des Arztes einleiten Die Schüler sind zu befähigen, • In Notfallsituationen adäquat zu handeln • In Katastrophensituationen Erste Hilfe zu leisten und mitzuwirken

Fortsetzung auf nächster Seite

Themenbereiche
10. Berufliches Selbstverständnis entwickeln und lernen, berufliche Anforderungen zu bewältigen Die Schüler sind zu befähigen, • Den Pflegebedarf im Kontext der Gesundheitsfachberufe zu positionieren • Sich kritisch mit dem Beruf auseinander zu setzen • Zur eigenen Gesundheitsvorsorge beizutragen • Mit Krisen- und Konfliktsituationen konstruktiv umzugehen
11. Auf die Entwicklung des Pflegeberufes im gesellschaftlichen Kontext Einfluss nehmen Die Schüler sind zu befähigen, • Entwicklungen im Gesundheitswesen wahrzunehmen, deren Folgen für den Pflegeberuf einzuschätzen und sich in die Diskussion einzubringen • Den Pflegeberuf in seiner Eigenständigkeit zu verstehen, danach zu handeln und weiterzuentwickeln • Die eigene Ausbildung kritisch zu betrachten sowie Eigeninitiative und Verantwortung für das eigene Lernen zu übernehmen
12. In Gruppen und Teams zusammenarbeiten Die Schüler sind zu befähigen, • Pflegerische Erfordernisse in einem intra- sowie in einem interdisziplinären Team zu erklären, angemessen und sicher zu vertreten sowie an der Aushandlung gemeinsamer Behandlungs- und Betreuungskonzepte mitzuwirken • Die Grenzen des eigenen Verantwortungsbereichs zu beachten und im Bedarfsfall die Unterstützung und Mitwirkung durch andere Experten im Gesundheitswesen einzufordern und zu organisieren • Im Rahmen von Konzepten der integrierten Versorgung mitzuarbeiten
Wissensgrundlagen • Kenntnisse der Gesundheits- und Krankenpflege, der Gesundheits- und Kinderkrankenpflege sowie der Pflege- und Gesundheitswissenschaften (950 Std.) • Pflegerelevante Kenntnisse der Naturwissenschaften und der Medizin (500 Std.) • Pflegerelevante Kenntnisse der Geistes- und Sozialwissenschaften (300 Std.) • Pflegerelevante Kenntnisse aus Recht, Politik und Wirtschaft (150 Std.) • Zur Verteilung: 200 Std. Gesamt: 2100 Stunden

Tab. 2.2: Themenbereiche und Wissensgrundlagen im theoretischen und praktischen Unterricht.

Themenbereiche können als didaktische Strukturierungsform gedeutet werden. Sie können – im Sinne eines konzentrischen Curriculums – die gesamte Ausbildung insofern gliedern, als dass sie die Themenbereiche immer wieder in den jeweiligen Ausbildungsjahren aufgreifen. Die Ausgestaltung der Themenbereiche ist jedoch komplexer und qualitativ dichter. Damit folgen Themenbereiche dem Grundgedanken eines Spiralcurriculums, indem sie wesentliche Strukturen, Konzepte und Grundbegriffe aus den jeweiligen Themenbereichen in bestimmten zeitlichen Intervallen innerhalb der Ausbildung immer wieder aufgreifen, aber mit zunehmend verdichteter Qualität. Die Zuordnung der einzelnen Inhalte aus den Wissensgrundlagen könnte dadurch gezielter erfolgen.

Themenbereiche erfüllen einige Kriterien, die die Lernfelder in der Altenpflege eigentlich einlösen sollten, obwohl sie nicht explizit auf dem Gedankengut des Lernfeldkonzeptes entwickelt wurden. So besitzen sie z.B. aufgrund der Formulierung (Benennung der Themenbereiche) einen viel stärkeren Bezug zu dem Modell der vollständigen Handlung (s. insbesondere Themenbereich 1 und 2 in Tab. 2.2). Die Themenbereiche stellen eine erhebliche Verbesserung im Hinblick auf die zwölf Fächer des alten Krankenpflegegesetzes (1985) und der entsprechenden KrPflAPrV dar, indem die Themenbereiche auf übergeordneter Ebene die wesentlichen berufsrelevanten pflegerischen Handlungsfelder benennen, die eine zukünftige Pflegefachkraft bewältigen sollte.

2.1.3 Vergleich der Altenpflegeausbildung mit der Kranken- und Kinderkrankenpflegeausbildung

Auch wenn Themenbereiche nicht mit Lernfeldern verglichen werden können, da sie andere Ziele verfolgen und in einem anderen Begründungskontext entstanden sind, können auf der Formulierungsebene (Bezeichnung der Themenbereiche und Lernfelder) Gemeinsamkeiten und Unterschiede entdeckt werden. Im Folgenden wird eine rein subjektiv vorgenommene Zuordnung anhand von übergeordneten Schwerpunkten vorgestellt. Diese Gegenüberstellung lässt sich zum überwiegenden Teil aus den Inhalten der Lernfelder bzw. aus den Zielformulierungen der Themenbereiche ableiten. Es ist zu vermuten, dass die in den Gremien für die Kranken- und Kinderkrankpflegeausbildung Verantwortlichen von den Erfahrungen und Vorlagen der AltPflAPrV profitiert haben. Außerdem verdeutlicht diese Gegenüberstellung, wie viele Gemeinsamkeiten innerhalb der drei Ausbildungsberufe existieren und wie sehr Modellversuche in Richtung integrierte und generalistische Ausbildung notwendig sind.

Lernfelder der AltPflAPrV	Themenbereiche der KrPflAPrV
Modelle und Konzepte sowie Pflegeforschung	
1.1 Theoretische Grundlagen in das altenpflegerische Handeln einbeziehen	6. Pflegehandeln an pflegewissenschaftlichen Erkenntnissen ausrichten
Pflegeprozess und Pflegedokumentation	
1.2 Pflege alter Menschen planen, durchführen, dokumentieren und evaluieren	2. Pflegemaßnahmen auswählen, durchführen und auswerten
Unterschiedliche Pflegearrangements	
1.3 Alte Menschen personen- und situationsbezogen pflegen	1. Pflegesituationen bei Menschen aller Altersgruppen erkennen, erfassen und bewerten
Handeln in Notfällen	
1.3 Alte Menschen personen- und situationsbezogen pflegen	9. Lebenserhaltende Sofortmaßnahmen bis zum Eintreffen des Arztes einleiten

Fortsetzung auf nächster Seite

Lernfelder der AltPflAPrV	Themenbereiche der KrPflAPrV
Beratung und Anleitung von Pflegenden und Laien	
1.4 Anleiten, beraten und Gespräche führen	3. Unterstützung, Beratung und Anleitung in gesundheits- und pflegerelevanten Fragen fachkundig gewährleisten
Zusammenarbeit mit Ärzten sowie Therapeuten	
1.5 Bei der medizinischen Diagnostik und Therapie mitwirken	8. Bei der medizinischen Diagnostik und Therapie mitwirken
Interdisziplinäre Zusammenarbeit	
1.5 Bei der medizinischen Diagnostik und Therapie mitwirken	12. In Gruppen und Teams zusammenarbeiten
Rehabilitationskonzepte	
1.5 Bei der medizinischen Diagnostik und Therapie mitwirken	4. Bei der Entwicklung und Umsetzung von Rehabilitationskonzepten mitwirken und diese in das Pflegehandeln integrieren
Ethnische, soziale und interkulturelle Aspekte	
2.1 Lebenswelten und soziale Netzwerke alter Menschen beim altenpflegerischen Handeln berücksichtigen	5. Pflegehandeln personenbezogen ausrichten
Qualitätskonzepte	
3.2 An qualitätssichernden Maßnahmen in der Altenpflege mitwirken	7. Pflegehandeln an Qualitätskriterien, rechtlichen Rahmenbedingungen sowie wirtschaftlichen und ökologischen Prinzipien ausrichten
Professionalisierung und Berufsbild	
4.1 Berufliches Selbstverständnis entwickeln 4.3 Mit Krisen und schwierigen sozialen Situationen umgehen	10. Berufliches Selbstverständnis entwickeln und lernen, berufliche Anforderungen zu bewältigen 11. Auf die Entwicklung des Pflegeberufes im gesellschaftlichen Kontext Einfluss nehmen
Persönliche Gesundheitsförderung	
4.4 Die eigene Gesundheit erhalten und fördern	10. Berufliches Selbstverständnis entwickeln und lernen, berufliche Anforderungen zu bewältigen
Für die folgenden Lernfelder • Alte Menschen bei der Wohnraum- und Wohnumfeldgestaltung unterstützen • Alte Menschen bei der Tagesgestaltung und bei selbstorganisierten Aktivitäten unterstützen • Institutionelle Rahmenbedingungen beim altenpflegerischen Handeln berücksichtigen liegen keine vergleichbaren Themenbereiche vor	

Tab. 2.3: Gegenüberstellung von Lernfeldern und Themenbereichen.

2.2 Berufspädagogische Anforderungen

Pflegefachkräfte benötigen ein hohes Maß fachlicher, sozialer, personeller und methodischer Kompetenz, um Menschen in unterschiedlichen Pflegesituationen mit verschiedenem Pflegebedarf angemessen begegnen zu können. Pflegebedürftige, ältere sowie chronisch oder akut kranke Menschen benötigen insbesondere Information, Anleitung, Beratung, Unterstützung und Begleitung bei der Bewältigung ihrer individuellen Lebenssituationen. Die gesetzlichen Veränderungen haben die lang gewünschte Zäsur der Pflegeausbildungen bewirkt. Damit wird den Ländern, aber auch den Schulen und Ausbildungsbetrieben, eine hohe Verantwortung zugeschrieben. Nun liegt es an ihnen, inwieweit sie die neuen Gesetze (Gesetz über die Berufe in der Krankenpflege und Altenpflege) und die dazugehörigen Ausbildungs- und Prüfungsverordnungen an die gewandelten Anforderungen der Pflegepraxis anpassen. Der Grundstein für eine professionelle Pflege, die eigenverantwortliche, mitwirkende und interdisziplinäre Anteile in den Versorgungssystemen von Menschen aller Altersgruppen aufweist, sollte bereits in der Ausbildung gelegt werden.

Im Folgenden werden die wichtigsten didaktischen und berufspädagogischen Essentials bzw. „Kernbotschaften" (📖 1), die sich aufgrund der neuen Gesetzeslage ergeben, für die drei Pflegeausbildungen näher erläutert. Die Veränderungen bzw. Anforderungen an eine zeitgemäße neue Pflegeausbildung finden sowohl auf personeller als auch auf struktureller Ebene statt. Eine ausführliche Übersicht in Form einer Gegenüberstellung findet sich in (📖 19, S. 87).

Veränderte Ausbildungsschwerpunkte

Hier geht es unter anderem darum, von der isolierten Theorielastigkeit wegzukommen, hin zu einer gestaltungsoffenen und zeitgemäßen Berufsausbildung, die sich mit pflegerelevanten Problemen und Aufgaben des jeweiligen beruflichen und betrieblichen Kontexts beschäftigt. Aufgabe der Schule wird es sein, das Typische des jeweiligen Tätigkeitsfeldes zu bestimmen und dies anhand berufsspezifischer Methoden im Unterricht zu thematisieren (📖 21, S. 59).

Des Weiteren ist vor allen Dingen in der Gesundheits- und Krankenpflege bzw. in der Gesundheits- und Kinderkrankenpflege ein Paradigmenwechsel von krank zu gesund zu konstatieren, der sich nicht nur in der veränderten Berufsbezeichnung widerspiegelt, sondern vorrangig in der veränderten Akzentuierung der Ausbildungsinhalte. Ein Beispiel aus der ersten Handreichung der Arbeitsgruppe „Rahmenlehrplan" beim Sozialministerium Baden-Württemberg (📖 1, S. 8) belegt die Trendwende (Tab 2.4).

Veränderte Unterrichtsstruktur

Hier geht es vor allem darum, von der Fachsystematik zur Handlungssystematik zu gelangen.

Eine handlungslogische Struktur des jeweiligen Berufes bestimmt den Suchraum, aus dem die fachlichen und fachsystematischen Inhalte, Zusammenhänge und Prinzipien der jeweiligen Bezugswissenschaften hergeleitet werden können. Dieses ermittelte pflegerelevante Berufswissen bildet nicht nur die Basis für Lernsituationen,

Bisheriger Unterricht (krankheitsorientiert)	Zukünftiger Unterricht (gesundheitsorientiert)
Aus dem Themenbereich „Krankenbeobachtung„	Aus dem Themenbereich „Wahrnehmung und Beobachtung"
• Normaler Puls • Tachykardie, physiologisch, pathologisch • Bradykardie, physiologisch, pathologisch • Rhythmusstörungen • Pulsqualität • Puls und Blutdruck • Puls und Fieber (Arbeitsgruppe Rahmenlehrplan 2003, 8)	• Welche Beobachtungskriterien gibt es für einen gesunden Puls? • Was macht einen gesunden Puls aus? • Welche Aspekte beeinflussen einen gesunden Puls und führen zu Veränderungen? • Welche Gesundheitsgefahren gibt es? • Was spricht für ein Erkrankungsrisiko? • Was spricht für eine manifeste Erkrankung? • Was spricht für eine chronische Gefährdung? • Was spricht für einen lebensbedrohlichen Notfall? (Arbeitsgruppe Rahmenlehrplan 2003, 8)

Tab. 2.4: Thema – Beobachtung Puls (krankheitsorientiert/gesundheitsorientiert).

sondern legitimiert damit auch die Auswahl der bildungsrelevanten Aspekte, die Schüler erwerben, damit sie zukünftig pflegerische Anforderungen generell lösen und bewältigen können (🕮 9, S. 25).

Die Handlungssystematik ist u. a. dadurch gekennzeichnet,
- dass der Unterricht dem Verlauf einer vollständigen Handlung folgt, die durch den klassischen Dreierschritt: Planen, Durchführen und Evaluieren gekennzeichnet ist
- dass berufspraktische und -theoretische Inhalte miteinander verschränkt werden
- dass eine umfassende Entwicklung der Handlungskompetenz gefördert wird. (🕮 17, S. 5)

Fachsystematik hingegen ist u. a. dadurch gekennzeichnet,
- dass die Unterrichtsfächer an die jeweiligen Bezugswissenschaften angebunden sind
- dass sie eine sachlogische Struktur spiegelt
- dass sie für präzise Begriffe sorgt. (🕮 22, S. 5)

Wie sich die Unterschiede zwischen Handlungs- und Fachsystematik konkret darstellen, verdeutlicht die Abb. 2.4.

Der Zusammenhang zwischen Fach- und Handlungssystematik ist ein nicht enden wollendes Problem, das sowohl unter Wissenschaftlern als auch unter Lehrern ein häufiger Diskussionspunkt ist. Die polarisierende und kontrovers geführte Diskussion kommt häufig zu folgenden Problembereichen: Wissenschaftler, die als Fachdozenten in der Pflegeausbildung tätig sind, sehen einen Verlust an Fachlichkeit und Expertentum. Sie verstehen sich als Vertreter ihrer Fachwissenschaften und möchten diese aufrechterhalten.

Viele Lehrende sehen jedoch in neuen gesetzlichen Forderungen lang ersehnte Hoffnungen realisiert und stehen der Umsetzung konstruktiv und offen gegenüber (🕮 11).

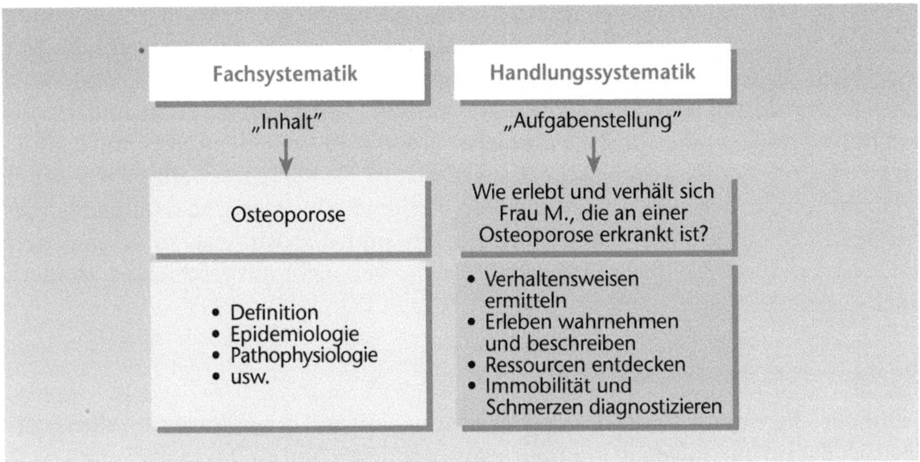

Abb. 2.4: Fachsystematik vs. Handlungssystematik.

Veränderte Wissensvermittlung

Die Stofffülle der Wissenschaftsdisziplinen, die sich bislang in den einzelnen Unterrichtsfächern spiegelte, soll nun zu Gunsten von Schlüsselsituationen bzw. Kernproblemen der pflegerischen Berufs- und Arbeitswelt aufgelöst werden. Damit wird der schon seit langem in der dualen beruflichen Ausbildung geforderte Wechsel von Faktenwissen zu Arbeitsprozesswissen vollzogen. Explizites Wissen – auch als „Lehrbuch-Wissen" – bzw. „gelerntes Wissen" bezeichnet (📖 3, S. 6), bleibt solange „träges Wissen" (📖 10, S. 64ff.), bis Fakten- und Begriffswissen (Die Frage nach dem „Was?") mit prozeduralem Wissen (Strukturen und Verfahren) verbunden wird und in Kontexte bzw. Situationen (z. B. pflegerische Fallstudien) eingebunden ist. Dieses explizite Wissen, das in Bildungsprozessen dargeboten und erworben wird, beträgt nur 20 % dessen, was die Handlungsfähigkeit ausmacht (📖 26, S. 30). Weit wichtiger und wesentlicher für die Entfaltung der beruflichen Handlungskompetenz ist das implizite Wissen, welches im Alltag unbewusst erworben und später im Beruf und Alltag automatisch wieder aktiviert wird. Es macht 80 % der Handlungsfähigkeit aus. So wird pflegerisches Handlungswissen bzw. Arbeitsprozesswissen nicht zwingend durch erworbenes Fachwissen abgebildet. Zukunftsorientierte Pflegeausbildungen geben angehenden Pflegefachkräften über die gewandelten Anforderungen hinaus Kenntnisse mit und bereiten sie damit auf den konkreten – inhaltlich weniger prognostizierbaren – Wandel vor. Dazu sind Begründungswissen, Kontext- und Transferwissen erforderlich, die somit zur Leitmaxime unterrichtlichen Geschehens werden (📖 18, S. 16).

Veränderte Ziele bzw. Intentionen

Die Veränderung vollzieht sich hier von Lernzielen zu beruflichen Kompetenzen. Erfolgte früher der Unterricht nach inhaltsorientierten, stofflichen Einheiten, die auf der Grundlage von fachsystematischen Strukturen der jeweiligen Disziplin abgeleitet wurden, so fordern die neuen gesetzlichen Richtlinien, die berufliche Tätigkeit bzw. das eigene pflegerische Handeln zum Lerngegenstand zu machen (📖 7, S. 36). Die berufliche Handlungskompetenz wird zum Leitziel der pflegerischen Ausbildung (📖 8, § 3 (1)). „Die neue Qualität der Ausbildung ... findet ihren Ausdruck nicht ausschließlich im vermittelten und abverlangten Wissen und Können, sondern in der Herausbildung und Entwicklung der verschiedenen persönlichen und Handlungskompetenzen, die für die berufliche Tätigkeit entscheidend notwendig sind" (📖 7, S. 36). Berufspädagogische Konzepte zum Kompetenzerwerb gehen damit weit über die vorliegende Vermittlung von bloßem Sachwissen und damit einhergehender Fachkompetenz hinaus. Kompetenzen sind dispositional, subjektzentriert und werden durch die Realisierung von Handlungen nicht nur erschlossen, sondern auch evaluiert.

Verändertes Lernverständnis

Lehrende, die einen Wandel vom passiven zum aktiven Lernen fördern wollen, stellen sich darauf ein, folgende Prämissen zu akzeptieren und zu internalisieren:

- Lernprozesse sind kommunikative Prozesse, die zwischen Lernenden und Lernenden bzw. Lernenden und Lehrenden ablaufen. Derartige Kompetenzen zu fördern, setzt andere Formen von Unterricht voraus. Lehrende, die sich diesem Konzept anschließen wollen, ersetzen den immer noch zu 80 % praktizierten Frontalunterricht durch kurzfristige Wissensinputs (Lehrervortrag) mit entsprechenden selbsttätigen und selbstgesteuerten Arbeitsformen wie z.B. Gruppenarbeit oder Strukturlegeplan.
- Lernprozesse ermöglichen eine aktive/handelnde Auseinandersetzung (Aneignung) eines Lernenden mit seiner Umwelt. Sie bindet das „Buchwissen" in erfahrungs- und fallorientierte Lernprozesse ein.
- Lernprozesse schaffen ein Fundament, auf dem Lernende eine Umbildung der äußeren Handlung in innere (geistige) Handlungen vollziehen können. Dazu sind Reflexion und Evaluation wichtige Instrumente, die diesen Schritt erleichtern können.
- Lernprozesse gestatten Lernschleifen im Sinne von Umwegen und lassen ebenso das „Lernen aus Fehlern" zu.

Lehrende benötigen ein mentales Modell, in dem Lernen einen aktiven Prozess der Aneignung darstellt und in dem jeder Lernende seinen eigenen Lernweg geht, der u.a. abhängig ist von seinem Lerntyp, seiner Lernbiographie und natürlich der Bedeutung, die der Lernende der zu bearbeitenden Sache für sich zumisst. Erst wenn ihnen das bewusst ist, werden Lehrende entsprechende Lernsituationen gestalten können. Diese beziehen die unterschiedlichen Bedürfnisse der einzelnen Lernenden ein, ermöglichen auch die Zunahme der Lern- und Methodenkompetenz und führen die Lerngruppe darüber hinaus langsam zu einem selbst gesteuerten Lernen (📖 13, S. 6).

Veränderte didaktische Konzepte

Hier sind die Lehrenden aufgerufen, einen Wandel vom Instruktionslernen (Erzeugungsdidaktik) zum Handlungslernen (Ermöglichungsdidaktik) zu vollziehen. Grundsätzlich bilden Lehren und Lernen eine dialektische Einheit, d.h. je mehr Führung ein Lehrender übernimmt, desto weniger kann ein Lernender selbsttätig agieren (📖 19, S. 30). Arnold und Schüßler (📖 2, S. 120ff.) haben diese Polarisierung von entwicklungsfördernden und entwicklungshemmenden Aspekten als Ermöglichungs- bzw. Erzeugungsdidaktik beschrieben. Lehrende überdenken folgende Aspekte der Erzeugungs- bzw. Vermittlungsdidaktik kritisch und verwerfen sie sukzessive (📖 2, S. 120ff., 📖 5, S. 37ff.):

- Lehrende sind Experten für die Motivation der Lernenden, für die Methoden, den Inhalt und die Medien
- Lehrende gestalten die Inhalte in der Regel fachsystematisch
- Lehrende gestalten Unterrichtseinheiten so, dass Lernen sich linear vollzieht; im Vordergrund steht hauptsächlich das Ursache-Wirkungsprinzip
- Lehrende gestalten ihren Unterricht so, dass er stark vorgeplant und vorstrukturiert sowie fast ausschließlich auf Ergebnisse fixiert ist
- Lehrende unterliegen der Illusion, dass die Unterrichtsdurchführung eine „Blaupause" der Planung darstellt (📖 2, S. 123)
- Lehrende haben die Vorstellung, dass Lernprozesse durch Planung vollständig beherrschbar sind.

Lehrende, die die neuen gesetzlichen Anforderungen als Herausforderung begreifen und beschließen, ernsthaft daran zu arbeiten, internalisieren folgende Aspekte der Ermöglichungsdidaktik (📖 2, S. 120ff., 📖 5, S. 37ff.):

- Lehrende sind Experten hauptsächlich für das „Vorher" (umfangreiche Planung der Inhalte, Methoden und Medien) und das „Nachher" (neben der Reflexion und Evaluation mit der Lerngruppe erfolgt eine Metaevaluation, die die Ergebnisse der Unterrichtsevaluation einschließt)
- Lehrende begreifen das Lernen als einen Prozess, der von subjektiven Erfahrungen, Lernstrategien und Interessen abhängig ist und stets vernetzt und dynamisch verläuft
- Lehrende ermöglichen es den Lernenden, ihre Ziele selbst zu formulieren, sich selbstständig Wissen anzueignen und den Lernprozess selbst zu organisieren. Dies ist die Basis, auf der gelungene Lernsituationen entstehen
- Lehrende ermöglichen Lernenden die Basis für Selbsterschließungskompetenzen, so dass Lernende in der Lage sind, selbstständig zu planen, eine Handlung durchzuführen und diese anschließend zu evaluieren. Die Selbsterschließungskompetenz ist ein Weg zu mehr Lernautonomie der Lernenden
- Lehrende lassen nicht nur mehrere Lernwege zur Erreichung eines vereinbarten Lernergebnisses zu, sondern sie eröffnen diesen Freiraum von Anfang an.

Veränderte Lehrerrollen

Die neuen gesetzlichen Regelungen verlangen Lehrenden in Bildungs- und Lernprozessen neue Rollen ab, die hauptsächlich auf dem Verständnis beruhen, sich als Anbieter von verschiedenen Dienstleistungen zu sehen. Maria Montessori hat es einmal aus der Sicht des Kindes formuliert: „Hilf mir, das selbst zu tun." Diese Aufgabe, die in der Lerngestaltung besteht, ist für viele Lehrende nicht nur neu, sondern auch ungewohnt. Stellten die Lehrenden früher eher den Wissensvermittler und Bewerter von Fakten- und Detailwissen dar, so gestalten und begleiten Lehrende künftig im Pflegeunterricht neben diesen Rollen vor allem Lernprozesse. Ihre Aufgabe ist es aber auch, Interaktionen und Erarbeitungen zu moderieren.

Im Folgenden werden kurz die „alten" und „neuen" Rollen beschrieben (📖 12, S. 5).

Der **Wissensvermittler** in der Expertenrolle:

In den meisten Fällen verfügen Lehrende über einen Wissensvorsprung, den sie gezielt nutzen sollten, um den Lernenden ökonomisch eine fundierte Basis zu vermitteln. Diese Rolle sollten sie vor allem fordernd führen und strukturiert in Form von Wissensinputs wahrnehmen.

Der **Lernprozessgestalter** in der Gestalterrolle:

Zur Wahrnehmung dieser Aufgabe gehören folgende Aspekte. Lehrende sollten ein lernförderliches Klima schaffen, indem sie z.B. Gruppenprozesse professionell begleiten. Lernsituationen sollten so gestaltet werden, dass sie ein aktives und selbstständiges Arbeiten möglich machen. Nur dann ist garantiert, dass möglichst alle Kompetenzen gefördert werden. Eine gute zeitliche und räumliche Organisation ist eine Grundvoraussetzung für selbst gesteuertes Lernen. Ebenso gehört die Bereitstellung von Lernmaterialien zu der Gestalterrolle. Des Weiteren organisieren Lehrende Zwischenmeetings; ohne die ein selbstständiges Arbeiten nicht denkbar ist. Dieses Instrument ist besonders geeignet, Lernende permanent zu strukturiertem Arbeiten anzuleiten. Ein wesentlicher Bestandteil der Gestalterrolle besteht in der kontinuierlichen Durchführung von Reflexion und Evaluation.

Der **Lernprozessbegleiter** in der Begleiterrolle:

Diese Rolle übernehmen Lehrende hauptsächlich dann, wenn Lernende bereits in der Lage sind, selbstständig zu arbeiten. Lehrende verkörpern in dieser Phase vor allem ein Gegenüber in der Rolle eines Ansprechpartners, Beraters und/oder Beobachters. Sie bieten ihnen die Möglichkeit zum kritischen Gedankenaustausch immer wieder an. Diese Aufgaben sind für die Lernenden insofern wichtig, als die Lehrenden ihnen über ihre Lernprozesse eine entsprechende Rückmeldung geben können. Die Lehrenden übernehmen damit eine fördernde Führung.

Der **Moderator** in der Moderatorenrolle:

Diese Rolle bezieht sich nicht auf den Inhalt, sondern auf den Prozess und die methodische Gestaltung des Unterrichts. In der Moderatorenrolle wird dem Lehrenden abverlangt, dass er einerseits Strukturen anbietet, andererseits flexibel im Prozess reagiert und entsprechende Methoden bereithält. Für viele Lehrende ist diese Rolle sehr ungewohnt und häufig auch schwierig durchzuführen. Die Moderatorenrolle ist schlecht vereinbar mit der Bewerterrolle. Deshalb sollte sie nur eingenommen werden, wenn der Lerngruppe die Auswahl und Bestimmung der Inhalte überlassen wird. Bespiele könnten hierfür sein:

- Vorwissen strukturieren
- Fragen entwickeln
- Arbeiten aufteilen
- Bewusst gewählten Freiraum gestalten.

Der **Bewerter** in der Bewerterrolle:

Lehrende sind und bleiben innerhalb des Lernprozesses diejenigen, die die Lernergebnisse beurteilen und bewerten. Diese Rolle machen sich Lehrende vor allem dann immer wieder bewusst, wenn sie handlungsorientiert unterrichten. Darüber hinaus ist es den Lernenden gegenüber außerordentlich wichtig, Vorgehensweise sowie Anforderungen und Kriterien transparent zu machen, so dass Lernende allmählich zu einer Selbst- und Fremdbestimmung ihrer und anderer Leistungen geführt werden.

Veränderte Zusammenarbeit von Lehrenden

Um die gesetzlichen Anforderungen an Handlungsorientierung, Fächerintegration und Förderung der Handlungskompetenzen einzulösen, sind die Lehrenden aufgefordert, sich auf Teamarbeit einzulassen. Was Teamarbeit ausmacht, lässt sich am besten durch ein Zitat von Henry Ford wiedergeben: „Zusammenkommen ist der Anfang. Zusammenarbeiten ist der Erfolg". Damit es dazu kommt, sind folgende Voraussetzungen zu schaffen bzw. wichtige Schritte zu klären (📖 23, S. 14ff.):

- Das Team formuliert gemeinsame Ziele
- Das Team vergibt konkrete Arbeitsaufgaben
- Im Team werden genaue Absprachen über die Vorgehensweise getroffen
- Das Team entwickelt einige Regeln für den Umgang miteinander
- Es finden regelmäßige Teamsitzungen (-konferenzen) statt, die dem eigenen Procedere unterliegen
- Die Teammitglieder kennen ihre Stärken und Schwächen und unterstützen sich dabei gegenseitig
- Die Teammitglieder haben Freude an der gemeinsamen Arbeit
- Die Teammitglieder entwickeln gemeinsam ihre Teamfähigkeit.

Damit die Teamentwicklung konstruktiv in Gang gesetzt wird, erhält das Team Kompetenzen und Entscheidungsbefugnisse, die erheblich über die bisherigen Aufgaben hinausgehen. So sind Schulteams aufgefordert, schulinterne Curricula zu entwickeln, Stundenpläne zu erstellen und neue Prüfungsformen zu entwerfen.

Veränderte Prüfungsmodalitäten

Prüfungen, egal ob es sich um praktische, mündliche oder theoretische Leistungen handelt, sind zunehmend als ein Abbild individueller Entwicklungen zu sehen, zu überprüfen und zu werten.

Punktuelle, faktenbezogene Abschlussprüfungen stellen damit nur noch einen verschwindend kleinen Anteil dar. Die Ausbildungs- und Prüfungsverordnung für die Berufe der Krankenpflege (2003) sieht in der Begründung zu § 13 für den schriftlichen Teil der Prüfung vor, dass aufgrund des übergreifenden Charakters der Themenbereiche ein wie bisher übliches Stellen von Einzelfragen durch die Bearbeitung komplexer Aufgaben zu ersetzen ist. Des Weiteren wird zur schriftlichen Prüfung (📖 7, zu § 7) folgende Aussage getroffen: „In der mündlichen Prüfung wird auf das ausschließliche Abfragen von Fachwissen verzichtet. Der Prüfling hat vielmehr wegen der handlungsorientierten Ausrichtung des Unterrichts in der mündlichen Prüfung nachzuweisen, dass er in der Lage ist, die im Unterricht erworbenen Grundlagenkenntnisse fallbezogen anzuwenden und damit über die erforderlichen beruflichen Kompetenzen verfügt." Sofern Lehrende neue Formen der Leistungsbeurteilung wie z.B. ein Lerntagebuch oder die Portfoliomethode (eine Mappe mit unterschiedlich erstellten Produkten, Aufträgen und Ergebnissen) stärker in ihren Fokus nehmen, ermöglichen sie sich neben der Einschätzung der Fachkompetenz auch die Bewertung von Methoden-, Sozial- und Personalkompetenz. Hilfreich ist es in diesem Zusammenhang auch, Aspekte wie z.B. Selbstevaluation der Lernenden, Leistungen im Team (Gruppenarbeit) und die gemeinsame Erstellung von Bewertungskriterien stärker in den Vordergrund von Prüfungen zu rücken (📖 4, S. 2f.).

„Die neue Qualität der Ausbildung und damit auch der Prüfung findet ihren Ausdruck nicht ausschließlich im vermittelten und abverlangten Wissen und Können, sondern in der Herausbildung und Entwicklung der verschiedenen persönlichen und Handlungskompetenzen, die für die berufliche Tätigkeit entscheidend notwendig sind" (🕮 7, zu 15) – dieses geht explizit aus der Begründung zur KrPflAPrV hervor.

2.3 Pflegepraktische Aspekte

Carsten Drude

Die ebenfalls in den aufgeführten gesetzlichen Referenzen integrierten Inhalte für die jeweilige praktische Ausbildung werden im Kapitel ☞ 4.5 aufgegriffen und erläutert.

Hier werden auch mögliche Konsequenzen für die Unterrichtspraxis in Form von handlungsleitenden Prinzipien aufgezeigt.

Literaturnachweis

1. Arbeitsgruppe „Rahmenlehrplan" gebildet aus dem LAG-Vorstand des Sozialministeriums Baden-Württemberg 2003: Erste Handreichung „Lernort Schule" für die Umsetzung des Krankenpflegegesetzes (KrPflG) und der Ausbildungs- und Prüfungsverordnung für die Berufe in der Krankenpflege (KrPflAPrV). Stuttgart
2. Arnold, R.; Schüßler, I.: Wandel der Lern-Kulturen. Ideen und Bausteine für ein lebendiges Lernen. Wissenschaftliche Buchgesellschaft, Darmstadt (1998)
3. Büssing, A.; Herbig, B.; Ewert, T.: Implizites Wissen und erfahrungsgeleitetes Arbeitshandeln, Entwicklung einer Methode zur Explikation in der Krankenpflege. In: Zeitschrift für Arbeits- und Organisationspsychologie, 46/2002, Heft 1, S. 2–21
4. Depping, D.; Schneider, K.: Übersicht: Lernerfolgskontrollen. In: Unterricht Pflege, 8/2003, Heft 5, S. 2–3
5. Halfpap, K.: Lernen lassen. Ein Wegweiser für pädagogisches Handeln. 1. Aufl., Winklers Verlag, Darmstadt 1996
6. (KMK) Sekretariat der Ständigen Konferenz der Kultusminister der Länder in der Bundesrepublik Deutschland (Hrsg.) (2000): Handreichung für die Erarbeitung von Rahmenlehrplänen der Kultusministerkonferenz (KMK) für den berufsbezogenen Unterricht in der Berufsschule und ihre Abstimmung mit Ausbildungsordnungen des Bundes für anerkannte Ausbildungsberufe. Bonn: Stand 15.09.2000
7. KrPflAPrV: Ausbildungs- und Prüfungsverordnung für die Berufe in der Krankenpflege (Stand 15.08.2003)
8. KrPflG: Gesetz über die Berufe in der Krankenpflege (Krankenpflegegesetz vom 16.07.2003, Bundesgesetzblatt Jg. 2003 Teil I, Nr. 55, 1442ff.)
9. LISA (Landesinstitut für Lehrerfortbildung, Lehrerweiterbildung und Unterrichtsforschung von Sachsen-Anhalt): Implementation des Lernfeldkonzeptes.

Dokumentation der gemeinsamen Fachtagung der Modellversuchspartner Sachsen-Anhalt und Nordrhein-Westfalen vom 22. bis 24. April 2002 in Quedlinburg. 1. Aufl. LISA, Halle 2002
10. Mandl, H.; Gruber, H.; Renkl, A.: Das träge Wissen. In: Psychologie Heute. 9/1993, S. 64–69
11. Muster-Wäbs, H.; Ruppel, A.; Schneider, K. (2005): Lernfeldkonzept verstehen und umsetzen. Brake: Prodos Verlag (erscheint im Frühjahr 2005)
12. Muster-Wäbs, H.: Lehrerrolle im Lernfeldkonzept. In: Unterricht Pflege, 6/2001, Heft 2, S. 2–6
13. Muster-Wäbs, H.; Schneider, K.: Methodenkompetenz – zukunftsorientiertes Rüstzeug für Lehrende und Lernende. In: Unterricht Pflege, 6/2001, Heft 4, S. 2–9
14. Oelke, U.: Der Lernfeldansatz: Neue Herausforderungen an den Lernort „Pflegeschule". In: PrInternet, 2004, Heft 1, S. 14–21
15. Pahl, J. P.; Schütte, F.: Lernfeldkonzept – Anstöße zur Curriculumrevision? In: Pahl, J. P. (Hrsg.): Arbeitsorientierte Lernfelder. Didaktisch-methodische Konzepte für Berufsschulen im Rahmen elektronischer Erstausbildung. Donau, Bremen 2001, S. 43–60
16. Pukas, D.: Das Lernfeld-Konzept im Spannungsfeld von Didaktik-Relevanz der Berufsschule und Praxis-Relevanz der Berufsausbildung. In: Zeitschrift für Berufs- und Wirtschaftspädagogik. 95/1999, Heft 1, S. 84–103
17. Rösch, H.: Beiträge zur Didaktik und Methodik der beruflichen Bildung. Merkmale und Formen des handlungsorientierten Unterrichts – handlungssystematisches und fachsystematisches Lernen, 2000 (Unveröffentlicht)
18. Schelten, A.: Aufgaben der Berufsschule. In: Wirtschaft und Berufserziehung. 50/1998, Heft 9, S. 13–18
19. Schneider, K.: Handlungsorientiertes Lehren und Lernen. Ein zukunftsorientiertes Konzept auf dem Prüfstand. In: Pflegemagazin, 2/2001, Heft 5, S. 25–35
20. Schneider, K. (2003a): Das Lernfeldkonzept – zwischen theoretischen Erwartungen und praktischen Realisierungsmöglichkeiten. In: Schneider, K.; Brinker-Meyendriesch, E.; Schneider, A.: Pflegepädagogik für Studium und Praxis. Springer Verlag, Berlin 2003, S. 77–111
21. Schneider, K. (2003b): Neue Ausbildungsstrukturen für die Altenpflege. In: Reuter, U.: Zukunft der Altenpflege: Neue Perspektiven – Neue Aufgaben. Erwin-Stauss-Institut, Bremen 2003
22. Schneider, K. (2003c): Fächerübergreifender und fächerverbindender Unterricht – im Widerspruch zwischen Notwendigkeit und lästigem Übel. In: Unterricht Pflege, 8/2003, Heft 2, S. 2–6
23. Schneider, P.; Sabel, M.: Lernen und Arbeiten im Team. Bd. 2, Handbuch KoKoSS – Kontinuierliche und Kooperative Selbstqualifikation und Selbstorganisation. Bertelsmann, Bielefeld 1998
24. Schopf, M. (2001): Lernfelder als curriculare Elemente in der Berufsschule: Von der Wissenschaftssystematik zur Orientierung an Arbeitsprozessen. http://www.hh.schule.de/g13/Berichte/lernfelder.htm (vom 15.02.2001)
25. Sozialministerium Baden-Württemberg (2004): Vorläufiger Landeslehrplan Baden-Württemberg für die Ausbildung zur „Gesundheits- und Krankenpflegerin" oder zum „Gesundheits- und Krankenpfleger" und zur „Gesundheits- und Kin-

derkrankenpflegerin" oder zum „Gesundheits- und Kinderkrankenpfleger". In Zusammenarbeit mit der LAG Baden-Württemberg
26. Ulrich, J. G.: Wissensanforderungen, Weiterbildung und Kompetenzsicherung der Erwerbstätigen in Deutschland – Ergebnisse aus der BIBB/IAB-Erhebung 1998/1999. In: BIBB: Kompetenzentwicklung – Lernen begleitet das Leben. Ergebnisse, Veröffentlichungen und Materialien aus dem BIBB. Stand Mai 2001, S. 23–34

Vertiefende Literatur

1. AltPflAPrV: Ausbildungs- und Prüfungsverordnung für den Beruf der Altenpflegerin und des Altenpflegers; vom Bundesrat am 11. Mai 2001 beschlossene Änderungsfassung
2. AltPflG: Gesetz über die Berufe in der Altenpflege (Altenpflegegesetz) vom 17.11.2000, Bundesgesetzblatt Jg. 2000 Teil I, Nr. 50, S. 1513–1519
3. Deutscher Bildungsrat für Pflegeberufe (2004): Synopse über Aktivitäten der zuständigen Ministerien in den Bundesländern zu curricularen Entwicklungen des Altenpflegegesetzes/2003 und Krankenpflegegesetzes/2004. http://www.dbfk.de
4. Faust, O.; Münch, K.: Pflegen können. Bd. 1. Curriculum für die theoretische Ausbildung in der Pflege. 1. Aufl., Kohlhammer Verlag, Stuttgart 2004
5. Gesetzessammlung für die Krankenpflegeausbildung, zusammengestellt von Kunz, W. 1. Aufl., Brigitte Kunz Verlag, Hagen 1986
6. Kuratorium Deutsche Altershilfe (Hrsg.) (2002): Bundeseinheitliche Altenpflegeausbildung. Materialien für die Umsetzung der Stundentafel. Autorinnen: Sowinski, C.; Behr, R., im Auftrag des Bundesministeriums für Familie, Senioren, Frauen und Jugend. Köln
7. Ministerium für Gesundheit, Soziales, Frauen und Familie des Landes Nordrhein-Westfalen (2003): Ausbildung und Qualifizierung in der Altenpflege. Arbeitshilfen für Theorie und Praxis. Teil 1: Entwurf einer empfehlenden Richtlinie für die Altenpflegeausbildung; Teil 2: Standard zur berufspädagogischen Weiterbildung zur Praxisanleitung in der Altenpflege. Autorinnen: Hundenborn, G.; Kühn, C., Deutsches Institut für angewandte Pflegeforschung e.V., Institut der Kath. Fachhochschule NRW
8. Ministerium für Gesundheit, Soziales, Frauen und Familie des Landes Nordrhein-Westfalen (2003): Ausbildungsrichtlinie für die staatlich anerkannten Kranken- und Kinderkrankenpflegeschulen in NRW
9. Norddeutsches Zentrum zur Weiterentwicklung der Pflege (2004): Norddeutsche Handreichung zur Umsetzung des Neuen Krankenpflegegesetzes
10. Stellungnahme der Vereinten Dienstleistungsgewerkschaft (verdi) zum Verordnungsentwurf des Bundesministeriums für Gesundheit und Soziale Sicherung. Entwurf einer Ausbildungs- und Prüfungsverordnung für die Berufe in der Krankenpflege (KrPflAPrV). Stand: 30. April 2003

TEIL II

Curriculare und didaktische Grundlagen zur Umsetzung einer zukunftsorientierten Pflegeausbildung

3 Der Lernfeldansatz und seine Teilkonzepte

Kordula Schneider

Durch die Handreichungen der KMK von 1996 und 1999 wurde mit dem Lernfeldkonzept eine stärkere Ausrichtung des Berufsschulunterrichts an berufliche Arbeitsprozesse und damit an die betriebliche Realität in Gang gesetzt, ohne den Bildungsauftrag der Schulen und, damit stark verbunden, die Persönlichkeitsentwicklung der Lernenden aus dem Blick zu verlieren. Auch die neuen Ausbildungsgesetze und -richtlinien der Pflegeberufe fordern die Lösung von der Fächerstruktur, also der Fachsystematik und dem Faktenwissen, welches häufig auf einer lehrerzentrierten, sprachlich orientierten Wissensvermittlung basierte. Diese Form des Unterrichts soll durch einen handlungsorientierten Unterricht abgelöst werden, damit Lernende und Auszubildende befähigt werden, selbstständig und selbstorganisiert Arbeits- und Lernaufgaben zu planen, durchzuführen und zu evaluieren. Durch die Ablösung der fächerorientierten Lehrpläne ist eine gravierende Wende im Denken und Handeln der Lehrenden vollzogen. Nicht die Fachsystematik bestimmt die Auswahl der Inhalte und Themen, sondern die den berufsspezifischen und betrieblichen Handlungsfeldern innewohnende Handlungsstruktur (wie z. B. der Wahrnehmungszyklus mit seinen Teilschritten „Wahrnehmen“, „Beobachten“, „Entscheiden“, „Handeln“ und „Bewerten“). Sie wird handlungsleitend nicht nur für die Unterrichtsstruktur, sondern auch für die gezielte Auswahl und Anordnung der Inhalte aus dem Berufsfach Pflege und den anderen Bezugswissenschaften.

Mit der Umsetzung des Lernfeldkonzeptes sind unweigerlich vier Teilkonzepte verbunden:

- Förderung der beruflichen Handlungskompetenz
- Planung und Gestaltung von fächerverbindendem Unterricht
- Umsetzung handlungsorientierten Unterrichts
- Arbeit im Team.

Im Folgenden werden die vier Teilkonzepte näher erläutert. Einerseits bedingen sie sich gegenseitig, andererseits stellen sie in sich geschlossene Teilaspekte dar, die auch einzeln zur Implementierung des Lernfeldkonzeptes beitragen können.

3.1 Berufliche Handlungskompetenz

Der Kompetenzbegriff ist keine temporäre Erscheinung, sondern der Deutsche Bildungsrat hat bereits 1974 den Kompetenzbegriff in den Mittelpunkt seiner Überlegungen gestellt. Diese Forderungen gehen auf die Postulate von Heinrich Roth zurück, der die Entwicklung und Förderung von Handlungskompetenzen damals in seiner „Pädagogischen Anthropologie“ forderte. Auf dieses Gedankengut greift das Lernfeldkonzept zurück. Damit ist die Überwindung des bloßen „Sachwissens“ und der einseitigen Förderung der Fachkompetenz sichergestellt. Im Folgenden wird ein

Versuch unternommen, eine Begriffsbestimmung vorzunehmen. Folgende drei Kriterien bestimmen das Vorgehen:

- Kompetenzen gehen von Dispositionsbestimmungen aus
- Kompetenzen sind subjektzentriert
- Kompetenzen realisieren sich in Handlungen und sind demzufolge evaluierbar. (🕮 2, S. 48).

Nach Bader (🕮 1) kann die berufliche Handlungskompetenz wie folgt wiedergegeben werden: Sie lässt sich umschreiben als die Fähigkeit und Bereitschaft des Menschen, in beruflichen Situationen

- Sach- und fachgerecht
- Persönlich durchdacht
- In gesellschaftlicher Verantwortung

zu handeln, d. h. anstehende Probleme

- Zielorientiert auf der Basis angeeigneter Handlungsschemata selbstständig zu lösen
- Die gefundenen Lösungen zu bewerten und das Repertoire seiner Handlungsschemata weiterzuentwickeln.

Auf eine Kurzformel gebracht bedeutet dies, die Fähigkeit zum selbstständigen Planen, Durchführen und Kontrollieren der eigenen Arbeit zu entwickeln (🕮 7, S.114).

Die berufliche Handlungskompetenz besteht aus vier Teilkompetenzen, die wie folgt beschrieben werden können:

- **Personalkompetenz** (Tab. 3.2) ist die persönlichkeitsbezogene Disposition, die auf ein Selbstkonzept zielt, zu dessen Entfaltung Selbstlernen und Metakognition gehören. Die Basis für das Selbstkonzept sind z. B. Werthaltung, Selbstbilder und Motive
- **Methodenkompetenz** (Tab. 3.1) zeichnet sich dadurch aus, dass der Mensch „instrumentell selbstorganisiert" handelt und damit auch bestimmte Aufgaben- und Probleme durch „geistiges Vorwegdenken" lösen kann (🕮 2, S. 157).
- **Sozialkompetenz** (Tab. 3.3) bezieht sich auf die Dispositionen eines Menschen, die es ihm ermöglichen, „sich mit anderen kreativ auseinander- und zusammenzusetzen, sich gruppen- und beziehungsorientiert zu verhalten, um neue Pläne und Ziele zu entwickeln" (🕮 2, S. 157).
- **Fachkompetenz** ist die Disposition eines Menschen, „geistig selbstorganisiert zu handeln, d. h. mit fachlichen Kenntnissen und fachlichen Fertigkeiten kreativ Probleme zu lösen, das Wissen sinnorientiert einzuordnen und zu bewerten" (🕮 2, S. 157).

Damit die Formulierung und Festlegung von Kompetenzschwerpunkten für die Gestaltung der Lernsituationen etwas leichter fällt, sind nachstehend Beispiele für die drei Teilkompetenzen (Methoden-, Personal- und Sozialkompetenz), aufgeführt. Auch wenn hier eine isolierte Betrachtung der einzelnen Teilkompetenzen erfolgt, so finden sich in einer beruflichen Handlung stets alle Kompetenzen. Für die Gestaltung der Lernsituationen setzen Lehrende Schwerpunkte, um eine Überfrachtung von Kompetenzen und damit von Inhalten zu vermeiden.

Methodenkompetenz (Planung)	
Informationsbeschaffung: • Methodengeleitet vorgehen [1] • Selbständig planen und durchführen [1] • Zielgerichtet arbeiten [1] • Pläne erstellen [1] • Informationsquellen auffinden [1] • Begründet vorgehen [1] • Mit Medien sachgerecht umgehen [1] • Arbeitsorganisation gestalten [1] • Pläne ggf. flexibel handelnd verändern [1] • Arbeitsverfahren auswählen [1]	**Informationsauswertung:** • Zusammenhänge herstellen [1] • Gewonnene Erkenntnisse begründet revidieren [1] • Pläne bewerten und ggf. revidieren [1] • Kenntnisse und Methoden transferieren [1] • Realisierbarkeit erkennbarer Lösungen abschätzen [1] • Lösungsstrategien entwickeln [1]
Informationsbearbeitung: • Ergebnisse zusammenfassen [1] • Informationen strukturieren [1] • Entscheidungen treffen [1] • Komplexe Aufgabenstellungen gliedern [1] • Probleme eingrenzen [1] • Informationen selbständig erarbeiten [1] • Informationen strukturieren [1] • Wichtiges von Unwichtigem unterscheiden [1] • Alternativen finden und bewerten [1]	**Informationsaneignung:** • Lernstrategien entwickeln und anwenden [1] • Lerntechniken anwenden [1] • Gelerntes auf neue Probleme übertragen [1] • Ergebnisse oder Methoden übertragen [1] • Analogieschlüsse ziehen [1] • Problemstellungen und Arbeitsziele erkennen und beschreiben • Ziele einer Aufgabe benennen [1] • Schlussfolgerungen ziehen [1]
[1] Nöthen (1996); [2] Muster-Wäbs (2003); [3] Obrist, Städeli (2001)	

Tab. 3.1: Methodenkompetenz.

Personalkompetenz	
Reflexionsfähigkeit: • Selbstkontrolle durchführen [1] • Eigene Leistung realistisch einschätzen • Selbstvertrauen und Selbstbewusstsein stärken [1] • Sich angemessen durchsetzen [2] • Sich in andere einfühlen [2] • Sich eine eigene Meinung bilden [2] • Kritikfähigkeit • Selbstkritik ausüben [1] • Kritik ausüben [1] • Fair kritisieren [1] • Sachlich argumentieren [1] • Spannungen ertragen [1]	**Selbstorganisiertes Lernen:** • Zuverlässig handeln [1] • Zum Lernen bereit sein [1] • Interesse für Lern- und Arbeitsinhalte zeigen [2] • Probleme erkennen und zur Lösung beitragen [1] • Motivation zeigen [2] • Bedürfnisse und Interessen artikulieren Rücksicht nehmen [1] • Zielstrebig handeln [2] • Eigeninitiative zeigen [2] • Selbstständig Lösungen erarbeiten [2] • „Flexibles Handeln" • Unterschiedliche Standpunkte tolerieren [1] • Sich flexibel auf neue Situationen einstellen [1] • Urteile verantwortungsbewusst bilden [1] • Sicher auftreten • Sich sprachlich korrekt ausdrücken [3]
[1] Nöthen (1996); [2] Muster-Wäbs (2003); [3] Obrist, Städeli (2001)	

Tab. 3.2: Personalkompetenz.

Sozialkompetenz	
• Mitverantwortung tragen [(1)] • Hilfestellung geben [(1)] • Kooperativ arbeiten [(1)] • Informationen austauschen [(1)] • Sich in gruppendynamische Prozesse integrieren [(1)] • Rücksicht nehmen [(1)] • Sich in die Teamarbeit einbinden [(1)] • Eigene Interessen gegenüber vereinbarten Gruppenzielen zurückstellen [(1)] • Kooperationen fördern [(1)] • Soziale Beziehungen und Handlungen verstehen und interpretieren [(1)]	• Arbeitsteilig vorgehen [(1)] • Informationen weitergeben • Mit anderen Kulturen umgehen • Gruppenmitglieder unterstützen [(2)] • Kompromisse schließen • Kontakte aktiv aufbauen [(2)] • Konflikte fair bewältigen [(2)] • Vertrauen herstellen [(1)] • Gruppendynamische Prozesse fördern [(1)] • Auf Gruppenmitglieder eingehen [(2)] • Rücksicht nehmen [(1)]
[(1)] Nöthen (1996); [(2)] Muster-Wäbs (2003); [(3)] Obrist, Städeli (2001)	

Tab. 3.3: Sozialkompetenz.

3.2 Fächerverbindender Unterricht

Im Zuge des Lernfeldkonzeptes wird unter anderem die Fächerintegration gefordert, womit gleichzeitig auch der Stellenwert bisherigen Fachunterrichts diskutiert wird. Im Folgenden wird die unterschiedliche Umsetzungsqualität von Fächerintegration anhand der beiden Realisierungsstufen (fächerverbindender und -übergreifender Unterricht) aufgezeigt. Leider weist die einschlägige Literatur eine Fülle unterschiedlicher Begriffe aus, die es den Lesern nicht immer leicht machen, sich einen Überblick zu verschaffen sowie ein grundlegendes Verständnis für die Ziele fächerverbindenden Lernens zu erhalten. Begriffe wie Fächerintegration, fächerverbindender und -übergreifender Unterricht werden synonym verwendet; ebenso findet keine klare definitorische Abgrenzung der Begriffe statt.

Gleichgültig, um welchen Ansatz oder welches Konzept es sich handelt, sie alle verfolgen das Ziel, fachliches Lernen mit fächerverbindendem Lernen zu verknüpfen. Themen, Inhalte und Ziele sollen einen mehrperspektivischen Zugang erhalten, damit eine komplexere Betrachtung unter verschiedenen Fachdisziplinen einen Lernzusammenhang für den Adressaten erkennen lässt. Fächerverbindendes Lernen birgt grundsätzlich etwas Neues; es legt den Schwerpunkt auf Erkennung von komplexen Zusammenhängen und Handlungen. Demzufolge stellt es keine Aneinanderreihung von unterschiedlichen Fachunterrichten dar, sondern setzt auf Erkenntnisgewinn, der aufgrund des fächerverbindenden Lernens zur Lösung des komplexen Problems führt (🕮 8, S. 2ff.).

Ausgehend von der nach Schelten (🕮 6, S. 189) vorgeschlagenen Stufung von verschiedenen, komplex gestalteten Formen der Fächerintegration für den Unterricht wird nachfolgend eine eigene Stufung von verschiedenen Ansätzen vorgestellt.

Stufe 1: Themen- oder gegenstandsübergreifender Unterricht

Diese Art von Unterricht gehört zu den integrativen Ansätzen, die ein Lernen an einem gemeinsamen Gegenstand in den verschiedenen Fächern ermöglichen. Bei dieser Stufe der Fächerintegration bleiben die einzelnen Fächer bestehen. Die jeweiligen Fachdozenten leisten aus ihrem Fach einen Beitrag zu dem zuvor vereinbarten übergeordneten Thema. Diese Art der Fächerintegration kann wenige Tage, aber auch mehrere Wochen dauern.

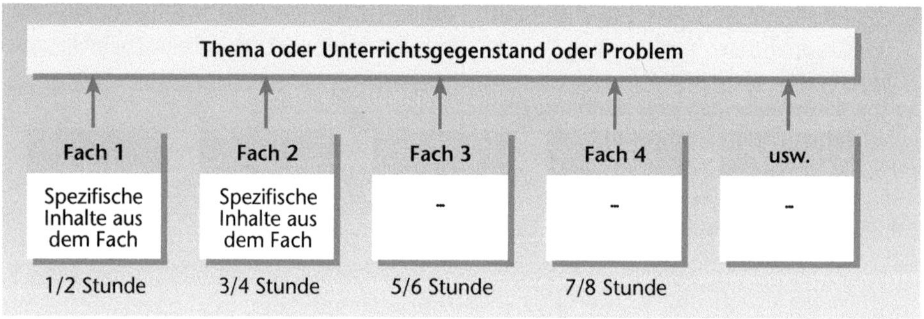

Abb. 3.1: Themen- oder gegenstandsübergreifender Unterricht.

Stufe 2: Themen- oder gegenstandsintegrierter Unterricht

Bei dieser Variante werden die Fächer für die Zeit des themenintegrierten Unterrichts aufgelöst. Im Mittelpunkt des Unterrichtsgeschehens steht das zu bearbeitende Thema. Die Lernenden erhalten so eine komplette und in sich geschlossene Bearbeitung des Themas, die durch die Inhalte der verschiedenen Fächer gestützt und getragen wird. Bei dieser Unterrichtsform werden ihnen zu einer bestimmten Frage unterschiedliche fachliche Sichtweisen vermittelt, die das Lernen komplexer gestalten. Deshalb empfiehlt es sich, den Komplexitätsgrad der Themenauswahl sukzessive einzuführen. Diese Variante ist aufwendiger in der Vorbereitung und Absprache der beteiligten Lehrenden.

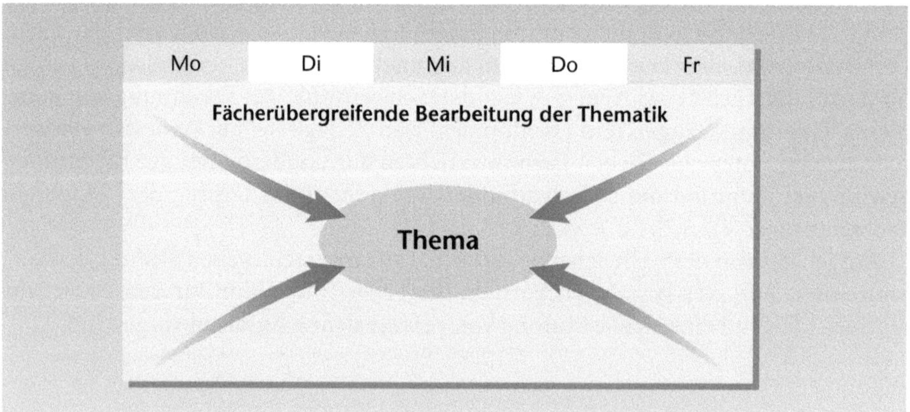

Abb. 3.2: Themen- oder gegenstandsintegrierter Unterricht.

Stufe 3: Themen- oder gegenstandsintegrierter Unterricht mit Handlungsorientierung

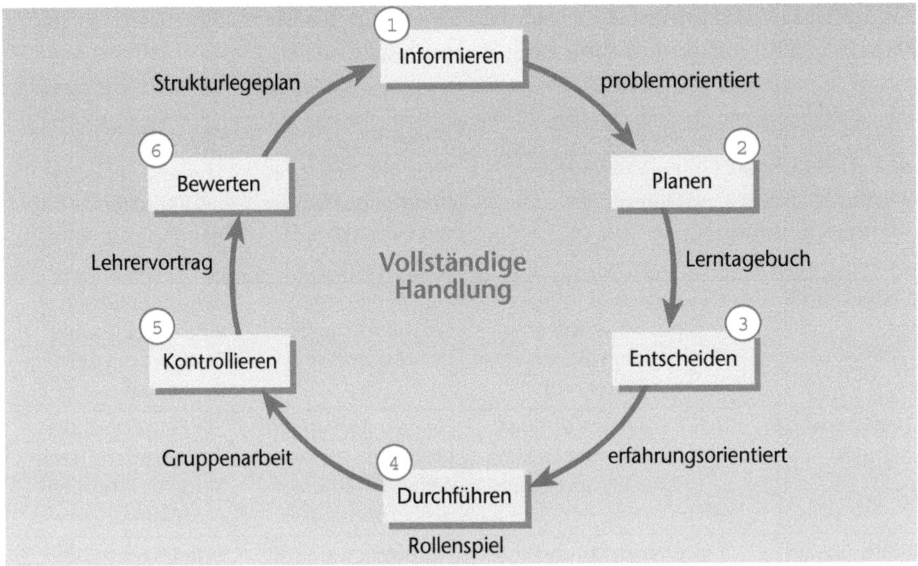

Abb. 3.3: Themen- oder gegenstandsintegrierter Unterricht mit Handlungsorientierung.

Diese Variante umfasst die Stufe 2 und setzt in idealer Weise nicht nur einen fächerverbindenden Unterricht um, sondern akzentuiert diesen handlungsorientiert. Das Lernen auf der Basis der vollständigen Handlungen ermöglicht einerseits die Vernetzung und Integration der verschiedenen Fächer mit ihren Inhalten in eine Handlung, andererseits ermöglicht der handlungsorientierte Unterricht vielfältige didaktische Möglichkeiten, z.B. sich eine vollständige Handlung erfahrungs- oder problemorientiert anzueignen.

3.3 Handlungsorientierung

Die Diskussion um die Handlungsorientierung ist nicht erst rege geworden, seit die Bildungskommission NRW in ihrer Denkschrift „Zukunft der Bildung – Schule der Zukunft" lebenslanges, selbstständiges und handlungsorientiertes Lernen gefordert hat, sondern vor allem, seitdem die neuen Rahmenrichtlinien der KMK (Kultusministerkonferenz) für die verschiedenen beruflichen Ausbildungen die Handlungsorientierung verbindlich vorsehen. Sie benennen Handlungskompetenz als Leitziel der Berufsschule. Unterstützt wird diese Forderung durch die „Handlungsorientierte Ausbildung der Ausbilder", die am 1. November 1998 in Kraft getreten ist (📖 4, S. 7). Handlungsorientierten Unterricht verstehen wir als offenes Konzept, das Schülern bzw. Lernenden einen handelnden Umgang (konkret handelnd oder kognitiv handelnd) mit Gegenständen, Fragen oder Aufgaben ermöglicht. Dabei bildet die Handlung den Ausgangspunkt für den Lernprozess.

Die Handlung wird als „zielgerichtete, bewusste, zwischen Alternativen entscheidende und auswählende Tätigkeit verstanden" (📖 5, S. 17). Handlungsorientiertes Lernen ist dann realisiert, wenn die Planung des Lernprozesses integrativer Bestandteil des Unterrichtsprozesses ist und die Lernenden gleichberechtigte Partner in der Planungs-, Durchführungs- und Evaluationsphase sind.

	Phase I	**Phase II**	**Phase III**
Phasen bzw. Entwicklungsstufen/ Kennzeichnungen	Eher vermittelnder Unterricht	Eher Anbieten von handlungsorientierten Lernarrangements	Eher mitgeplanter und mitgetragener handlungsorientierter Unterricht
Lehrerhandlungen	Lehrende integrieren Basiselemente handlungsorientierten Unterrichts	Lehrende ermöglichen Partizipation der Lernenden	Lehrende führen eine gemeinsame Planung mit Lernenden durch
Lernstand der Schüler	Für Lernergruppen im Anfangsstadium ihres Lernprozesses	Für Lernergruppen im fortgeschrittenen Anfangsstadium ihres Lernprozesses	Für Lernergruppen im fortgeschrittenen Stadium ihres Lernprozesses
Planungsart	Fremdplanung unter starker Berücksichtigung der Handlungsinteressen der Schüler und ihrer Handlungsmöglichkeiten im Unterricht	Fremdplanung mit Partizipationsmöglichkeiten der Schüler Lernende entscheiden über Varianten wie z. B.: • Inhalte/Themen/ Lernsituationen • Methoden • Präsentationsmöglichkeiten • Bewertungskriterien	Eigenplanung der Lernenden mit Unterstützung und Beratung der Lehrenden
Grad der Handlungsorientierung	Selbsttätigkeit der Schüler wird durch die Gestaltung des handlungsorientierten Unterrichts gefördert	Mitbestimmung und Mitplanung der Schüler in verschiedenen Gestaltungsmöglichkeiten des Unterrichts	Selbstorganisation des Lernprozesses, Lernende übernehmen Verantwortung für ihren eigenen Lernprozess
Ziele	Kompetenzzuwachs vor allem in den Dimensionen: Lern-, Methoden- und Sozialkompetenz sowie kommunikativer Kompetenz	Selbstständigkeit der Schüler und Schülerinnen, höhere Identifikation mit dem eigenen Lernprozess und Erweiterung des Kompetenzerwerbs	Emanzipation und Erweiterung der beruflichen Handlungskompetenz
Persönlichkeitsentwicklung			

Tab. 3.4: Das Stufenmodell des handlungsorientierten Unterrichts.

Damit dieses Ziel erreicht werden kann, ist der „Weg der kleinen Schritte“ zu gehen. Dazu haben wir ein Stufenmodell mit drei Phasen entwickelt, das die Einführung des handlungsorientierten Unterrichts ermöglicht. Die Phasen sind bereits mehrfach in der Unterrichtspraxis erprobt worden. Sie waren besonders hilfreich, um sich der „Reinform“ von Handlungsorientierung zu nähern.

Phase 1: Lehrende integrieren Basiselemente handlungsorientierten Unterrichts

Hierbei geht es darum, dass der Lehrende bzw. das Lehrerteam die Perspektive der Lernenden einnimmt, um ihre Wünsche, Bedürfnisse und Fragen zu berücksichtigen. Nur bei einer gezielten Analyse wird es gelingen, für die jeweilige Lerngruppe angemessene Methoden, Sozialformen und das entsprechende didaktische Vorgehen auszuwählen. Lernende befinden sich hierbei ganz am Anfang ihrer Ausbildungszeit und verfügen in der Regel nicht über entsprechende Personal-, Sozial- und Methodenkompetenzen. Sie stehen am Anfang ihres Lernprozesses und bedürfen zu Beginn einer starken Lenkung. Deshalb wird meist der Unterricht durch den Lehrenden geplant (meist hohe Fremdplanung). Die Lernenden haben jedoch die Möglichkeit, einen definierten Rahmen, z. B. eine Gruppenarbeit, zu gestalten. Eine solche Art von Unterricht wird eher dem vermittelnden Unterricht zugeordnet.

Phase 2: Lehrende ermöglichen Partizipation der Lernenden

Greift diese Phase, dann gehören die Lernenden nicht mehr zu den absoluten Anfängern, sondern sind in ihrem Lernprozess schon weiter fortgeschritten. Lehrende können den Unterricht dann sinnvoll in Zusammenarbeit mit Lernenden vorbereiten, wenn zu erwarten ist, dass diese eine Mitverantwortung in den Entscheidungen tragen können. Derartige Partizipationen der Lernenden beschränken sich u. a. auf:

- Auswahl und zum Teil eigene Vorschläge von Themen und Inhalten
- Auswahl von Methoden, Sozialformen und Medien
- Mitbestimmung der Präsentationsprodukte
- Mitbestimmung von Beurteilungskriterien für Lernerfolgskontrollen.

In dieser Phase bieten Lehrende hauptsächlich handlungsorientierte Arrangements an, in denen Ziel, Vorgehensweise und Produktpräsentation die didaktischen Säulen darstellen. Damit Lernende diese Anforderungen erfüllen können, ist es erforderlich, dass sie zuvor gelernt haben, wie Lern- und Arbeitsaufgaben selbstständig zu lösen sind. Ergebnisorientierte Textarbeit wurde zuvor methodisch adäquat angeleitet und durch verschiedene Techniken geübt. Ebenso nehmen Lehrende von der irrigen Meinung Abstand, dass Lernende eine Fallarbeit „von heute auf morgen“ selbstständig und ohne fremde Hilfe durchführen können. Um eine Fallarbeit zielorientiert und effektiv zu bewältigen, benötigen die Lernenden einen Pool von sicher beherrschten Methoden und Lerntechniken.

Phase 3: Lehrende führen eine gemeinsame Planung mit den Lernenden durch

Dieser, in der Literatur als „Reinform“ beschriebene, handlungsorientierte Unterricht stellt für viele Lehrende ein erstrebenswertes Ziel dar. Doch in der Unterrichtsrealität zeigt sich manchmal, dass diese Phase nicht mit jeder Klasse und nicht mit jedem Schüler erreicht wird. Bei dieser Variante wird die eigentliche Planungsarbeit des Lehrenden zum Bestand des Unterrichts. Da dies eine sehr ungewohnte Tätigkeit für Lernende ist, zeigen sich auch hier die größten Schwierigkeiten. Hohe Toleranz anders denkenden Schülern gegenüber, aber auch zielorientiertes Vorgehen sowie bestimmte Regeln der Gesprächsführung sind zwingende Voraussetzungen für diese Variante. Kleinere Projekte können helfen, sie vorzubereiten.

Die drei Schritte bzw. Phasen sind als kontinuierliche Entwicklung zu begreifen, die Lernende erleben. Jede Klasse nimmt einen individuellen Weg. Der Lehrende ist aufgerufen, den Lernenden diese Entwicklung zu veranschaulichen.

3.4 Teamarbeit

Für die Realisierung des Lernfeldkonzeptes stellt die Teamarbeit der Lehrenden eine wichtige Voraussetzung dar. Teamarbeit erleichtert es enorm, Lernsituationen fächerintegrativ und handlungsorientiert zu gestalten und zu unterrichten. „Ein **Team**, wenn es diesen Namen verdient und nicht bloß eine zusammengewürfelte Gruppe oder einen zerstrittenen Haufen darstellt, zeichnet sich durch das geordnete und sich ergänzende Zusammenspiel von Mitgliedern mit unterschiedlichen Qualitäten und Kompetenzen aus“ (🕮 10, S. 64f.). Nach Francis und Joung (🕮 3, S. 10) ist ein Team „... eine aktive Gruppe von Menschen, die sich auf gemeinsame Ziele verpflichtet haben, harmonisch zusammenarbeiten, Freude an der Arbeit haben und hervorragende Leistungen bringen“. Damit die Teamarbeit zustande kommt und das Zusammenarbeiten ein Erfolg wird, sind folgende Voraussetzungen und Schritte zu klären:

- Das Team formuliert gemeinsam Ziele
- Das Team vergibt konkrete Arbeitsaufgaben
- Das Team trifft exakte Absprachen über das Vorgehen
- Das Team entwickelt eigene Regeln für den Umgang miteinander
- Es finden regelmäßige Teamsitzungen (-konferenzen) statt, die einem eigenen Prozedere unterliegen
- Die Teammitglieder kennen ihre Stärken und Schwächen und unterstützen sich gegenseitig
- Die Teammitglieder haben Freude an der gemeinsamen Arbeit
- Die Teammitglieder entwickeln ihre Teamfähigkeit gemeinsam.

Innerhalb der Umsetzung und Implementierung des Lernfeldkonzeptes erhalten die Teams Kompetenzen und Entscheidungsbefugnisse, die erheblich über ihre bisherigen Aufgaben hinausgehen. So entwickeln sie z.B. schulinterne Curricula, erstellen Stundenpläne, organisieren Bildungsgangkonferenzen und Fachgruppensitzungen, entwickeln Evaluationsinstrumente für die Selbst- und Fremdreflexion. Lehrende benötigen Zeit, allmählich in die neuen Rollen hineinzuwachsen. Eine „lernende Schule“ trägt Sorge, dass dies gewährleistet ist. Nicht zuletzt ist Teamarbeit ein wichtiger Bestandteil des veränderten Arbeitslebens geworden. Teamarbeit stellt in der jetzigen Arbeitswelt eine zwingende Notwendigkeit dar, ja sie ist überlebensnotwendig geworden, da die vielfältigen Probleme in der Berufswelt nicht mehr von Einzelpersonen und ihren Kompetenzen bewältigt werden können. Dies trifft nicht nur für die Auszubildenden zu, sondern auch für die Lehrenden. Es ist die Aufgabe der Pflegeschulen, sich genau auf diese Anforderungen vorzubereiten, um entsprechend reagieren zu können.

Literaturnachweis

1. Bader, R. (1990): Entwicklung beruflicher Handlungskompetenz in der Berufsschule. Zum Begriff „Berufliche Handlungskompetenz" und zur didaktischen Strukturierung handlungsorientierten Unterrichts. Ausarbeitung im Auftrag des Landesinstitutes für Schule und Weiterbildung Nordrhein-Westfalen zur Unterstützung der Lehrplanentwicklung in den Berufsfeldern Elektrotechnik und Metalltechnik, Dortmund 1990
2. Erpenbeck, J.; Heyse, V. (1999): Die Kompetenzbiographie. Strategien der Kompetenzentwicklung durch selbstorganisiertes Lernen und multimediale Kommunikation. Münster, New York, München, Berlin: Waxmann
3. Francis, D.; Joung, D. (1989): Mehr Erfolg im Team. Ein Trainingsprogramm mit 46 Übungen zur Verbesserung der Leistungsfähigkeit in Arbeitsgruppen. 3. Aufl., Hamburg: Windmühle
4. Koch, J: (1998): Handlungsorientierung als didaktisches Prinzip. In: Berufsbildung, Heft 54, S. 7–9
5. Schaube, W. (1996): Handlungsorientierung für Praktiker. Ein Unterrichtskonzept macht Schule. 2. Aufl., Darmstadt: Winklers, Gebrüder Grimm
6. Schelten, A. (1999): Fächerübergreifender Unterricht. In: Kaiser, F.-J.; Pätzold, G. (Hrsg.): Wörterbuch Berufs- und Wirtschaftspädagogik. Bad Heilbrunn/Obb.: Handwerk und Technik, S. 189–190
7. Schneider, K.; Martens, M. (1996): Pflegedidaktische Prinzipien. In: Martens, M.; Sander, K.; Schneider, K. (Hg.): Didaktisches Handeln in der Pflegeausbildung. Dokumentation des 1. Kongresses zur Fachdidaktik der Gesundheit. Prodos Verlag, Brake, S. 96–137
8. Schneider, K. (2003): Fächerübergreifender und fächerverbindender Unterricht im Widerspruch zwischen Notwendigkeit und lästigem Übel. In: Unterricht Pflege, 8. Jg., Heft 2, S. 2–6
9. Schneider, K. (2003): Das Lernfeldkonzept – zwischen theoretischen Erwartungen und praktischen Realisierungsmöglichkeiten. In: Schneider, K.; Brinker-Meyendriesch, E.; Schneider, A.: Pflegepädagogik für Studium und Praxis. Berlin, Heidelberg, New York: Springer-Verlag, S. 77–111
10. Schulz von Thun, F. (1998): Miteinander reden. Das Innere Team und situationsgerechte Kommunikation (3). Reinbek bei Hamburg: Rowohlt

Vertiefende Literatur

11. Muster-Wäbs, H. (2003): Schulische Leistungsbewertung. Arbeitspapier für das Hauptseminar. Unveröffentlicht
12. Nöthen, K.-G.; Thelen, L. (1996): Bewertung von Projektarbeit. Unter Berücksichtigung didaktisch-methodischer Ansätze handlungsorientierten Unterrichts. Troisdorf: Eins-Verlag
13. Obrist, W.; Städeli, C. (2001): Wer lehrt, prüft. Aktuelle Prüfungsformen konkret. Bern: hep

4 Ausgewählte handlungsleitende Prinzipien zur Gestaltung von Lernsituationen

Carsten Drude und Sandra Herrgesell

In diesem Kapitel werden einige Prinzipien vorgestellt, die handlungsleitend für die praktische Umsetzung des Lernfeldkonzepts im Unterricht sein können. Die Prinzipien sind hergeleitet aus sechs Eckpfeilern, die zur Orientierung bei der didaktischen Gestaltung von Lernsituationen dienen:

- Gesellschaftsorientierung
- Subjektorientierung
- Handlungsorientierung
- Marktorientierung
- Praxisorientierung
- Wissenschaftsorientierung.

Sie sind ihrerseits abgeleitet aus zahlreichen Theorien. Das Ziel der Orientierungen besteht darin, den Anforderungen der Gesellschaft und des Marktes mit Hilfe der Förderung der Bildung handlungskompetenter Subjekte Rechnung zu tragen. Die Subjekte sollten dabei in der Lage sein, aktiv den Anforderungen des Berufsalltags gerecht zu werden und ihr praktisches Handeln mit Hilfe der Wissenschaft zu untermauern.

Die einzelnen Orientierungspunkte stehen keineswegs nebeneinander, sondern sind als ein System mit wechselseitigen Bezügen zu verstehen. Diese Zusammenhänge werden im Folgenden kurz skizziert.

Gesellschaftsorientierung und Subjektorientierung schließen sich auch unter dem Gedanken der Leistungsorientierung nicht gegenseitig aus. Eine Gesellschaft, in der individuelle Leistungen Einzelner gewürdigt werden, kann an dem Potenzial, das dadurch freigesetzt wird, in hohem Maße teilhaben. In diesem Sinne kann Subjektorientierung die Entwicklung der Gesellschaft fördern. Auch wenn die mit der Industrialisierung einhergegangene Mechanisierung von Arbeitskraft und Arbeitsprozess den damaligen Anforderungen entsprochen hat, ist es offensichtlich, dass in der heutigen Gesellschaft andere Anforderungen vorherrschen. Diesen Anforderungen kann entsprochen werden, wenn versucht wird, die Bildung handlungskompetenter Subjekte unter Einbeziehung marktwirtschaftlicher Interessen in den Mittelpunkt zu stellen. Handlungskompetenz in diesem Sinne umfasst sowohl die Fähigkeit, in der beruflichen Realität handeln zu können, als auch über die Erschließung theoretischen Wissens das berufliche Handeln zu stützen.

Im weiteren Verlauf des Kapitels werden die sechs Orientierungspunkte kurz definiert, es wird die zugrunde liegende Theorie angesprochen, und es werden die jeweiligen, abgeleiteten handlungsleitenden Prinzipien vorgestellt. Die Prinzipien werden dann bei der exemplarischen Gestaltung der Lernsituationen berücksichtigt.

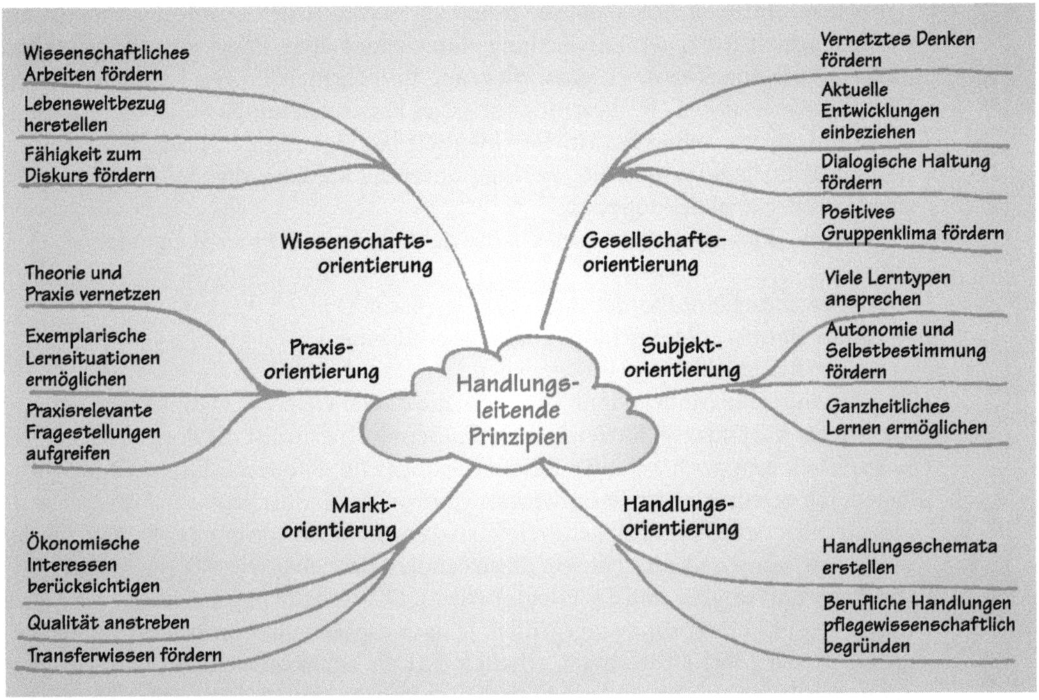

Abb. 4.1: Zusammenhang und Ziel der Orientierungen.

4.1 Gesellschaftsorientierung

Berufliche Bildung sollte einen Bezug zu aktuellen Entwicklungstendenzen der Gesellschaft aufweisen. Diese These wird dadurch erhärtet, dass die Entwicklung der Berufsbildung eng verzahnt ist mit der Entwicklung der Industriegesellschaft zur postindustriellen Gesellschaft, die durch einschneidende Veränderungen des Arbeitsmarktes gekennzeichnet ist. Die Zeit der Industrialisierung und die damit einhergehende Aufklärung waren geprägt von einem Glauben an Rationalität und die Allmacht der Wissenschaft. Daraus hervorgegangen ist unter anderem auch die Begründung der Krankenpflege als Hilfsberuf der Medizin. Im letzten Drittel des 20. Jh. ist die Gesellschaft in das postindustrielle Zeitalter eingetreten, das unter anderem durch neue Technologien, eine kürzere Halbwertszeit des Wissens und eine Vielfalt an Lebensauffassungen geprägt ist.

Der Mensch benötigt heute daher viel mehr die Fähigkeiten, vernetzt zu denken, kontinuierlich zu lernen und sich selbst zu reflektieren. Berufliche Bildung hat die Aufgabe, diesen Forderungen Rechnung zu tragen.

Auch für die Pflege ergeben sich so im Zusammenhang mit der soziodemographischen Entwicklung neue Anforderungen, Zielgruppen und Tätigkeitsfelder. Der Bedarf an professionell Pflegenden steigt, denn das Durchschnittsalter und die Zahl der Pflegebedürftigen und Kranken sowie der gerontopsychiatrische Betreuungsbedarf nehmen zu. Der Bereich der ambulanten Pflege nimmt im Zuge der Einführung der Pflegeversicherung einen erhöhten Stellenwert ein.

Zu den künftigen Aufgaben, die innerhalb des Berufsfeldes Pflege zu lösen sein werden, gehört daher die Entwicklung eines zeitgemäßen Pflegeverständnisses, das dadurch gekennzeichnet ist, dass Pflegende ihre eigenen Fragen ins Zentrum der Überlegungen rücken. In diesem Sinne ist es entscheidend, dass die Grundausbildung zum Aufbau einer beruflichen Identität beiträgt, die der Tatsache Rechnung trägt, dass Pflegende ihre Unterwerfung unter die Medizin zugunsten eines eigenständigen Berufsbildes aufgeben.

Zusammenfassend wird Gesellschaftsorientierung daher hier verstanden als Orientierung

- An den aktuellen Anforderungen der Gesellschaft
- An das Berufs- und Beschäftigungssystem allgemein
- An das Berufsfeld Pflege im speziellen.

Es gibt zahlreiche Modelle und Theorien, die diesen Gedankengang aufgreifen und die sich für die Didaktik nutzen lassen. Ein Beispiel hierfür ist die Postmoderne. Der Begriff steht weniger für eine Theorie als vielmehr für eine von zahlreichen Möglichkeiten, die gesellschaftlichen Entwicklungen von der Industriegesellschaft zur postindustriellen Gesellschaft zu kennzeichnen. Ursprünglich kommt der Begriff aus der Literaturwissenschaft und hat von da aus andere Bereiche (wie z.B. die Malerei, Architektur, Philosophie und Soziologie) erfasst. Die Debatte begann in den USA und wurde um 1970 in Europa aufgegriffen. Je nach theoretischer Strömung hat der Begriff unterschiedliche Färbungen erhalten. Für die einen bezeichnet er das Zeitalter der neuen Technologien, insbesondere in der Information und Kommunikation, für die anderen steht er stellvertretend für einen Abschied von technischer Dominanz (📖 19, S. 9ff.).

Der Begriff ist grundsätzlich nicht unumstritten. Ein Kritikpunkt ist z.B., dass er der impliziten Unterstellung einer geschichtlichen Epoche nach der Moderne nicht genügt. Die Diskussion kann hier nicht annähernd dargestellt werden. Die Frage lautet vielmehr, welche Möglichkeiten die Idee der Postmoderne für die Didaktik bereithält. Verschiedene Philosophen und Pädagogen (z.B. Lyotard, Welsch, Kaiser, Kaiser, Kösel) bringen die Grundgedanken der Postmoderne mit Hilfe von 3 Merkmalen auf denselben Nenner:

- Ende der großen Phasen, wie z.B. der Aufklärung
- Radikaler Pluralismus und absolute Relativität – es gibt keinen Anspruch auf absolute Wahrheit, sondern immer eine Vielzahl denkbarer Erklärungsmuster
- Widerstreit, viele kleine Erklärungsmuster stehen in Widerstreit zueinander, was vor allem als Chance, nicht als Bedrohung angesehen wird.

Auf die Pädagogik übertragen bedeutet dies, dass nicht eine Theorie, ein Modell oder Konzept, ein Unterrichtsprinzip, eine Methode, ein Medium im Vordergrund stehen sollte, und dass es an der Zeit ist, tradierte Vorstellungen von Unterricht zu hinterfragen. Das bedeutet nicht, dass alles Gewohnte „über Bord geworfen" werden soll. Stattdessen ist es wichtig, im Sinne der Bejahung von Pluralität über eine produktive Auseinandersetzung mit unterschiedlichen didaktischen Strömungen und Methoden eine didaktische Kompetenz zu entwickeln, die den Aufbau eines positiven Lernklimas in „postmodernen Lernkulturen" (📖 7, S. 229) ermöglicht. Im Folgenden werden einige handlungsleitende Prinzipien vorgestellt, die dazu beitragen können, dieses Ziel zu erreichen.

4.1.1 Vernetztes Denken fördern

- Ziel: Förderung systemischen Denkens mit Hilfe strukturierter, fächerintegrativ aufbereiteter Inhalte
- Begründung: Lineare Denk- und Handlungsmuster reichen angesichts zunehmender globaler Katastrophen und anderer global vernetzter Bereiche des Lebens nicht mehr aus. Auszubildende sollten lernen, größere Zusammenhänge zu überschauen. Die bisher übliche, fachsystematische Durchführung von Unterricht trägt dazu weniger bei als fächerintegrativer Unterricht. Ebenso bieten sich gegenüber dem Frontalunterricht verschiedene Methoden an, mit deren Hilfe das Ziel erreicht werden kann
- Bedeutung für Lehrende: Lehrende unterrichten nach dem Prinzip der Fächerintegration, arbeiten mit Methoden, die das vernetzte Denken fördern
- Bedeutung für Lernende: Sie lernen ihrerseits, sich auf neue Formen der Unterrichtsgestaltung einzulassen
- Beispielhafte Umsetzung: Arbeit mit Wissensstrukturen (☞ 5.3, 6.3, 7.3). Einüben systemischen Denkens, z. B. mittels Planspiel.

(Quelle: 🕮 12, S. 35)

4.1.2 Aktuelle Entwicklungen einbeziehen

- Ziel: Herstellung eines Bezugs der Inhalte zu aktuellen Entwicklungen innerhalb des Berufsfelds Pflege
- Begründung: Das Anknüpfen an den Interessen und Erfahrungen der Lernenden trägt zu einer Förderung der Motivation des Lernenden bei und schafft Nähe zu ihrer beruflichen Wirklichkeit
- Bedeutung für Lehrende: Lehrende sind auf dem neuesten Stand der berufspolitischen Entwicklung sowie der Entwicklung der Pflegewissenschaft und der Pflegepraxis. Sie verwenden Methoden, um die Erfahrungen der Lernenden in den Unterricht einzubeziehen
- Bedeutung für Lernende: Lernende bringen sich selbst und ihren Hintergrund in den Unterricht ein, auch Lernende, die sonst eher still sind, finden Gelegenheit sich zu äußern
- Beispielhafte Umsetzung: Diskussionen, Rollenspiele, Kartenabfragen, um herauszufinden, welche Themen die Lernenden aufgreifen möchten, erfahrungsbezogener Unterricht nach Ingo Scheller.

(Quelle: 🕮 3, S. 86)

4.1.3 Dialogische Haltung fördern

- Ziel: Förderung gegenseitigen Respekts und der Fähigkeit, trotz Differenzen angemessen zu kommunizieren
- Begründung: die Beziehungen der Lernenden und Lehrenden untereinander können durch das Schaffen einer konstruktiven Kommunikationskultur bereichert werden. Eine dialogische Haltung ist hilfreich für das Lernen und Arbeiten im Team und Umgang mit den Pflegebedürftigen

- Bedeutung für Lehrende: Lehrende stellen sich der Herausforderung und schaffen eine Atmosphäre, in der die Entwicklung einer dialogischen Haltung möglich ist
- Bedeutung für Lernende: Lernende üben sich in Grundlagen des Dialogs (z.B. Offenheit, Echtheit, Aktives Zuhören, Respekt, konstruktive Gesprächsführung)
- Beispielhafte Umsetzung im Unterricht: Rollenspiele, Fallbeispiele und Dilemmata, biographische Selbstreflexion, Themenzentrierte Interaktion (TZI), Diskussionen.

(Quelle: 🕮 2, S. 42 ff.)

4.1.4 Positives Gruppenklima fördern

- Ziel: Schaffen eines Lernklimas, in dem Lernende Respekt und Gleichberechtigung erfahren
- Begründung: Das Lernen in einer Gruppe, die geprägt ist durch eine konstruktive Kommunikationskultur, durch Mitbestimmung und Verantwortung, fördert die Lernkultur und trägt zur Persönlichkeitsentwicklung der Lernenden bei
- Bedeutung für Lehrende: Lehrende vereinbaren mit den Lernenden Regeln, nach denen die Gruppe arbeiten möchte, und achten gemeinsam mit den Lernenden darauf, dass die Regeln eingehalten werden. Eine Möglichkeit hierzu bietet die Arbeit mit der Gruppe nach TZI
- Bedeutung für Lernende: Lernende sind mitverantwortlich für die Formulierung und Einhaltung der Regeln
- Beispielhafte Umsetzung: Themenzentrierte Interaktion (TZI), Projektarbeit, handlungsorientierter Unterricht, Methoden zur Arbeit in und mit Gruppen.

(Quelle: 🕮 3, S. 86)

4.2 Subjektorientierung

Die berufliche Bildung befindet sich in einem Dilemma: einerseits die Lernenden im Sinne von Mündigkeit und Emanzipation bilden zu sollen, und sie andererseits auf einen Arbeitsmarkt vorzubereiten, der nach wie vor an der Trennung von Kopf und Hand krankt. Die geschichtlich gewachsene Trennung von Berufs- und Allgemeinbildung hatte zur Folge, dass Berufsbildung in der Vergangenheit nicht die Bildung der Subjekte zum Ziel hatte, sondern die Freisetzung des Menschen zur Arbeit. Berufliche Bildung orientierte sich also nicht an den Bedürfnissen der Subjekte, sondern an denen der Arbeitswelt. Trotz, oder gerade wegen der veränderten Anforderungen auf dem Arbeitsmarkt, wird es jedoch immer wichtiger, eine Subjektbildung anzustreben, die berufliche und allgemeine Bildung zum Ziel hat.

Allgemeine Bildung umfasst unter anderem die Elemente Selbstbestimmung, Selbstreflexivität, Verantwortung und Ganzheitlichkeit. Diese Elemente sind auch entscheidend für die Pflege. Auszubildende, die zunehmend mit der Forderung konfrontiert werden, sich im Sinne einer ganzheitlichen Pflege an den Bedürfnissen der ihnen anvertrauten Menschen zu orientieren, sollten in der Lage sein, ihr Handeln zu reflektieren, zu verantworten und den Menschen ganzheitlich zu betrachten. Sie sollten aber auch in ihrer Ausbildungsrealität als selbstbestimmte, selbstreflexive, ganzheitliche und zur Übernahme von Verantwortung fähige Subjekte gesehen, geachtet und gefördert werden. Sie benötigen ein Vorbild, damit sie ihrerseits in der Lage sind, so zu pflegen, dass sie Menschen die maximale Selbstbestimmung und Integrität ihrer Person ermöglichen.

Auch unter der Berücksichtigung der Tatsache, dass der Dienstleistungsgedanke innerhalb pflegerischer Einrichtungen immer stärker ins Blickfeld gelangt, kann der nahe liegende Schluss nur sein, die jeweiligen Klienten der Einrichtungen, die Pflegebedürftigen und die Auszubildenden als Subjekte in den Mittelpunkt zu stellen.

In diesem Sinne wird Subjektorientierung hier verstanden als:

- Orientierung an der Bildung des Subjekts, indem Selbstbestimmung, Selbstreflexivität, Verantwortung und Ganzheitlichkeit gefördert werden
- Orientierung an den Bedürfnissen, Interessen und Erfahrungen der Subjekte.

Zur Umsetzung dieses Anspruchs im Unterricht können als Theorien der Konstruktivismus und die Systemtheorie dienen. Beide haben die Subjektivität der menschlichen Erkenntnis zum Gegenstand. Die Systemtheorie kann in diesem Sinne als Erklärungsmuster für den Konstruktivismus herangezogen werden. Das menschliche Gehirn wird hierbei als geschlossenes System gesehen, das sich zwar in laufender Interaktion mit seiner Umwelt befindet, sich aber nur gemäß subjektiver Strukturen zu einem bestimmten Zeitpunkt in einer bestimmten Weise verhalten kann (📖 10). Auf dieser Grundlage konstruiert jeder Mensch seine eigene Wirklichkeit aufgrund seiner biographisch gewachsenen subjektiven Strukturen (radikaler Konstruktivismus). Um ihr Überleben zu sichern, sind Menschen als soziale Wesen auf Interaktion und Annäherung ihrer Wirklichkeitskonstruktionen angewiesen. Mit den Chancen und Grenzen einer solchen Annäherung befasst sich der soziale Konstruktivismus (📖 7).

Konsequenz dessen ist, dass der Einzelne die Verantwortung für das eigene Handeln und die Wirklichkeitskonstruktionen anderer trägt. Diese „... Aufwertung von Subjektivität ..." (📖 18, S. 32) deckt sich mit den Grundideen der Postmoderne, weshalb sich Subjektorientierung und Gesellschaftsorientierung nicht gegenseitig ausschließen, sondern ergänzen.

Viele theoretische und praktische Hilfen für die didaktische Umsetzung der Grundgedanken der Systemtheorie und des Konstruktivismus hält z. B. die subjektive Didaktik von Edmund Kösel bereit.

Im Folgenden werden einige handlungsleitende Prinzipien vorgestellt, die aus den angesprochenen Theorien abgeleitet sind.

4.2.1 Viele Lerntypen ansprechen

- Ziel: Schaffen eines vielfältigen Lehr-/Lernangebotes und somit eines abwechslungsreichen Unterrichts
- Begründung: Berücksichtigung unterschiedlicher Subjektstrukturen ermöglicht Lernen mit allen Sinnen
- Bedeutung für Lehrende: Lehrende gestalten den Unterricht möglichst abwechslungsreich, sie setzen vielfältige Methoden ein und behalten die Vorlieben der jeweiligen Lernenden im Blick
- Bedeutung für Lernende: Lernende erhalten die Möglichkeit, mit allen Sinnen zu lernen und sich aktiv in den Unterricht einzubringen

- Beispielhafte Umsetzung: Lernspiele, z.B. Triade, Lerndomino, Einsatz von Bildern, unterschiedliche Sozialformen, Medien und Moderationsmethoden, Lehrervorträge.

(Quelle: 🕮 20, S. 21)

4.2.2 Autonomie und Selbstbestimmung fördern

- Ziel: Bildung im Sinne der Befähigung zu Selbstbestimmung und Autonomie mit Hilfe der Anregung zur Selbständigkeit
- Begründung: Lernende werden auf ein Berufsleben vorbereitet, das zunehmend eigenständig denkende und aktiv handelnde Menschen fordert
- Bedeutung für Lehrende: Lehrende schaffen Freiräume für Lernende, die es ihnen gestatten, möglichst viele Teile des Unterrichtsgeschehens mitzubestimmen
- Bedeutung für Lernende: Lernende setzen sich mit einer neuen Rolle auseinander, die dadurch geprägt ist, dass sie weniger „konsumieren" als vielmehr aktiv am Unterrichtsgeschehen beteiligt sind und Entscheidungen treffen
- Beispielhafte Umsetzung: handlungsorientierter Unterricht, Projektarbeit.

(Quelle: 🕮 6, S. 19ff.)

4.2.3 Ganzheitliches Lernen ermöglichen

- Ziel: gleichberechtigte Einbindung von Denken, Fühlen und Handeln
- Begründung: Lernen ist ein ganzheitlicher Vorgang, kopforientierte Formen kommen nach wie vor zur Anwendung, stehen jedoch nicht länger im Mittelpunkt, sondern wechseln sich mit anderen Methoden ab
- Bedeutung für Lehrende: Lehrende geben methodische Hilfen und Anreize, die ganzheitliches Lernen ermöglichen
- Bedeutung für Lernende: Lernende beteiligen sich mit allen Sinnen aktiv am Unterricht
- Beispielhafte Umsetzung: Kreativmethoden, körperorientierte Methoden, biographische Selbstreflexion.

(Quelle: 🕮 7, S. 266ff.)

4.3 Handlungsorientierung

Bis heute gibt es keinen einheitlichen Theorieentwurf bzgl. des Handelns, jedoch betonen alle Handlungstheorien ein der Handlung innewohnendes Merkmal, das den Begriff des Handelns von dem des Verhaltens abgrenzt: die Ausrichtung auf ein Ziel (🕮 4, S. 281ff.).

Vor der psychologischen Ausarbeitung des Handlungsbegriffes herrschte eine Vorstellung vom Lernen als Verhaltensänderung aufgrund bestimmter, determinierbarer Mechanismen.

Ein weiterer Aspekt ist für die Betrachtung des Handlungsbegriffes im Zusammenhang mit der Berufsbildung wichtig: Die Vorstellung von einerseits einer geistigen Bildungselite und andererseits dem „einfachen Volk", dem das praktische Tun obliegt, hat eine lange Tradition (📖 1, S. 15), die Wurzeln sind bereits in der Antike zu finden. Im Zuge der Trennung von Berufs- und Allgemeinbildung durch die Industrialisierung und die Aufklärungsbewegung hat sich die dualistische Weltsicht auf Denken und Handeln verschärft. Obwohl in der Folge der Entwicklung der Psychologie erkannt wurde, dass dieser Dualismus nicht haltbar ist, lassen sich die Auswirkungen dieser Denkweise bis in die Gegenwart verfolgen. Als Beispiel sei der Unterschied im gesellschaftlichen Status am Beispiel des Berufs des Mediziners gegenüber dem der Pflegekraft angeführt.

Auch heute ist Unterricht geprägt durch die Vorstellung, Lernstoff könne von außen als Reiz an Lernende herangetragen werden und Lernen hervorrufen. Immer noch hat Allgemeinbildung einen höheren Stellenwert als Berufsbildung, weil das Denken höher bewertet wird als das Handeln. In den Köpfen vieler Menschen ist der Glaube verankert, dass Handeln Denken nicht zwingend voraussetzt. Aebli jedoch weist mit seiner Handlungstheorie nach, dass das Denken aus dem Handeln hervorgeht (📖 1, S. 26), dass sich also Denken und Handeln nicht trennen lassen.

Die Zielkategorie didaktischen Handelns in der beruflichen Bildung ist die berufliche Handlungskompetenz der Subjekte. Auch für die Grundausbildungen in der Pflege ist diese Zielkategorie mit den aktuellen Gesetzesänderungen (☞ 2.1) erstmals vorgeschrieben worden.

Daher wird Handlungsorientierung hier definiert als:

- Schaffung von Orientierungshilfen für Handlungsentscheidungen und Handlungsdurchführung
- Orientierung an Handlungssituationen im konkreten Lerngeschehen.

Die Handlungstheorie von Aebli kann richtungweisend für die Gestaltung von Unterricht sein. Sein Nachweis der Untrennbarkeit des Denkens vom Handeln umfasst die Notwendigkeit der Verabschiedung von einer Höherbewertung des Denkens gegenüber dem Handeln und gleichzeitig eine Verbindung von Berufs- und Allgemeinbildung.

Die handlungstheoretischen Grundlagen können hier nicht umfassend dargestellt werden. Entscheidend ist, dass sich Unterricht an dem Modell der vollständigen Handlung orientiert, um das Ziel der beruflichen Handlungskompetenz anzustreben.

Eine vollständige Handlung zeichnet sich durch einen bestimmten Ablauf aus. Zunächst setzt sich der Mensch ein Ziel, das geprägt ist durch motivationale und emotionale Aspekte. Dann wird ein Plan aufgestellt, der die für die Zielerreichung notwendigen Schritte enthält. Bei bekannten Abläufen wird die Handlung reproduktiv ausgeführt, bei unbekannten Handlungsschemata evtl. kombiniert. Es ist auch möglich, dass der Handelnde komplett neu plant und sein Handlungsrepertoire erweitert. Nach der Durchführung der Handlung wird die Handlung bewertet. Hat sich der gewünschte Erfolg nicht eingestellt, beginnt der Handlungszyklus erneut.

Im Folgenden werden einige handlungsleitende Prinzipien vorgestellt, die für die Umsetzung der Handlungsorientierung herangezogen werden können.

4.3.1 Handlungsschemata erstellen

- Ziel: Entwicklung von Strukturen zur Zerlegung komplexer Handlungen in Teilschritte
- Begründung: das Prinzip trägt zum Aufbau von Strukturen, die sich auf andere Situationen übertragen lassen, und zur Effektivität und Übersichtlichkeit von Lernprozessen bei
- Bedeutung für Lernende: Lehrende entwickeln gemeinsam mit den Lernenden Handlungsschemata für die Vorbereitung, Durchführung und Nachbereitung von pflegerischen Situationen
- Bedeutung für Lernende: Lernende erhalten Hilfestellung für die berufliche Praxis
- Beispielhafte Umsetzung: Erstellung von Schemata zu bestimmten beruflichen Handlungen in Gruppenarbeit oder im Plenum, vorführen und nachmachen lassen.

(Quelle: 🕮 9, S. 118ff.)

4.3.2 Berufliche Handlungen pflegewissenschaftlich begründen

- Ziel: Ausrichtung des schulischen Lernens an professionellen beruflichen Handlungen
- Begründung: Pflege wird in den Mittelpunkt der beruflichen Handlung gerückt. So wird zum Aufbau der beruflichen Identität beigetragen, die Begründung beruflicher Handlungen ist entscheidend für den Aufbau der Handlungskompetenz
- Bedeutung für Lehrende: Lehrende bestimmen berufliche Handlungen, die als Träger der Inhalte dienen können
- Bedeutung für Lernende: Lernende orientieren sich an ihrer ursprünglichen Profession, nicht an der Medizin
- Beispielhafte Umsetzung: Einüben von Begründungen im Plenum, Diskussionen, Partnerarbeit oder Rollenspiel.

(Quelle: 🕮 9, S. 118ff.)

4.4 Marktorientierung

Im Rahmen des schnell fortschreitenden technologischen Wandels der Industriegesellschaft vollzieht sich auf der Ebene verschiedener Träger (Bund, Land, Kommunen, kirchliche und private, alternative Organe) immer wieder eine Gratwanderung: auf der einen Seite sollen sich die pädagogischen Orientierungen immer an wirtschaftlichen Interessen ausrichten, andererseits soll die Lernsubjektstruktur immer mehr in den Vordergrund gerückt werden (🕮 11, S. 62).

Als Fazit der historisierenden Betrachtung bleibt, dass sich marktwirtschaftliche Überlegungen im Rahmen der Planung eines pädagogischen Bildungsangebotes deutlicher niederschlagen sollten. Gerade die Planung und der Betrieb einer Pflegeschule unterliegen daher diesen Vorgaben. Das Fokussieren der Lernsubjektstruktur steht aber nicht im Gegensatz dazu. Vielmehr führen betriebswirtschaftliche Berechnungen dazu, dass sich Bildung mit objektiven Maßstäben im Sinne eines gesteuerten Qualitätsmanagements legitimiert und auf einem hohen Niveau hält.

Bei den zentralen Fragen der bildungsökonomischen Forschung geht es stets darum, welchen Beitrag das jeweilige Bildungssystem zur „volkswirtschaftlichen Produktion" (📖 13, S. 367f.) leistet. Es handelt sich demnach um konkrete Fragen der Wirtschaftswissenschaften. Das Problem in der beruflichen Bildung besteht jedoch auch darin, dass sich die Ergebnisse nicht direkt mittels einer Umsatzberechnung in Zahlen fassen lassen.

Die Überzeugungsarbeit, die zu leisten ist, konzentriert sich demnach darauf, zu verdeutlichen, dass sich innovative Bildungskonzepte mittel- und langfristig bezahlt machen.

Die Fachdisziplin „Bildungsökonomie" ist folglich die zentrale Bezugswissenschaft der Marktorientierung, die wie folgt definiert werden kann:

- Orientierung sowohl an ökonomischen Interessen als auch an berufspädagogischen Zielen
- Wechselseitige Vereinbarkeit beider Positionen
- Für die Pflegepädagogik: in erster Linie stärkere marktwirtschaftliche Orientierung.

4.4.1 Ökonomische Interessen berücksichtigen

- Ziel: positiver Umgang mit ökonomischen Ansprüchen
- Begründung: berechtigte ökonomische Interessen stehen den hohen pädagogischen Ansprüchen gegenüber; beide sind miteinander zu verknüpfen
- Bedeutung für Lehrende: Lehrende implementieren Elemente der Bildungsökonomie und des Qualitätsmanagements in den Unterricht
- Bedeutung für Lernende: Lernende erkennen objektive Maßstäbe im Unterricht und sehen die positiven Chancen von Leistungshinterfragungen
- Beispielhafte Umsetzung: Bedarfsanalysen, Maßnahmen zur Qualitätssicherung, Auftragsorientierung (📖 14)

(Quelle: 📖 13)

4.4.2 Qualität anstreben

- Ziel: Transparenz der Leistung, verbesserte Abstimmung und Kommunikation mit anderen Teambereichen durch objektiv festgelegte Kriterien
- Begründung: notwendige Transparenz des hohen Niveaus von Bildung; Interessen der Geldgeber nach Effektivität und Effizienz von Arbeit und Beruf
- Bedeutung für Lehrende: Lehrende nutzen Elemente der Betriebswirtschaft und verknüpften die Bereiche Ökonomie und Pädagogik
- Bedeutung für Lernende: Leistung im Unterrichtsgeschehen wird messbar und objektivierbar
- Beispielhafte Umsetzung: Instrumente der Qualitätssicherung, Unternehmensentwicklung und lernender Organisation (📖 17).

(Quelle: 📖 3)

4.4.3 Transferwissen fördern

- Ziel: erlernte Unterrichtsinhalte können mobilisiert und für andere Bereiche genutzt werden
- Begründung: Bedeutung der räumlichen und mentalen Mobilität im Berufsalltag
- Bedeutung für Lehrende: Lehrende bieten ein exemplarisches Angebot von Inhalten und geben Strukturierungshilfen für die Umsetzung des Prinzips
- Bedeutung für Lernende: exemplarisches Lernen im Hinblick auf den späteren Berufsalltag wird ermöglicht
- Beispielhafte Umsetzung: Kompetenz- und Qualifikationsmodell wechselseitig nutzen ☞ 4.7: Affinitäten und Schwerpunkte zuordnen

(Quelle: 🕮 3)

4.5 Praxisorientierung

Praxisorientierung umfasst ein vernetztes Miteinander der Bereiche *Theorie* und *Praxis*, wobei sich die pflegerische Ausbildung in den Lernorten *Schule* und *Betrieb* konkretisiert. Die Vorteile und speziellen Bedingungen beider Lernorte sollten in gegenseitiger Wertschätzung gezielt für eine qualitative Verbesserung der Ausbildung genutzt werden.

Praxisorientierung bedeutet auch, alle Akteure der Ausbildung einzubeziehen und die Schule zu einer lernenden Ausbildungsorganisation weiterzuentwickeln (🕮 15, S. 2ff.).

Pflege ist in erster Linie ein praktischer Beruf, der sich in der täglichen Interaktion mit den Pflegebedürftigen manifestiert. Auch im Pflegebereich haben die rasant gewachsenen Anforderungen an das Berufsbild zu einer theoretischen Durchdringung des Lern- und Arbeitsortes Betrieb geführt, der gesetzlich vorgeschriebene Stundenumfang macht jedoch die enorme Bedeutung der Praxisorientierung deutlich ☞ 2.1.

Besonders bedeutsam sind in diesem Zusammenhang die Anforderungen an qualifizierte Pflegepersonen und somit auch die Bedeutung einer qualifizierten Berufsausbildung.

Parallel zu dieser allgemeinen Entwicklung im Anforderungs- und Qualifikationsprofil steigen auch die Mobilitätsansprüche an zukünftige Arbeitnehmer. Dabei ist der Mobilitätsbegriff mehrfach zu deuten. Einerseits bezieht er sich auf Grund der Globalisierung und zusammenwachsender Märkte auf die tatsächliche räumliche Mobilität, andererseits beschreibt er auch eine komplexe mentale Mobilität.

Werden neuere Formen der Lernortkooperation und Lernortkombination ausprobiert, taucht ein Phänomen auf, das im Sinne der Systemtheorie als „Emergenzphänomen" bezeichnet wird: „(...) es bilden sich neue Systemqualitäten, die aus den einzelnen Elementen heraus nicht erklärbar sind, die also neu entstehen und charakteristisch für das jeweilige System sind" (🕮 7, S. 31). Genau diese neu entstehenden Qualitäten gilt es kreativ zu nutzen. Das ist allerdings nur in Unternehmen möglich, die ihre Unternehmensphilosophie auf Innovation, Kreativität und Teamentwicklung ausgerichtet haben.

Die Gratwanderung, mit der sich letztendlich alle in der Berufspädagogik Handelnden auseinander zu setzen haben, liegt in der Bewahrung der inneren Konsistenz eines Systems einerseits, sowie in der Öffnung dieses Systems für andere Systeme, um eine sinnvolle und bereichernde Kooperation zuzulassen.

Eine Synopse aus Merkmalen der Unternehmensentwicklung, der beruflichen Realität in der Pflegepraxis und visionären berufspädagogischen Ansätzen findet sich bei Schneider, wobei als Ziel eine „lernende Ausbildungsorganisation" skizziert wird (📖 15, S. 2ff.).

4.5.1 Theorie und Praxis vernetzen

- Ziel: Vorteile beider Lernorte werden genutzt, integratives Lernen ermöglicht
- Begründung: die tägliche Arbeit benötigt fachwissenschaftliche Reflexion und einen Begründungszusammenhang
- Bedeutung für Lehrende: Orientierung der Unterrichtsinhalte an praktischen Gegebenheiten, Lernortkooperation
- Bedeutung für Lernende: im Lernprozess findet eine qualifizierte Vorbereitung auf den Berufsalltag statt
- Beispielhafte Umsetzung: wechselseitige Lernaufgaben zwischen den Lernorten Schule und Betrieb, Lernortkooperation.

(Quelle: 📖 15)

4.5.2 Exemplarische Lernsituationen ermöglichen

- Ziel: Stofffülle wird rationell und didaktisch sinnvoll überschaubar gemacht
- Begründung: Vermeidung von Zufälligkeiten, keine Wissensüberhäufung, Zeitökonomie und Bildung von kognitiven Strukturen
- Bedeutung für Lehrende: Grundgedanken der quantitativen Reduktion und der qualitativen Verdichtung berücksichtigen
- Bedeutung für Lernende: Überschaubarkeit des Lernstoffes ermöglicht das Verstehen auch komplexer Phänomene
- Beispielhafte Umsetzung: gezielte Themenauswahl; Methoden nutzen, die Struktur- und Transferwissen fördern ☞ 8.

(Quelle: 📖 5)

4.5.3 Praxisrelevante Fragen aufgreifen

- Ziel: den hohen, sich schnell wechselnden Ansprüchen im Unterrichts- und Berufsalltag Rechnung tragen
- Begründung: rasant wechselnde Anforderungen der Praxis erfordern spezialisierte Generalisten und keine Spezialisten
- Bedeutung für Lehrende: Einbeziehung aller Akteure eines Ausbildungsberufes, vor allem der in der Praxis tätigen Ausbilder
- Bedeutung für Lernende: Lernende erhalten konkrete Hilfestellung für den Praxisalltag
- Beispielhafte Umsetzung: Transfer-Lernaufgaben in die Praxis und zurück; neue Formen der Lernortkooperation.

(Quelle: 📖 15)

4.6 Wissenschaftsorientierung

Die veränderten Strukturen in den klassischen Bezugswissenschaften (u.a. Pflegewissenschaft, Erziehungswissenschaft, Sozialwissenschaften, Naturwissenschaften) sollen im Rahmen einer didaktisch geplanten Wissenschaftsorientierung nicht als Barriere, sondern als Chance verstanden werden.

Ein solches Verständnis von Wissenschaft im weiteren Sinne sollte sich auch im Unterricht niederschlagen: einerseits thematisieren Lehrende die aktuellen Bezüge der jeweiligen Fachwissenschaft, andererseits benötigen sie Gestaltungsspielraum, um sich und den Lernenden eigene Strukturen zugestehen zu können.

Wissenschaftsorientierung kann sich demnach im Unterrichtsgeschehen auf zwei Weisen manifestieren:

- Konkrete Fragen der jeweiligen Bezugswissenschaft können aufgegriffen und im Sinne eines Propädeutikums bearbeitet werden, um die Lernenden konkret mit der wissenschaftlichen Arbeitsweise vertraut zu machen
- Wissenschaftstheoretische Aspekte können bearbeitet werden, die es dem Lernenden ermöglichen, eine eigene kritische Haltung zu elementaren Fragen des privaten, gesellschaftlichen, politischen und auch beruflichen Lebens zu entwickeln.

Eine kritische Haltung kann daher im Unterrichtsgeschehen gefördert werden, indem man als weitere Konsequenz einer Wissenschaftsorientierung die jeweilige Fachwissenschaft selbst und deren Darstellung im Unterrichtsgeschehen nennt.

Die jeweilige Bezugswissenschaft kann derart genutzt werden, dass sie für das jeweilige Thema Lösungsmöglichkeiten liefert. Dazu gehört auch, die jeweilige Wissenschaft in ihren Grenzen darzustellen. Auch die Wechselwirkungen und Interdependenzen zu den jeweils angrenzenden Fachgebieten sind in diesem Zusammenhang zu erwähnen. Nur auf diese Art und Weise kann bei den Lernenden eine kritische Haltung gefördert und eine blinde Wissenschaftshörigkeit vermieden werden.

4.6.1 Wissenschaftliches Arbeiten fördern

- Ziel: Kennen lernen der Technik wissenschaftlichen Arbeitens und Entwicklung einer eigenen kritischen Haltung gegenüber der Wissenschaft. Erkennen der Pflege als Fachwissenschaft
- Begründung: Fachwissenschaftliche Legitimation des eigenen (beruflichen) Handelns
- Bedeutung für Lehrende: Bezüge zu den jeweiligen Fachwissenschaften herstellen, alternative wissenschaftliche Positionen anbieten und Freiraum für kritische Haltungen zulassen
- Bedeutung für Lernende: Kennen lernen von Techniken wissenschaftlichen Arbeitens und Möglichkeit des Ausprobierens wissenschaftlicher Arbeitsmethoden
- Beispielhafte Umsetzung: Leittextmethode, Projektunterricht, Offene Gesprächs- und Diskussionsatmosphäre.

(Quelle: 🕮 6)

4.6.2 Lebensweltbezug herstellen

- Ziel: Ermöglichung der Entwicklung einer kritischen Haltung
- Begründung: Interesse beim Lernenden soll geweckt und gleichzeitig Wissenschaftshörigkeit vermieden werden
- Bedeutung für Lehrende: Subjektorientierung – Beachtung allgemeiner und individueller Fragen beim Lernenden, die über die jeweilige Fachwissenschaft hinaus gehen
- Bedeutung für Lernende: Interesse für die Wissenschaft und Verständnis für die Möglichkeiten, Aufklärung von individuell und gesellschaftlich bedeutsamen Lebensproblemen zu leisten, wird geweckt
- Beispielhafte Umsetzung: Beobachtung, Interview, Expertenbefragung.

(Quelle: 🕮 6)

4.6.3 Fähigkeit zum Diskurs fördern

- Ziel: Förderung von Selbstbestimmung des Individuums und Herstellung eines Gesellschaftsbezuges
- Begründung: zu der auf Selbstbestimmung ausgerichteten Gesellschaft gehört die stetige Vereinbarung von Regeln und Normen
- Bedeutung für Lehrende: offene Lehr- und Lernformen vorstellen und ermöglichen
- Bedeutung für Lernende: Eigenverantwortlichkeit und selbst gesteuertes Lernen wird bedeutsamer
- Beispielhafte Umsetzung: Diskussionen, Rollenspiele, Gruppen- und Partnerarbeiten, sowie weitere Formen des freien Unterrichtes.

(Quelle: 🕮 5)

4.7 Didaktische Konstruktion von Lernsituationen

Dieses Kapitel widmet sich einer pragmatischen Vorgehensweise für Lehrende, mit deren Hilfe sie allein oder im Team ihren eigenen Unterricht fächerintegrativ curricular ebenso planen können wie eine Lernsituation, die aus mehreren Fächern bzw. Inhalten besteht und einen größeren Zeitrahmen beansprucht. Das beschriebene Verfahren zur Konstruktion dient dazu, sowohl die gesetzlichen Anforderungen einzulösen, als auch den Anspruch der Mehrperspektivität an eine Lernsituation didaktisch zu realisieren. Es wurde bereits in verschiedenen berufsbildenden Schulen erfolgreich erprobt, so dass jetzt ein Instrument vorliegt, das einfach und praktikabel in der Umsetzung zur Planung von fächerintegrativen Lernsituationen ist.

Zunächst wird auf der Grundlage eines festgelegten Arbeitstitels für eine Lernsituation ermittelt, welche Lernfelder (Altenpflege) bzw. welche Themenbereiche (Kranken- und Kinderkrankenpflege) für dieses Thema greifen. Im nächsten Schritt wird abgeklärt, welche Inhalte für die Vermittlung dieses Themas gesetzlich vorgeschrieben sind. (☞ 5.1, 6.1, 7.1).

Diese Vorüberlegungen sind nicht Bestandteil der didaktischen Konstruktion.

4.7.1 Bestandteile der didaktischen Konstruktion

Im Folgenden werden die einzelnen Arbeitsschritte skizziert, die hilfreich sein können, um eine zielorientierte und zeitökonomische Planung für eine fächerintegrative Lernsituation vorzunehmen.

Die Hauptarbeitsschritte bestehen aus:

- Der Analyse der betrieblichen Realität mittels Handlungsprozessanalyse zur Bestimmung des Qualifikationsprofils
- Der 360°-Analyse zur Ermittlung relevanter Kompetenzschwerpunkte mittels Brainstorming.

Die didaktische Konstruktion beginnt damit, einen kritischen, analytischen Schritt in die Pflegepraxis zu wagen, um die momentane Ist-Situation zu erfassen, die im Hinblick auf das festgelegte Thema existiert. Bei diesem gedanklichen Rückvollzug werden automatisch Handlungsarten eruiert, die für die Vermittlung der entsprechenden Pflegehandlung relevant sind.

Die einzelnen Handlungen lassen sich aus den Bereichen Planung, Durchführung und Evaluation ableiten. Das Ergebnis dieses ersten und wichtigen Schrittes ist ein **Qualifikationsprofil**, das für die Erstellung von Lernsituationen wichtig ist, weil es die betriebliche Perspektive in der Konstruktion der Lernsituation berücksichtigt.

Zur Ermittlung des Qualifikationsprofils aus betrieblicher Sicht kommt zwangsläufig die Analyse der schulischen Perspektive (theoretische Ausbildung) hinzu.

Erst wenn dieser erste Schritt zur Ermittlung des Qualifikationsprofils abgeschlossen ist, können weitere Kompetenzaspekte analysiert und hinzugefügt werden, damit der Bildungsauftrag der Schule in die Lernfeldarbeit integriert werden kann.

Die Ergebnisse des Qualifikationsprofils sowie des weiteren Brainstormings innerhalb der 360°-Analyse dienen dazu, ein Entwicklungspotential für die Bestimmung der Berufskompetenzen herzuleiten. Die Ergebnisse werden in Form einer Tabelle zusammengefasst, wobei die Teilkompetenzen den komplexen Handlungssituationen innerhalb der jeweiligen Lernsituationen zugeordnet sind (🕮 16, S. 34ff.).

Praktische Beispiele für den Einsatz dieses Verfahrens der didaktischen Konstruktion enthalten die vorgestellten Lernsituationen ☞ 5, 6, 7.

Arbeitstitel für die Lernsituation	**Pflege eines Menschen in seiner letzten Lebensphase**	
Vollständige berufliche Handlungen	Begleitung von Angehörigen und Bezugspersonen vorbereiten, durchführen und auswerten	Eine individuelle Gestaltung der Umgebung des Klienten vorbereiten, durchführen und auswerten
Teilhandlungen	• Konfliktgespräche mit Angehörigen und Bezugspersonen führen • Entlastende Gespräche mit Angehörigen und Bezugspersonen führen • Angehörige und Bezugspersonen beraten und anleiten	• Bedürfnisse des Klienten einschätzen

Tab. 4.1: Beispiel für berufliche Handlungen und Teilhandlungen.

Erstellung eines Qualifikationsprofils

Eigentlich müssten zu den Lernfeldern bzw. Themenbereichen mehrere berufliche Handlungsfelder formuliert vorliegen und damit Bestandteil des Gesetzes bzw. der Ausbildungs- und Prüfungsordnung sein. Dadurch wäre eine einheitliche und konkrete Basis für die Konstruktion von Lernsituationen gegeben.

Für die Konstruktion einer Lernsituation ist die vollständige Handlung handlungsleitend, d.h., sie dient als Grundlage für die Analyse der Teilhandlungen. Sie kann unterschiedliche Ausprägungsgrade aufweisen. Die Tabelle 4.1 verdeutlicht diesen Zusammenhang.

Bei der Erstellung des Qualifikationsprofils wird eine vollständige berufliche Handlung hinsichtlich ihrer vier Handlungsarten (kognitiv, sozial-kommunikativ, gegenständlich-materiell und emotional) in den Prozessschritten Planung, Durchführung und Evaluation untersucht.

Um eine Basis für die Erstellung des Qualifikationsprofils zu schaffen, sind zwei Wege denkbar:

- Ein Arbeitstitel wird formuliert und die gesetzliche Herleitung erfolgt insofern, als dass entsprechende Lernfelder/Themenbereiche identifiziert werden. In einem nächsten Schritt werden die möglichen beruflichen Handlungen, die sich potenziell dazu herleiten lassen, analysiert und bestimmt. Das Qualifikationsprofil wird dann zu allen beruflichen Handlungen erstellt, die Ergebnisse werden zusammengeführt. Es ist auch möglich, dass eine komplexe berufliche Handlung exemplarisch ausgewählt wird, die dann als Grundlage für die Lernsituation dient. Dieser Vorgang ist sehr zeitintensiv und setzt voraus, dass alle Beteiligten in den diagnostizierten beruflichen Handlungen beheimatet sind. Es besteht weiterhin die Gefahr, dass der Blick für das Wesentliche verloren geht (🕮 16, S. 42)

Handlungsarten / Handlungsschritte	Kognitiv	Sozial-kommunikativ	Gegenständlich-materiell	Emotional
Planung	Pflegestandards einbeziehen	Team gespräche durchführen	Pflegerische Hilfsmittel bei Bedarf zusammenstellen	Eigene Rolle und Einstellung zu Tod und Sterben reflektieren
Durchführung	Bezugswissenschaften einbeziehen	Bezugspersonen begleiten	Unterstützende und/oder lindernde pflegerische Maßnahmen durchführen	Eigene Bedürfnisse und Ängste reflektieren
Evaluation	Pflegeplanung auswerten	Gespräche mit Bezugspersonen und Helfern führen	Dokumentation ausheften und archivieren	Eigene Rolle und Gefühle reflektieren

Tab. 4.2: Exemplarischer Teil eines Qualifikationsprofils.

- Nach der Formulierung des Arbeitstitels und der gesetzlichen Herleitung wird die Lernsituation als vollständige berufliche Handlung formuliert. Dazu wird im nächsten Schritt ein Qualifikationsprofil erstellt. Diese Vorgehensweise birgt die Gefahr, dass der Abstraktionsgrad zu hoch ist oder die ermittelten Ergebnisse zu allgemein und damit zu wenig aussagekräftig sind. Bei der Konstruktion der in diesem Buch vorgestellten Lernsituationen (☞ 5, 6 und 7) wurde trotzdem dieses Vorgehen gewählt, und hat sich als praktikabel erwiesen.

Die Tabelle 4.2 weist ein Qualifikationsprofil (🕮 16, S. 45) für die zu entwickelnde Lernsituation: „Begleitung eines Menschen in seiner letzten Lebensphase“ auf.

Ermittlung der weiteren Kompetenzschwerpunkte mit Hilfe der 360°-Analyse

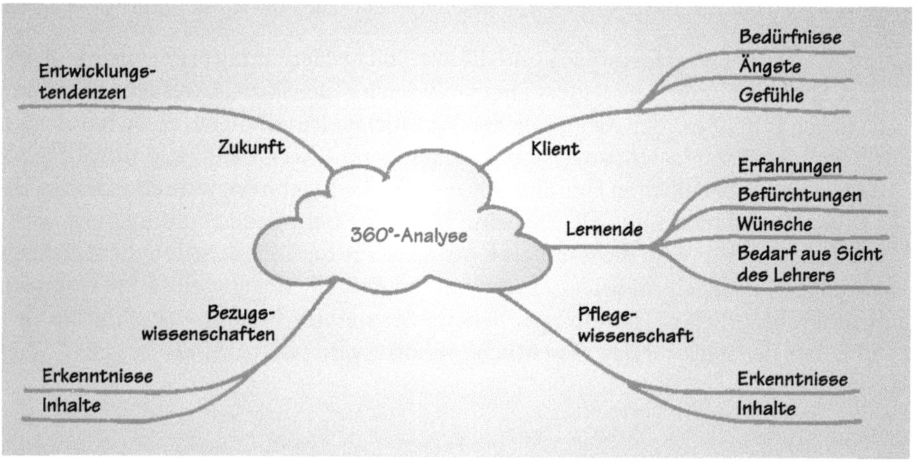

Abb. 4.2: Mind Map zur 360°-Analyse.

Bei der 360°-Analyse geht es darum, anhand unterschiedlicher Perspektiven Handlungen zu ermitteln und aus ihnen Kompetenzaspekte zu formulieren, die bei der didaktischen Konstruktion der Lernsituation berücksichtigt werden sollten.

Die Tabelle 4.3 greift verschiedene Perspektiven für die Analyse auf. Anhand von Leitfragen, die dabei helfen, die unterschiedlichen Anforderungen gedanklich vorwegzunehmen, wird eine Grundlage für die Konkretisierung der beruflichen Handlungskompetenz geschaffen. Wenn im Folgenden von Klienten gesprochen wird, so sind Patienten (Gesundheits- und Krankenpflege) und Pflegebedürftige (Altenpflege) gemeint.

Die Ergebnisse der 360°-Analyse lassen sich in einem einfachen Raster (☞ Tab. 4.4) festhalten (🕮 16, S. 47).

Perspektiven	Bedeutungen	Leitfragen
Orientierung am Klienten	Die Lebenswelt des Klienten wird berücksichtigt, seine Bedürfnisse werden gesehen und akzeptiert, um Selbständigkeit und Selbstbestimmung fördern zu können	Was sind die Bedürfnisse, Ängste, Gefühle des Klienten?
Orientierung am Lernenden	Schwerpunkte, die für die Lernenden entscheidend sind, können von denen der Lehrenden abweichen und werden an dieser Stelle ermittelt	Was sind die Erfahrungen, Befürchtungen und Wünsche der Lernenden und was benötigen sie aus Sicht des Lehrerteams?
Orientierung an der Pflegewissenschaft	Hier wird einerseits der Blick auf die Fächerintegration gelenkt, andererseits werden zentrale pflegerische Fragestellungen in den Mittelpunkt gestellt. Gleichzeitig können wesentliche und wichtige Inhalte der Bezugswissenschaften berücksichtigt werden	Welche Erkenntnisse/Inhalte aus der Pflegewissenschaft sind zentral für begründetes Handeln und fördern somit den Erwerb der beruflichen Handlungskompetenz?
Orientierung an den Bezugswissenschaften	Das Prinzip der Fächerintegration wird gestärkt und die Wissenschaftsorientierung gefördert	Welche Erkenntnisse/Inhalte aus den Bezugswissenschaften tragen verstärkt zum Erwerb der beruflichen Handlungskompetenz bei?
Orientierung an der Zukunft	Die soziodemographische Entwicklung bringt neue Herausforderungen und Aufgaben für das Berufsfeld Pflege mit sich. Diese Entwicklungstendenzen werden bei der didaktischen Gestaltung berücksichtigt	Wie wird diese berufliche Handlung zukünftig aussehen?

Tab. 4.3: Bedeutung der Perspektiven und Leitfragen zur Beantwortung.

Konkretisierung der benötigten beruflichen Handlungskompetenz

Dieser Schritt dient dazu, aus den Ergebnissen des Qualifikationsprofils und der 360°-Analyse die zu fördernden beruflichen Handlungskompetenzen zu formulieren. Die Ergebnisse der o. g. Schritte werden den Teilkompetenzen „Fachkompetenz", „Sozialkompetenz", „Personalkompetenz" und „Methodenkompetenz" zugeordnet. Dann wird eine Auswahl der Kompetenzen getroffen, die die Basis für die Konstruktion der Lernsituation darstellen. Abschließend wird die berufliche Handlungskompetenz formuliert.

Das von uns entwickelte Vorgehen ermöglicht es, neben der Vermittlung von Qualifikationen auch die Persönlichkeitsentwicklung zu fördern, da zum einen die Perspektive des Lernenden immer berücksichtigt wird und zum anderen sozialkommunikative und emotionale Handlungen aufgegriffen werden. In der abschließenden Konkretisierung der beruflichen Handlungskompetenz werden die gefundenen Ergebnisse unter den Teilkompetenzen „Sozialkompetenz" und „Personalkompetenz“ zusammengefasst und fließen so in die Formulierung der beruflichen Handlungskompetenz als Leitziel ein.

Die Tabelle 4.5 greift das Beispiel der Lernsituation „Begleitung eines Menschen in seiner letzten Lebensphase“ erneut auf und zeigt einen Auszug aus den Ergebnissen des Kapitels 7.

Anforderungen durch ...	**Beispielhafte Beantwortung**	**Handlungsarten für Kompetenzaspekte**
Hier werden die Ergebnisse der Betrachtung aus den unterschiedlichen Perspektiven eingetragen	Je nach Komplexitätsgrad der Lernsituation ist es möglich und sinnvoll, hier nur einige Beispiele zu formulieren	Hier wird aufgeführt, welche Handlungen die Lernenden durchführen, damit alle berücksichtigten Perspektiven bei der konkreten Gestaltung der Lernsituationen zur Förderung der beruflichen Handlungskompetenz beitragen
Beispiel: 360°-Analyse zur Lernsituation: Begleitung eines Menschen in seiner letzten Lebensphase (vollständiges Beispiel ☞ 7)		
Perspektive des Pflegebedürftigen: Was sind die Bedürfnisse, Ängste und Gefühle des Pflegebedürftigen?	• **Bedürfnisse:** Der Pflegebedürftige möchte, dass seine Angelegenheiten, z. B. der Nachlass, geregelt sind. Er erwartet, dass sowohl seine Privatsphäre als auch seine religiösen Bedürfnisse respektiert und erfüllt werden und er den größtmöglichen Frieden hat • **Ängste:** Der Pflegebedürftige hat Angst davor, alleine zu sterben. Er fürchtet sich vor lebensverlängernden Maßnahmen • **Gefühle:** Der Pflegebedürftige fühlt sich hilflos	• Offene und verdeckte Ängste wahrnehmen • Einfühlendes Verstehen zeigen, nonverbal kommunizieren • Ruhige Atmosphäre schaffen • Interdisziplinäre Zusammenarbeit fördern • Religiöse Bedürfnisse einschätzen • Erfüllung religiöser Bedürfnisse ermöglichen • Rechtliche Grundlagen kennen • Eigene Einstellung zu Tod und Sterben reflektieren • Komplikationen unter Berücksichtigung der aktuellen Probleme und Ressourcen des Pflegebedürftigen vermeiden

Tab. 4.4: Raster zur Erstellung der 360°-Analyse.

Fachkompetenz	Sozialkompetenz	Personalkompetenz	Methoden-kompetenz
• Pflegestandards einbeziehen • Pflegerische Hilfsmittel bei Bedarf zusammenstellen • Sich mit rechtlichen Fragen auseinander setzen • Pflegeplanung erstellen	• Teamgespräche führen • Gespräche mit Bezugspersonen führen • Interdisziplinäre Zusammenarbeit fördern • Einfühlendes Verstehen für die Bedürfnisse des Pflegebedürftigen und seiner Bezugspersonen zeigen • Offene und verdeckte Ängste wahrnehmen	• Eigene Rolle und Einstellung zum Tod und zum Sterben reflektieren • Sich aktiv mit ethischen Fragestellungen auseinander setzen • Eigene Bedürfnisse und Ängste reflektieren • Eigene Gesundheit fördern und Möglichkeiten zur Stressbewältigung anwenden	• Teamgespräche strukturieren • Dokumente ausheften und archivieren • Umgebung des Verstorbenen unter Wahrung seiner religiösen Bedürfnisse gestalten
Berufliche Handlungskompetenz: Einen Menschen in seiner letzten Lebensphase unter Einbeziehung seiner Bezugspersonen, Wahrung seiner Intimsphäre, Berücksichtigung seiner psychischen, körperlichen, sozialen und religiösen Bedürfnisse so pflegen, dass Komplikationen von ihm abgewendet werden und er den größtmöglichen Frieden findet. Die eigenen Ängste und Bedürfnisse werden kontinuierlich reflektiert und aufgearbeitet.			

Tab. 4.5: Raster zur Konkretisierung der beruflichen Handlungskompetenz.

Wochenplan und Artikulationen

Die ermittelten Ergebnisse dienen im weiteren Verlauf als Zieldimensionen für die konkrete Planung einer Lernsituation für eine Woche mittels Wochenplan (☞ 5,4, 6.4, 7.4), sowie den entsprechenden Artikulationen für die einzelnen Unterrichtstage (☞ 6.5, 7.5, 8.5).

	Mo	Di	Mi	Do	Fr
Pflegewissenschaftliche Ebene					
Übergeordnete Handlungsstruktur: z.B. die Phasen des Pflegeprozesses					
Thema/Motto					
Fächerintegrative Inhalte					
Modell/Konzept: z.B. Pflege nach Peplau					
Geschäfts- und Arbeitsprozesse					
Berufsfelddidaktische Ebene					
Kompetenzen					
Handlungsleitende Prinzipien (☞ 8)					
Methoden und Sozialformen					

Tab. 4.6: Mögliches Raster für einen Wochenplan.

Zeit	Phasen	Zieldimensionen	Methoden und Sozialformen	Medien und Materialien
	Z. B. Einstieg, Erarbeitung, Sicherung Oder: Die Phasierung unterschiedlicher didaktischer Ansätze	Aufgreifen der Ergebnisse des Qualifikationsprofils und der 360°-Analyse	Auswahl von Methoden, mit deren Hilfe die Kompetenzen gezielt gefördert werden	Konkrete Auflistung aller einzusetzenden Medien und benötigten Materialien

Tab. 4.7: Mögliches Raster für ein Artikulationsschema.

Literaturnachweis

1. Aebli, H.: Denken – Das Ordnen des Tuns: Bd. 1, Kognitive Aspekte der Handlungstheorie. 2. Aufl., Klett-Cotta Verlag, Stuttgart 1993
2. Drude, C.; Herrgesell, S.: Erstellung einer Lernlandkarte, die als Grundlage eine Ethikbuches für die Pflegeausbildung dient. Unveröffentl. Produkt des Praxissemesters a.d. Fachhochschule Münster, Juni 2000
3. Drude, C.; Herrgesell, S.: Entwicklung von Eckdaten für die Erstellung begleitender Lehrerhandbücher am Beispiel eines bestehenden Standardlehrwerkes für die Pflegeausbildung. Unveröffentl. Diplomarbeit a.d. Fachhochschule Münster, Juni 2001
4. Edelmann, W.: Lernpsychologie. 5., vollst. überarb. Aufl., PsychologieVerlags Union, Weinheim 1996
5. Kaiser, A.; Kaiser, R.: Studienbuch Pädagogik – Grund- und Prüfungswissen. 8., überarb. und erw. Aufl., Cornelsen Scriptor, Berlin 1996
6. Klafki, W.: Neue Studien zur Bildungstheorie und Didaktik: zeitgemäße Allgemeinbildung und kritisch-konstruktive Didaktik, Beltz Verlag, 2., wesentl. erw. und überarb. Aufl., Weinheim 1991
7. Kösel, E.: Die Modellierung von Lernwelten – Ein Handbuch zur subjektiven Didaktik. 3. Aufl., Laub Verlag, Elztal-Dallau 1997
8. Lyotard, J. F.: Das postmoderne Wissen – Ein Bericht – 4., unveränd. Neuaufl., Passagen-Verlag, Wien 1999
9. Martens, M.; Schneider, K.; Martens, M. et al.: Didaktisches Handeln in der Pflegausbildung – Dokumentation des 1. Kongresses zur Fachdidaktik der Gesundheit, Prodos Verlag, Brake 1996
10. Maturane, H. R., Varela, F. J.: Der Baum der Erkenntnis: Die biologischen Wurzeln menschlichen Erkennens. Deutschspr. Ausgabe, Scherz Verlag, Bern und München 1997
11. Meueler, E., Erwachsenenbildung als Ware, In: Markert, W. (Hrsg.), Berufs- und Erwachsenenbildung zwischen Markt und Subjektbildung, Schneider-Verlag, Hohengehren 1998
12. Muster-Wäbs, H., Schneider, K.: Vom Lernfeld zur Lernsituation. Gehlen Verlag, Bad Homburg v.d. Höhe 1999
13. Ortner, G. E.: Bildungsökonomie und Bildungsmanagement in: Roth, L. (Hrsg.), Pädagogik: Handbuch für Studium und Praxis, Ehrenwirt Verlag, München 1994

14. Rüller, H.: Auftragsorientierung – lernortübergreifendes Element der Lernortkooperation, Unterricht Pflege 3/2000
15. Schneider, K.: Lernortkooperation – Eine Frage der Qualität, Unterricht Pflege 3/2000
16. Schneider, K.; Muster-Wäbs, H.; Bohrer, A.; Thranberend, T. (2004): Vom Lernfeld zur Lernsituation – Pflege. Strukturierungshilfe zur Analyse, Planung und Evaluation von Unterricht. Bildungsverlag EINS, Troidorf 2004
17. Senge, P. M.: Die fünfte Disziplin, 7. Aufl. Verlag Klett-Cotta, Stuttgart 1999
18. Siebert, H.: Lernen als Konstruktion von Lebenswelten – Entwurf einer konstruktivistischen Didaktik. Verlag für Akademische Schriften, Frankfurt am Main 1994
19. Welsch, W.: Unsere postmoderne Moderne. 5. Aufl., Akademie Verlag, Berlin 1997
20. Zintl, V.: Lernen mit System. 1. Aufl., Urban & Fischer Verlag, München 1998

Vertiefende Literatur

1. Schneider, K.; Muster-Wäbs, H.: Vom Lernfeld zur Lernsituation. Verlag Gehlen, Bad Homburg vor der Höhe, 1999

TEIL III

Unterrichtspraktische Beispiele

5 Lernsituation: „Pflege und Beratung einer Patientin nach dem Pflegemodell von Hildegard Peplau"

Marion Lüke

5.1 Gesetzliche Herleitung der Lernsituation

Die Lernsituation ist aus der Ausbildungsrichtlinie für die staatlich anerkannten Kranken- und Kinderkrankenpflegeschulen in NRW abgeleitet. Um die Lernsituation wie gefordert fächerübergreifend zu gestalten, wurden Inhalte aus insgesamt 2 Lernbereichen und 5 verschiedenen Lerneinheiten zusammengeführt.

Im Folgenden sind die Lernbereiche mit entsprechenden Teilbereichen sowie die einzelnen Lerneinheiten mit den Zielsetzungen aus der Richtlinie aufgeführt. Die für die Lernsituation relevanten Inhalte sind farbig gekennzeichnet, die konkret gewählten Inhalte separat aufgeführt.

Quelle	Ministerium für Gesundheit, Soziales, Frauen und Familie des Landes NRW Ausbildungsrichtlinie für die staatlich anerkannten Kranken- und Kinderkrankenpflegeschulen in NRW	
Verknüpfung KrPflAPrV 10.11.2003	1. Pflegesituationen bei Menschen aller Altersgruppen erkennen, erfassen, bewerten. 2. Pflegemaßnahmen auswählen, durchführen und auswerten	
Lernbereich	I. Pflegerische Kernaufgaben	
Teilbereich	Menschen in besonderen Lebenssituationen oder mit spezifischen Belastungen betreuen	
Lerneinheit	I.30: Schwangere und Wöchnerinnen pflegen	I.31: Neugeborene und kranke Kinder pflegen
Zielsetzung	Ausgehend von dem Tatbestand, dass wahrscheinlich alle Schüler über Kenntnisse und einige über eigene Erfahrungen mit Schwangerschaft (oder ihrem Abbruch), Geburt und Wochenbett verfügen und dabei geschlechtsspezifisch unterschiedlich betroffen sind, gilt es, die Thematik so zu bearbeiten, dass sowohl Fragen im Zusammenhang mit den heterogenen persönlichen Voraussetzungen geklärt als auch pflegebezogene Anforderungen beleuchtet werden. Im Blick auf beide Ebenen – persönlich und beruflich – soll ebenfalls über die Bedeutung	Wenn möglich, sollte diese Lerneinheit vor einem ersten pädiatrischen Einsatz mit dem Ziel unterrichtet werden, den Schülern eine grundlegende Orientierung und erste Handlungssicherheit zu vermitteln. Dabei soll das Schwergewicht auf die Pflege von Säuglingen und kranken Kindern (exemplarisch) gelegt werden, während zur doch recht speziellen Pflege von Frühgeborenen nur ein begrenzter Einblick zu vermitteln ist. Auch soll den Schülern Gelegenheit geboten werden, sich mit – nicht nur in beruflicher Hinsicht – problematischen Themen wie plötz-

Zielsetzung	der Schwangerenvorsorge und Beratung informiert werden	licher Kindstod oder Kindesmisshandlung auseinander zu setzen
Vorgegebene Inhalte **Relevante Inhalte für die Lernsituation**	• Vorbereitung auf die Geburt (evtl. in Zusammenarbeit mit einer Hebamme): Vor- und Nachteile der ambulanten, stationären und häuslichen Geburt, direkte Geburtsvorbereitung, Geburtstechniken, Beratung zur gesunden Lebensweise während der Schwangerschaft, Erkennen von Komplikationen • Pflegerische Besonderheiten bei der Betreuung von Gebärenden • Pflege von gesunden und kranken Wöchnerinnen • Pflege von Frauen mit Schwangerschaftskomplikationen • Pflege von Wöchnerinnen (inkl. spezieller Pflegemaßnahmen bei Komplikationen) • Pflegerische Unterstützung von Frauen und ihren Familienangehörigen, deren Kind vor oder nach der Geburt gestorben ist oder die ein behindertes/krankes Kind zur Welt gebracht haben • Grundsätze zur Vererbung und Fortpflanzung; die Entwicklung des Gameten, Embryos, Fetus; Erbsubstanzstörungen (exemplarisch) • Wichtige Verfahren der pränatalen Diagnostik, Beratung und Therapie; Gameto-, Embryo- und Fetopathien sowie spätere Schädigungen/Behinderungen des Kindes infolge von Erbsubstanzstörungen, Blutgruppenunverträglichkeit, toxischen Einflüssen und Infektionen während der Schwangerschaft • Schwangerenvorsorge und -beratung; Sterilitätsprobleme, Schwangerschaftsabbruch; physiologischer und pathologischer Schwangerschaftsverlauf; Ursachen, Symptome, therapeutische Möglichkeiten sowie Folgen häufig auftretender Schwangerschaftskomplikationen; der	• Pflege gesunder Neugeborener bzw. Säuglinge • Unterstützung von Eltern, die ihr Kind durch den plötzlichen Kindstod verloren haben • Besonderheiten bei der Pflege Frühgeborener • Pflege kranker Säuglinge bzw. Kinder (exemplarisch) • Kindesmisshandlung, sexueller Missbrauch, interprofessionelle Zusammenarbeit, Selbsthilfegruppen • Naturwissenschaften und Medizin: Epidemiologische Aussagen zur Morbidität und Mortalität im Kindesalter; Krankheitsvorsorge und -früherkennung; das gesunde und das kranke Neugeborene; das Frühgeborene; die körperliche Entwicklung des Kindes; häufige Erkrankungen im Kindesalter; Unfälle von Kindern; plötzlicher Kindstod; das misshandelte Kind • Pflegerelevante Inhalte aus Recht, Politik und Wirtschaft: Rechtliche Bestimmungen bei Kindesmisshandlung

Fortsetzung auf nächster Seite

Vorgegebene Inhalte Relevante Inhalte für die Lernsituation	physiologische Geburtsverlauf und seine Überwachung; häufig auf-tretende Komplikationen vor, während und nach der Geburt und deren Behandlung; das Wochenbett (inkl. häufig auftretender Komplikationen); besondere therapeutische Maßnahmen vor, während und nach der Geburt; die Totgeburt	
Ausbildungsjahr/Zeitrichtwert	2/44 Stunden	2/32 Stunden
Beteiligte Fachgebiete/ Wissensgrundlagen	Pflege, Naturwissenschaften	Pflege, Naturwissenschaften, Recht, Politik, Wirtschaft
Konkrete Inhalte für die Lernsituation	• Normaler postnataler Verlauf • Komplikationen: Wochenflussstau, Milchstau, Mastitis, narkosebedingte Komplikationen, Wundprobleme, Thrombose, Wochenbettdepression • Häufige Anästhesieformen mit möglichen Komplikationen • Sectio mit möglichen Komplikationen • Möglichkeiten der poststationären Betreuung	• Besonderheiten beim Neugeborenen • Ernährung des Neugeborenen: Stillen, Stillprobleme • Körperpflege des Neugeborenen • Richtiges Heben, Tragen und Halten • Schlaf und Schlafumgebung • Vorbeugung SIDS • Häufige Krankheiten des Neugeborenen

Quelle	Ministerium für Gesundheit, Soziales, Frauen und Familie des Landes NRW Ausbildungsrichtlinie für die staatlich anerkannten Kranken- und Kinderkrankenpflegeschulen in NRW	
Verknüpfung KrPflAPrV 10.11.2003	3. Unterstützung, Beratung und Anleitung in gesundheits- und pflegerelevanten Fragen fachkundig gewährleisten	6. Pflegehandeln an pflegewissenschaftlichen Erkenntnissen ausrichten
Lernbereich	I. Pflegerische Kernaufgaben	
Teilbereich	Gespräche führen, beraten und anleiten	Organisieren, planen und dokumentieren
Lerneinheit	I.20: Beraten und anleiten	I.25 Pflege nach einem System organisieren
Zielsetzung	Analog zur Lerneinheit I.19 ist es übergreifendes Ziel, den Lernenden einen grundlegenden Einblick in die Theorie und Praxis der Anleitung und Beratung zu vermitteln. Dazu zählt, dass sie sich mit der Rolle des Beraters und Beratenen auseinander	Analog zur Lerneinheit I.24 sollen die Schüler ein Basiswissen über verschiedene Pflegeorganisationssysteme erwerben und diese wiederum in den Gesamtkontext von Maßnahmen bzw. Ansätzen zur Professionalisierung und Systematisierung von

Zielsetzung	setzen, verschiedene Beratungsansätze kennen lernen und um den Phasenablauf einer Beratungssituation wissen. Beim Thema „Anleitung" sollen sie für grundlegende didaktische Fragen, wie die nach den Zielen, Inhalten und Methoden, sensibilisiert werden, und diese – praxisnah – in Beziehung zur Zielgruppe „Pflegebedürftige und deren Angehörige" setzen. Nicht zuletzt sollen sie ausreichend Gelegenheit erhalten, das Beraten und Anleiten anhand von Fallbeispielen aus der Pflegepraxis zu üben und somit ihre Beratungs- und Anleitungsfähigkeiten auszubauen	Pflege einordnen. Unter der Frage „Theorie hier – Praxis dort?" sollen sie Gelegenheit erhalten, sich über ihre Erfahrungen mit der Umsetzung der Pflegeorganisationssysteme auszutauschen und über deren zukünftige Realisierungsmöglichkeiten und -probleme zu diskutieren
Vorgegebene Inhalte **Relevante Inhalte für die Lernsituation**	• Die Rolle des Beraters und des Beratenen • Verschiedene Ansätze und Konzepte der Beratung, z. B. direktive bzw. non-direktive Beratung nach C. Rogers • Der Prozessablauf einer Beratung • Zur Didaktik der Anleitung • Anleitungsziele setzen, formulieren und überprüfen • Anleitungsinhalte auswählen und verständlich vermitteln • Zeitpunkt und Ort von Anleitung und Beratung bestimmen • Beratungs- und Anleitungsübungen anhand von Beispielen aus der Pflegepraxis	• Merkmale, Vor- und Nachteile der aktuell bekanntesten Pflegeorganisationssysteme, unter Einbeziehung von Ergebnissen aus Studien und Projekten, z. B. zum Einsatz von Stationssekretärinnen, zur Einführung der Bezugspflege • Pflegeorganisationssysteme im Gesamtkontext weiterer Ansätze bzw. Instrumente zur Professionalisierung/Systematisierung von Pflege • Erfahrungsaustausch / Diskussion: Pflegeorganisationssysteme in Theorie und Praxis
Ausbildungsjahr/Zeitrichtwert	1 / 24 Stunden	1 / 10 Stunden
Beteiligte Fachgebiete	Sozialwissenschaften	Pflege
Konkrete Inhalte für die Lernsituation	• Rollen und Funktionen Beratender • Abgrenzung Expertenberatung / Prozessberatung • Rollen und Funktionen Anleitender • Phasen des Anleitungsprozesses • Wie können Beratung und Anleitung ineinander greifen? • Zielformulierung und Überprüfung • Situationen im Wochenbett, die einer Anleitung bedürfen	• Das Organisationssystem der integrativen Wochenpflege • Die WHO / Unicef-Initiative „Das stillfreundliche Krankenhaus"

Fortsetzung auf nächster Seite

Quelle	Ministerium für Gesundheit, Soziales, Frauen und Familie des Landes NRW Ausbildungsrichtlinie für die staatlich anerkannten Kranken- und Kinderkrankenpflegeschulen in NRW
Verknüpfung KrPflAPrV 10.11.2003	6. Pflegehandeln an pflegewissenschaftlichen Erkenntnissen ausrichten
Lernbereich	II. Ausbildungs- und Berufssituation von Pflegenden
Teilbereich	Die Schüler als Angehörige der Pflegeberufe
Lerneinheit	II.7 Grundfragen und Modelle beruflichen Pflegens
Zielsetzung	Zum einen soll den Lernenden bewusst werden, dass und wie (ihre) Vorstellungen vom Menschen, seinen Bedürfnissen und Rechten (ihr) pflegerisches Handeln prägen. Zum zweiten sollen sie sich mit Fragen zur Gesundheits- bzw. Krankheitsausrichtung pflegerischen Handelns auseinandersetzen und dazu eine eigene Position formulieren. Zur besseren Orientierung sollen sie unterschiedliche Gesundheits- und Krankheitsdefinitionen kennen lernen. Da Grundfragen beruflichen Pflegens auch das menschliche Lebensalter betreffen, sollen die Schüler einen einfachen Einblick in die entwicklungspsychologische Charakterisierung menschlicher Altersstufen erhalten. Vor diesem Hintergrund und mit dem Ziel, berufliche Pflege systematisch betrachten zu können, sollen sie mit Kernaussagen ausgewählter Pflegemodelle vertraut gemacht und dabei in die pflegerische Fachsprache eingeführt werden
Vorgegebene Inhalte Relevante Inhalte für die Lernsituation	• Pflegerische Grundfragen bzw. Grundhaltungen in Bezug auf Menschenbilder, menschliche Grundbedürfnisse und Grundrechte (Privatheit, Würde, Unabhängigkeit, Wahlfreiheit, Sicherheit, Selbstverwirklichung); Schlüsselkonzepte professioneller Pflege, Pflege als Unterstützung von Menschen aller Altersstufen • Paradigmenwechsel: Von der Kranken- zur Gesundheitspflege, Pflege als Unterstützung von Menschen aller Altersgruppen • Diskussion: Theorienvielfalt versus Theorienmonismus • Die Entwicklung von Pflegetheorien und -modellen, historische Aspekte, Einführung in ausgewählte Pflegemodelle, z.B. Interaktionstheorien, Bedürfnistheorien, Pflegeergebnistheorien • Einführung in die pflegerische Fachsprache
Ausbildungsjahr/Zeitrichtwert	1/24 Stunden
Beteiligte Fachgebiete/Wissensgrundlagen	Pflege, Sozialwissenschaften
Konkrete Inhalte für die Lernsituation	Phasen und Rollen der Pflegetheorien von Hildegard Peplau

Tab. 5.1: Relevante Inhalte aus der Rahmenrichtlinie des Landes NRW.

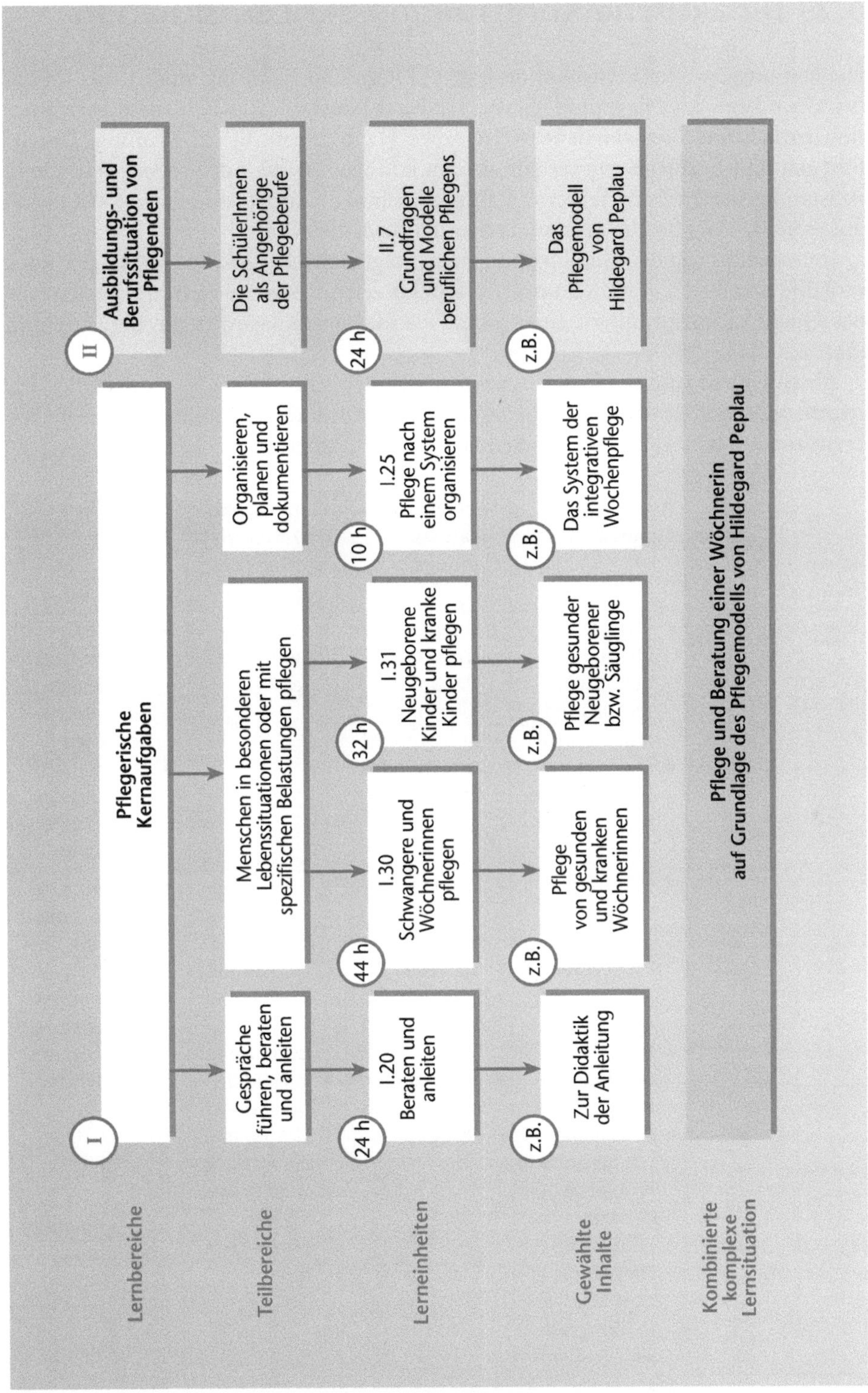

Abb. 5.1: Gesetzliche Herleitung der Lernsituation im Überblick.

5.2 Didaktische Konstruktion der Lernsituation

Die hier ausgewählte Lernsituation lautet „Pflege und Beratung einer Patientin auf der Grundlage des Pflegemodells von Hildegard Peplau" (📖 10). Diese Lernsituation enthält viele verschiedene vollständige Handlungen, die in Planung, Durchführung und Evaluation unterteilt werden können. Da die Analyse jeder einzelnen vollständigen Handlung sehr viel Raum einnehmen würde, ist hier ein Qualifikationsprofil (☞ 4.7) für die gesamte Lernsituation erstellt (Tab. 5.2).

Im Anschluss an das Qualifikationsprofil folgt eine 360°-Analyse (☞ 4.7). Mit ihrer Hilfe lassen sich weitere Kompetenzaspekte erschließen. Sie verhilft so, genau wie das Qualifikationsprofil, zu einer guten Planungsgrundlage für die Lernsituation (Tab. 5.3).

Abschließend sind die Kompetenzen zusammengefasst, die durch die beiden Instrumente ermittelt wurden (Tab. 5.4). Sie münden in die Formulierung der für die Lernsituation benötigten beruflichen Handlungskompetenz (☞ 4.7).

Handlungsarten / Handlungsschritte	Kognitives Handeln	Sozialkommunikatives Handeln	Gegenständlich-materielles Handeln	Emotionales Handeln
Planung	• Phasen des Pflegemodells als Planungsgrundlage nutzen • Pflegerische Standards berücksichtigen	• Übergabegespräch mit Hebamme führen • Aufnahmegespräch mit Patientin führen	• Pflegeplanung erstellen	• Eigene Gefühle in Bezug auf „Eltern werden" reflektieren • Auf evtl. Ablehnung des Kindes vorbereitet sein
	• Infos aus Übergabe und Aufnahmegespräch berücksichtigen • Ressourcen der Patientin einbeziehen • Potentielle pflegerische Probleme bedenken • Phasen des Pflegemodells als Hilfestellung nutzen	• Wahl einer patientenorientierten Sprache • Patientin Gelegenheit zu Fragen geben • Erwartungen der Patientin erfragen	• Pflege der Patientin auf der Grundlage aktueller Pflegestandards durchführen • Veränderungen im Wochenbett erläutern und zum Thema Körperpflege beraten	• Mit evtl. Unsicherheit der Patientin umgehen • Stimmungsschwankungen aufgrund von Hormonumstellung einschätzen können

Handlungsarten / Handlungsschritte	Kognitives Handeln	Sozialkommunikatives Handeln	Gegenständlich-materielles Handeln	Emotionales Handeln
Durchführung	• Anleitungsprozess als Struktur für Gespräche nutzen		• Patientin in Bezug auf die Pflege des Kindes anleiten	
Evaluation	• Auswertung der Pflegeplanung	• Feedback der Patientin bei Entlassung einholen	• Pflegedokumentation vervollständigen	• Eigene Rollen im Verlauf der pflegerischen Betreuung reflektieren

Tab. 5.2: Qualifikationsprofil.

Anforderungen durch	Beispielhafte Beantwortung	Handlungsarten für Kompetenzaspekte
Orientierung am Pflegebedürftigen Was sind die Bedürfnisse, Ängste, Gefühle der Patientin?	**Bedürfnisse** • Die Patientin braucht Ruhe um sich von der Geburt zu erholen • Sie möchte sich möglichst frühzeitig selbst um ihr Kind kümmern **Ängste** • Sie ist noch unsicher in der Versorgung des Kindes, weiß nicht, ob sie alles richtig macht • Sie hat Angst, die Zeit im Krankenhaus könnte zu kurz sein, um alles zu lernen **Gefühle** • Sie muss mit vielen Gefühlen umgehen, z. B. der ersten Euphorie und Stimmungsschwankungen durch die Hormonumstellung • Evtl. ist das Kind nicht erwünscht	• Ruhiges Umfeld schaffen • Bei der Versorgung des Kindes so früh wie möglich unterstützen • Zur richtigen Versorgung des Kindes anleiten, in Handlungen bestätigen • Zu poststationären Unterstützungsmöglichkeiten beraten • Einfühlendes Verstehen zeigen • Stimmungsschwankungen thematisieren, für ruhige Atmosphäre sorgen • Mit ablehnenden Gefühlen der Mutter umgehen
Orientierung am Lernenden Was sind die Erfahrungen, Befürchtungen und Wünsche der Lernenden und was benötigen sie aus Sicht des Lehrerteams?	**Erfahrungen** Lernende haben häufig eigene Erfahrungen mit dem Thema, z. B. aus Familie oder Freundeskreis **Befürchtungen** Sie befürchten, die Fragen der Mutter nicht ausreichend beantworten zu können **Wünsche** Sie möchten eine kompetente Pflege und Anleitung bieten	• Eigene Erfahrungen reflektieren und an berufliche Situation anpassen • Ängste und Unsicherheiten der Patientin erkennen • Fachliche Informationen strukturieren • Ausgewählte pflegerische Maßnahmen begründen • Anleitungsgespräch führen

Fortsetzung auf nächster Seite

Anforderungen durch	Beispielhafte Beantwortung	Handlungsarten für Kompetenzaspekte
Orientierung an der Pflegewissenschaft Welche Erkenntnisse/Inhalte aus der Pflegewissenschaft können in die Thematik der beruflichen Handlung einfließen?	**Handlungswissen** • Pflegeplanung als Grundlage pflegerischen Handelns • Pflegemodell von Peplau als Strukturierungshilfe für die Pflegeplanung nutzen • Entlassungsmanagement	• Entwicklung des Pflegeprozesses erkennen • Beziehung auf Grundlage des Pflegemodells von Peplau gestalten • Entlassung frühzeitig planen • Selbständigkeit der Patientin als Ziel sehen
Orientierung an den Bezugswissenschaften Welche Erkenntnisse/Inhalte können in die Thematisierung der beruflichen Handlung einfließen?	**Handlungswissen** • Unterschiedliche Entbindungsarten mit entsprechenden postnatalen Verläufen • Thromboseprophylaxe • Wundversorgung • Grundlagen der Gesprächsführung • Anleitungsprozess • Beratungsprozess	• Körperliche Veränderungen bei Patientin und Kind beobachten • Thromboserisiko einschätzen • Wundversorgung durchführen • Anleitungs- und Beratungsgespräche gestalten
Orientierung an der Zukunft Wie wird diese Handlung zukünftig aussehen?	**Entwicklungstendenzen** • Zunehmende Reduzierung der Aufenthaltsdauer der Wöchnerinnen • Integrative Wochenpflege als Organisationsform der Zukunft • Kompetenzen im Bereich der Anleitung und Beratung werden mehr Raum einnehmen • WHO-Empfehlung zum Stillfreundlichen Krankenhaus	• Bezugspflege als pflegerisches System nutzen • Teamgespräche interprofessionell führen • Anleitung und Beratung koordinieren • WHO-Empfehlungen kennen und umsetzen

Tab. 5.3: 360°-Analyse.

Fachkompetenz	Sozialkompetenz	Personalkompetenz	Methodenkompetenz
• Ruhiges Umfeld schaffen • Bei der Versorgung des Kindes so früh wie möglich unterstützen • Ausgewählte pflegerische Maßnahmen begründen • Entwicklung des Pflegeprozesses erkennen	• Ängste und Unsicherheiten der Patientin erkennen • Anleitungs- und Beratungsgespräche gestalten • Teamgespräche interprofessionell führen	• Stimmungsschwankungen thematisieren • Für ruhige Atmosphäre sorgen • Eigene Erfahrungen reflektieren und an berufliche Situation anpassen	• Zu poststationären Unterstützungsmöglichkeiten beraten • Zur richtigen Versorgung des Kindes anleiten • In Handlungen bestätigen • Einfühlendes Verstehen zeigen • Fachliche Informationen strukturieren

Fachkompetenz	Sozialkompetenz	Personalkompetenz	Methodenkompetenz
• Selbständigkeit der Patientin als Ziel sehen • Körperliche Veränderungen bei Patientin und Kind beobachten • Thromboserisiko einschätzen • Wundversorgung durchführen	• Anleitung und Beratung koordinieren	• Mit ablehnenden Gefühlen der Mutter umgehen	• Anleitungsgespräch führen • Beziehung auf Grundlage des Pflegemodells von Peplau gestalten • Entlassung frühzeitig planen • Bezugspflege als pflegerisches System nutzen • WHO-Empfehlungen kennen und umsetzen
Berufliche Handlungskompetenz: Eine Wöchnerin und ihr Neugeborenes unter Berücksichtigung der individuellen Situation pflegen. Mögliche Komplikationen kennen und vorbeugen bzw. frühzeitig erkennen und kompetent handeln. Die Patientin dazu anleiten, sich und ihr Neugeborenes selbständig zu versorgen			

Tab. 5.4: Konkretisierung der benötigten beruflichen Handlungskompetenz.

5.3 Wissensstruktur der Lernsituation

Um die verschiedenen Inhalte in eine Struktur zu bringen, wurden hier die Phasen von Hildegard Peplau genutzt (📖 10). Sie geht davon aus, dass jede pflegerische Beziehung vier Phasen durchläuft: Orientierungsphase, Identifikationsphase, Nutzungsphase und Ablösungsphase. Gerade im Bereich der Wochenpflege ist es wichtig, die Patientinnen innerhalb von wenigen Tagen auf ein neues bzw. verändertes Leben vorzubereiten.

Die Phasen wurden daher hier genutzt, um inhaltliche Schwerpunkte für die einzelnen Tage festzulegen. Sie bieten sich an, da eine Patientin in der ersten Phase des Krankenhausaufenthaltes pflegerische Betreuung und Überwachung benötigt. In der Regel erholt sie sich aber relativ schnell von den Strapazen der Geburt und ist dann auf die Beratung der Pflegenden angewiesen. Gegen Ende des Krankenhausaufenthaltes sollte die Patientin in der Lage sein, sich und ihr Kind selbst zu versorgen, so dass einer Entlassung nach wenigen Tagen nichts mehr im Wege steht.

In der folgenden Wissensstruktur (Abb. 5.2) sind die Inhalte den Phasen zugeordnet, sie gibt so einen Überblick über den geplanten Verlauf der Woche.

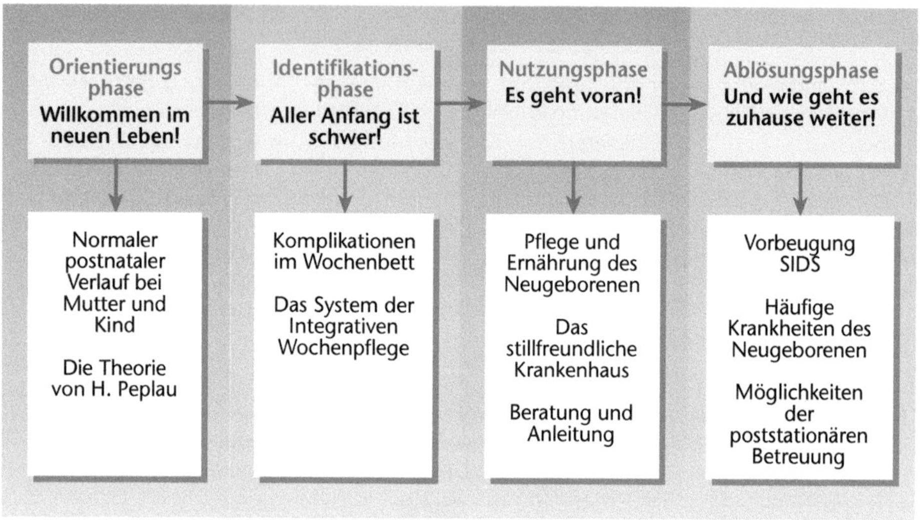

Abb. 5.2: Wissensstruktur der Lernsituation.

5.4 Wochenplan

		Mo	Di	Mi	Do	Fr
Pflegewissenschaftliche Ebene	**Übergeordnete Handlungsstruktur**	Orientierungsphase	Identifikationsphase	Nutzungsphase	Nutzungsphase	Ablösungsphase
	Thema/Motto	Willkommen im (neuen) Leben!	Aller Anfang ist schwer!	Es geht voran!	Es geht voran!	Und wie geht es zu Hause weiter?
	Fächerintegrative Inhalte	• Normaler postnataler Verlauf Besonderheiten beim Neugeborenen, Anpassungsvorgänge • Phasen und Rollen der Pflegetheorie von Hildegard Peplau, Bündnisse	• Komplikationen: Wochenflussstau, narkosebedingte Komplikationen, Wundprobleme, Thrombose, Wochenbettdepression • Häufige Anästhesieformen mit möglichen Komplikationen • Sectio mit Komplikation • Das Organisationssystem der integrativen Wochenpflege • Rooming-in	• Körperpflege des Neugeborenen • Richtiges Heben, Tragen und Halten • Ziele von Anleitung und Beratung • Wie können Beratung und Anleitung ineinander greifen?	• Ernährung des Neugeborenen: Stillen, Stillprobleme, Milchstau, Mastitis • Situationen im Wochenbett, die einer Anleitung bedürfen • Die WHO/Unicef-Initiative „Das stillfreundliche Krankenhaus“	• Schlaf und Schlafumgebung • Vorbeugung SIDS • Häufige Krankheiten des Neugeborenen • Möglichkeiten der poststationären Betreuung • Lernevaluation: Beratungssituation, Wochenplanung
	Modell/Konzept	Problemlöseprozess	Pflegeprozess	Hilfe zur Selbsthilfe	Hilfe zur Selbsthilfe	Anleitungsprozess
	Geschäfts- und Arbeitsprozesse	Aufnahme	Diagnose	Behandlung	Behandlung	Entlassung

Fortsetzung auf nächster Seite

		Mo	Di	Mi	Do	Fr
Berufsfelddidaktische Ebene	**Kompetenzen**	**Fachkompetenz** • Ruhiges Umfeld schaffen **Sozialkompetenz** • Ängste und Unsicherheiten der Patientin erkennen **Methodenkompetenz** • Beziehung auf Grundlage des Pflegemodells von Peplau gestalten	**Fachkompetenz** • Ausgewählte pflegerische Maßnahmen begründen • Körperliche Veränderungen bei der Patientin beobachten • Thromboserisiko einschätzen • Wundversorgung durchführen **Personalkompetenz** • Stimmungsschwankungen thematisieren **Methodenkompetenz** • Einfühlendes Verstehen zeigen • Bezugspflege als pflegerisches System nutzen	**Fachkompetenz** • Versorgung des Kindes so früh wie möglich unterstützen • Körperliche Veränderungen beim Kind beobachten **Sozialkompetenz** • Anleitung und Beratung koordinieren **Personalkompetenz** • Eigene Erfahrungen reflektieren und an berufliche Situation anpassen • Mit ablehnenden Gefühlen der Mutter umgehen **Methodenkompetenz** • Zur richtigen Versorgung des Kindes anleiten • Fachliche Informationen strukturieren	**Fachkompetenz** • Versorgung des Kindes so früh wie möglich unterstützen **Sozialkompetenz** • Teamgespräche interprofessionell führen **Personalkompetenz** • Eigene Erfahrungen reflektieren und an berufliche Situation anpassen **Methodenkompetenz** • Zur richtigen Versorgung des Kindes anleiten • In Handlungen bestätigen • WHO-Empfehlungen kennen und umsetzen	**Fachkompetenz** • Selbstständigkeit der Patientin als Ziel sehen • Entwicklung des Pflegeprozesses erkennen **Sozialkompetenz** • Anleitungs- und Beratungsgespräche gestalten **Personalkompetenz** • Für ruhige Atmosphäre sorgen **Methodenkompetenz** • Zur poststationären Unterstützungsmöglichkeiten beraten • Anleitungsgespräch führen • Entlassung frühzeitig planen

		Mo	Di	Mi	Do	Fr
Berufsfelddidaktische Ebene	**Handlungsleitende Prinzipien (☞ 4)**	• Berufliche Handlung fokussieren und begründen • Positives Gruppenklima fördern	• Dialogische Haltung fördern • Viele Lerntypen ansprechen	• Dialogische Haltung fördern • Handlungsschemata erstellen	• Autonomie und Selbstbestimmung fördern	• Dialogische Haltung fördern • Ganzheitliches Lernen ermöglichen
	Methoden und Sozialformen	• Erwartungshorizont • Lehrervortrag • Fallarbeit • Arbeitsteilige Gruppenarbeit	• Lehrervortrag • Erwartungshorizont • Clusterung • Zurufabfrage • Partnerarbeit • Arbeitsteilige Gruppenarbeit, Pflegeplanerstellung • Übungen zur Wochenbettgymnastik • Arbeitsgleiche Gruppenarbeit • Diskussion • Blitzlicht	• Lehrervortrag, Erwartungshorizont • Kartenabfrage • Clusterung • Gruppenpuzzle • Diskussion • Provokation • Geschichte lesen	• Lehrervortrag, Erwartungshorizont • Kartenabfrage • Clusterung • Partnerarbeit, Expertenbefragung • Arbeitsgleiche Gruppenarbeit	• Lehrervortrag, Erwartungshorizont • Kartenabfrage • Clusterung • Einzelarbeit • Arbeitsgleiche Gruppenarbeit • Blitzlichtrunde • Massage zur Rückbildung • Wochenplanung erstellen

Tab. 5.5: Wochenplan zur Übersicht über die Lernsituation.

5.5 Artikulationsschemata

5.5.1 Artikulation Montag: „Willkommen im neuen Leben!"

Zeit	Phasen	Methoden und Sozialformen	Zieldimensionen	Medien und Materialien
'30	Einstieg	• Lehrervortrag: Vorstellung der geplanten Themen anhand der Wissensstruktur • Einzelarbeit: Erwartungshorizont (☞ 9.1)	• Lernende können ankommen und sich in das Thema einfinden • Sie erhalten einen Überblick über die geplanten Inhalte der Woche und des Tages • Erwartungen, Bedürfnisse und Befürchtungen können berücksichtigt werden	• Wissensstruktur auf Packpapier, die während der Woche hängen bleiben kann, Kopien der Wissensstruktur für die Lernenden • Stifte, Karten, Plakatwände • Erwartungshorizont ☞ Arbeitsvorschläge 1+2
'25	Einstieg	Einzelarbeit: Beginn der Fallarbeit (☞ 10.5)	Lernende erhalten Arbeitsauftrag	• Fallbeispiel ☞ Arbeitsvorschlag 3
'15	Erarbeitung	Plenum: Auswertung des Arbeitsauftrages	Lernende haben die Möglichkeit, unbekannte Begriffe zu klären; sie erkennen mögliche Probleme, die sich aus dem Fallbeispiel ergeben	• Fallbeispiel • Flipchart, Stifte ☞ Arbeitsvorschlag 4
'20	Erarbeitung	Plenum: Brainstorming und Hypothesenbildung	Lernende aktivieren ihr Vorwissen und entwickeln intuitive Lösungsansätze	• Fallbeispiel • Kommunikationskarten, Plakatwände, Stifte ☞ Arbeitsvorschlag 5
15 Min. Pause				
'20	Erarbeitung	Plenum: Zusammenfassung und Systematisierung der Lösungsansätze	Lernende können die gesammelten Hypothesen prüfen und ordnen	• Fallbeispiel • Kommunikationskarten, Plakatwände, Stifte ☞ Arbeitsvorschlag 6

Zeit	Phasen	Methoden und Sozialformen	Zieldimensionen	Medien und Materialien
'30	Erarbeitung	• Arbeitsgleiche Gruppenarbeit (☞ 10.13): Formulierung von Lernzielen • Plenum: Auswertung der Gruppenarbeit	Lernende können problematische Punkte und Wissenslücken, die in der Diskussion aufgetaucht sind, in Lernziele umformulieren	• Fallbeispiel • Kommunikationskarten, Plakatwände, Stifte ☞ Arbeitsvorschlag 7
'40	Erarbeitung	Arbeitsteilige Gruppenarbeit: Erarbeitung der Lerninhalte durch Studium von verschiedenen Quellen	Lernende erschließen sich das benötigte Wissen selbstständig und üben den Umgang mit Quellenmaterial	• Fallbeispiel • Literatur ☞ Arbeitsvorschlag 8
30 Min. Pause				
'20	Erarbeitung	Arbeitsteilige Gruppenarbeit: Erarbeitung der Lerninhalte durch Studium von verschiedenen Quellen	Lernende erschließen sich das benötigte Wissen selbstständig und üben den Umgang mit Quellenmaterial	• Fallbeispiel • Literatur, Visualisierungsmaterial (evtl. Folien, Flipchart, Moderationsmaterial, Stifte) ☞ Arbeitsvorschlag 8
'60	Erarbeitung	• Plenum: Präsentation und Synthese der zusammengetragenen Lerninhalte • Evaluation der Inhalte	Lernende überprüfen, ob das zusammengetragene Wissen ausreicht, um den erörterten potentiellen Problemen sicher begegnen zu können und üben sich in Präsentation	• Visualisierungsmaterial (evtl. Folien, Flipchart, Moderationsmaterial, Stifte) ☞ Arbeitsvorschlag 9
'10	Sicherung	Plenum: Evaluation des Lernprozesses	Lernende reflektieren den Lernprozess	• Darstellung der durchgeführten Arbeitsschritte, z. B. Folie und OHP ☞ Arbeitsvorschlag 10
15 Min. Pause				
'15	Einstieg	Lehrervortrag: Überblick zur Theorie von H. Peplau	Lernende erhalten einen Überblick über die Theorie von H. Peplau	• Evtl. Folien, OHP ☞ Arbeitsvorschlag 11

Fortsetzung auf nächster Seite

Zeit	Phasen	Methoden und Sozialformen	Zieldimensionen	Medien und Materialien
'40	Erarbeitung	Arbeitsteilige Gruppenarbeit: Konzepte der Theorie von Peplau	Lernende vertiefen sich in die einzelnen Konzepte der Theorie	• Kopien, Folien, Stifte, OHP ☞ Arbeitsvorschlag 12
'25	Sicherung	• Plenum: Ergänzung der Gruppenergebnisse durch Handlungsmuster • Zusammenfassung der Ergebnisse	Lernende erkennen Handlungsmuster und können diese auf ihre Arbeit übertragen	• Tafel und Kreide oder Plakatwände und Moderationsmaterialien ☞ Arbeitsvorschlag 13
'10	Sicherung	• Lehrervortrag: Zusammenfassung des Tages • Einzelarbeit: Erwartungshorizont	Lernende lassen den Tag Revue passieren, überdenken noch einmal ihre Erwartungen, Bedürfnisse und Befürchtungen	• Plakatwände mit Erwartungshorizont ☞ Arbeitsvorschlag 14

Tab. 5.6: Artikulation Montag.

5.5.2 Artikulation Dienstag: „Aller Anfang ist schwer"

Zeit	Phasen	Methoden und Sozialformen	Zieldimensionen	Medien und Materialien
'15	Einstieg	• Lehrervortrag: Vorstellung des geplanten Tagesablaufs • Einzelarbeit: Erwartungshorizont (☞ 9.1)	Lernende können ankommen und sich auf die Tagesplanung einstellen	• Wissensstruktur, Plakatwände „Erwartungshorizont" vom Vortag ☞ Arbeitsvorschlag 1
'45	Erarbeitung	Lehrervortrag: Vortrag zu Komplikationen der Mutter im Wochenbett (evtl. Fremddozenten, z. B. Gynäkologen einbinden)	Lernende erhalten Informationen zu abweichenden Verläufen des Wochenbetts	☞ Arbeitsvorschlag 2
'30	Erarbeitung	Partnerarbeit (☞ 10.13): Erarbeiten der pflegerischen Probleme	Lernende erarbeiten pflegerische Probleme, die sich aus den Komplikationen ergeben	• Moderationskarten, Stifte ☞ Arbeitsvorschlag 3
15 Min. Pause				

Zeit	Phasen	Methoden und Sozialformen	Zieldimensionen	Medien und Materialien
'15	Erarbeitung	Plenum: Zusammenführung der Ergebnisse, Erarbeitung von Ressourcen, Clusterung (☞ 10.9), Zurufabfrage	Lernende sortieren die gesammelten pflegerischen Probleme und fügen Ressourcen hinzu	• Moderationswände ☞ Arbeitsvorschlag 4
'20	Erarbeitung	Arbeitsteilige Gruppenarbeit: Erarbeitung von Pflegezielen	Lernende erarbeiten pflegerische Ziele zu den generellen Problemen	• Moderationskarten, Stifte ☞ Arbeitsvorschlag 5
'15	Erarbeitung	Plenum: Auswertung der Gruppenarbeit	Lernende erfahren die Ergebnisse der anderen Arbeitsgruppen	• Moderationswände ☞ Arbeitsvorschlag 6
'40	Erarbeitung	Lehrervortrag: pflegerische Maßnahmen	Lernende erhalten Informationen zu pflegerischen Maßnahmen	• Folien, OHP ☞ Arbeitsvorschlag 7
30 Min. Pause				
'45	Erarbeitung	Partnerarbeit: Pflegeplanerstellung anhand von Fallbeispielen	Lernende üben die Pflegeplanung für spezielle Pflegesituationen	• Fallbeispiele, Packpapier, Stifte ☞ Arbeitsvorschlag 8
'30	Erarbeitung	Plenum: Auswertung der Fallbeispiele		• Moderationswände ☞ Arbeitsvorschlag 9
'15	Erarbeitung	Plenum: Übungen Wochenbettgymnastik	Lernende kennen mögliche Übungen für die Wochenbettgymnastik, erhalten eine Auflockerungsphase	• Decken ☞ Arbeitsvorschlag 10
15 Min. Pause				
'25	Erarbeitung	Lehrervortrag: Organisationsformen in der Wochenpflege	Lernende erhalten einen Überblick über mögliche Organisationsformen	• Folien, OHP ☞ Arbeitsvorschlag 11
'25	Erarbeitung	Arbeitsgleiche Gruppenarbeit: Sammlung von Pro- und Kontra-Argumenten	Lernende setzen sich vertieft mit den Organisationsformen auseinander	☞ Arbeitsvorschlag 12

Fortsetzung auf nächster Seite

Zeit	Phasen	Methoden und Sozialformen	Zieldimensionen	Medien und Materialien
'20	Erarbeitung	Plenum: Auswertung der Gruppenarbeit durch Diskussion (☞ 10.2)	Lernende üben die sachliche Diskussion, hören die Argumente der anderen	☞ Arbeitsvorschlag 13
'10	Sicherung	Plenum: Blitzlichtrunde (☞ 9.2): Für welche Organisationsform würden Sie sich entscheiden?	Lernende reflektieren die Diskussion, finden eine Einstellung zum Thema	☞ Arbeitsvorschlag 14
'10	Sicherung	• Lehrervortrag: Zusammenfassung des Tages • Einzelarbeit: Erwartungshorizont (☞ 9.1)	Lernende lassen den Tag Revue passieren, überdenken noch einmal ihre Erwartungen, Bedürfnisse und Befürchtungen	• Plakatwände mit Erwartungshorizont ☞ Arbeitsvorschlag 15

Tab. 5.7: Artikulation Dienstag.

5.5.3 Artikulation Mittwoch: „Es geht voran!"

Zeit	Phasen	Methoden und Sozialformen	Zieldimensionen	Medien und Materialien
'15	Einstieg	• Lehrervortrag: Vorstellung des geplanten Tagesablaufs • Einzelarbeit: Erwartungshorizont (☞ 9.1)	Lernende können ankommen und sich auf die Tagesplanung einstellen	• Wissensstruktur, Plakatwände „Erwartungshorizont" vom Vortag ☞ Arbeitsvorschlag 1
'30	Einstieg	Plenum: Kartenabfrage, Clusterung (☞ 10.9)	Lernende aktivieren Vorwissen, die Fragen aller Lernenden werden einbezogen	Karten, Stifte, Moderationswände ☞ Arbeitsvorschlag 2
'25	Erarbeitung	Lehrervortrag: Wie entwickelt sich das Kind in den ersten Tagen?	Lernende erhalten Informationen über die Entwicklung des Kindes in den ersten Tagen	• Folien, OHP, evtl. Dias ☞ Arbeitsvorschlag 3

Zeit	Phasen	Methoden und Sozialformen	Zieldimensionen	Medien und Materialien
'20	Erarbeitung	Gruppenpuzzle (☞ 10.7) mit Stationen im Demoraum	Lernende erarbeiten selbstständig die Inhalte, üben die Weitergabe von Informationen und Anleitung	• Demoraum, 4 Demopuppen, Badewanne, Badeeimer, Stoffwindeln, Höschenwindeln, Kleidungstücke, Pflegeprodukte • Informationsblätter ☞ Arbeitsvorschlag 4
15 Min. Pause				
'90	Erarbeitung	Fortführung Gruppenpuzzle		
30 Min. Pause				
'90	Erarbeitung	Fortführung Gruppenpuzzle		
15 Min. Pause				
'10	Sicherung	Plenum: Diskussion (☞ 10.2)	Lernende vertiefen soeben erfahrene Informationen, üben dialogische Haltung	☞ Arbeitsvorschlag 5
'10	Einstieg	Plenum: Provokation (☞ 9.4) mit Babygeschrei	Lernende erfahren länger andauerndes Babygeschrei	• Tonband mit Babygeschrei, Abspielgerät ☞ Arbeitsvorschlag 6
'15	Erarbeitung	Plenum: Kartenabfrage (☞ 10.9)	Lernende werden sich ihrer Gefühle bewusst, äußern ihre Gefühle	☞ Arbeitsvorschlag 7
'5	Erarbeitung	Plenum: Provokation (☞ 9.4) mit Zeitungsartikel	Lernende entwickeln ein Verständnis für Situationen, in denen Kinder misshandelt werden	• Zeitungsartikel, siehe Anhang 2 ☞ Arbeitsvorschlag 8
'25	Erarbeitung	• Einzelarbeit: Lernende lesen Geschichte: Liebe Eltern! • Plenum: Sammlung von Ergebnissen	Lernende erkennen verschiedene Gründe für das Schreien eines Babys, finden Lösungsmöglichkeiten	• Geschichte ☞ Arbeitsvorschlag 9

Fortsetzung auf nächster Seite

Zeit	Phasen	Methoden und Sozialformen	Zieldimensionen	Medien und Materialien
'15	Erarbeitung	Lehrervortrag: Schreibabys	Lernende erhalten Informationen zum Thema Schreibabys	☞ Arbeitsvorschlag 10
'10	Sicherung	• Lehrervortrag: Zusammenfassung des Tages • Einzelarbeit: Erwartungshorizont (☞ 9.1)	Lernende lassen den Tag Revue passieren, überdenken noch einmal ihre Erwartungen, Bedürfnisse und Befürchtungen	• Plakatwände mit Erwartungshorizont ☞ Arbeitsvorschlag 11

Tab. 5.8: Artikulation Mittwoch.

5.5.4 Artikulation Donnerstag: „Es geht voran!"

Zeit	Phasen	Methoden und Sozialformen	Zieldimensionen	Medien und Materialien
'15	Einstieg	• Lehrervortrag: Vorstellung des geplanten Tagesablaufs • Einzelarbeit: Erwartungshorizont (☞ 9.1)	Lernende können ankommen und sich auf die Tagesplanung einstellen	• Wissensstruktur, Plakatwände „Erwartungshorizont" vom Vortag ☞ Arbeitsvorschlag 1
'30	Einstieg	Plenum: Kartenabfrage, Clusterung (☞ 10.9)	Lernende aktivieren Vorwissen, die Fragen aller Lernenden werden einbezogen	• Karten, Stifte, Moderationswände ☞ Arbeitsvorschlag 2
'45	Erarbeitung	Lehrervortrag: Was geschieht beim Stillen?	Lernende erhalten Informationen zum Thema Stillen	☞ Arbeitsvorschlag 3
15 Min. Pause				
'45	Erarbeitung	• Partnerarbeit: Fragenformulierung für Expertenbefragung • Plenum: Kartenabfrage, Clusterung (☞ 10.9)	Lernende setzen sich vertieft mit den erhaltenen Informationen auseinander, formulieren Fragen zum Stillen und kategorisieren diese	• Karten, Stifte ☞ Arbeitsvorschlag 4
'45	Erarbeitung	Plenum: Expertenbefragung (☞ 10.4)		☞ Arbeitsvorschlag 5
30 Min. Pause				
'45	Erarbeitung	Fortführung Expertenbefragung		

Zeit	Phasen	Methoden und Sozialformen	Zieldimensionen	Medien und Materialien
'30	Erarbeitung	Arbeitsgleiche Gruppenarbeit: Kriterien für ein stillfreundliches Krankenhaus	Lernende wenden das erworbene Wissen an, um Qualitätskriterien für ein stillfreundliches Krankenhaus zu entwickeln	• Flipchart, Stifte ☞ Arbeitsvorschlag 6
'15	Erarbeitung	Lehrervortrag: „Stillfreundliches Krankenhaus"	Lernende erhalten Informationen über die Initiative „Stillfreundliches Krankenhaus"	☞ Arbeitsvorschlag 7
15 Min. Pause				
'15	Erarbeitung	Lehrervortrag: Wie wird das Kind ernährt, wenn es mit dem Stillen nicht klappt?	Lernende erhalten Informationen über die Ernährung des Kindes mit der Flasche	☞ Arbeitsvorschlag 8
'50	Erarbeitung	Arbeitsgleiche Gruppenarbeit: Beratung und Anleitung	Lernende wiederholen Ziele von Beratung und Anleitung, erarbeiten Situationen, in denen eine Patientin Beratung bzw. Anleitung benötigt	• Infoblätter, Folien, Stifte ☞ Arbeitsvorschlag 9
'15	Erarbeitung	Plenum: Auswertung der Gruppenarbeit	Lernende stellen ihre Ergebnisse vor und sehen die Ergebnisse der anderen Gruppen	• Folien, OHP ☞ Arbeitsvorschlag 10
'10	Sicherung	• Lehrervortrag: Zusammenfassung des Tages • Einzelarbeit: Erwartungshorizont (☞ 9.1)	Lernende lassen den Tag Revue passieren, überdenken noch einmal ihre Erwartungen, Bedürfnisse und Befürchtungen	• Plakatwände mit Erwartungshorizont ☞ Arbeitsvorschlag 11

Tab. 5.9: Artikulation Donnerstag.

5.5.5 Artikulation Freitag: „Und wie geht es zu Hause weiter?"

Zeit	Phasen	Methoden und Sozialformen	Zieldimensionen	Medien und Materialien
'15	Einstieg	• Lehrervortrag: Vorstellung des geplanten Tagesablaufs • Einzelarbeit: Erwartungshorizont (☞ 9.1)	Lernende können ankommen und sich auf die Tagesplanung einstellen	• Wissensstruktur, Plakatwände „Erwartungshorizont" vom Vortag ☞ Arbeitsvorschlag 1
'15	Erarbeitung	Lehrervortrag: Wie lange dauert das Wochenbett?	Lernende erhalten Informationen	☞ Arbeitsvorschlag 2
'30	Erarbeitung	Plenum: Kartenabfrage, Clusterung (☞ 10.9)	Lernende aktivieren Vorwissen, die Fragen aller Lernenden werden einbezogen	• Karten, Stifte, Moderationswände ☞ Arbeitsvorschlag 3
'30	Erarbeitung	Lehrervortrag: Entlassungsgespräch	Lernende erhalten Informationen und Antworten auf ihre Fragen	☞ Arbeitsvorschlag 4
15 Min. Pause				
'90	Sicherung	Arbeitsgleiche Gruppenarbeit: Beratungsgespräche	Lernende vertiefen erworbenes Wissen und wenden es an, üben Beratungssituationen	• Fallbeispiele ☞ Arbeitsvorschlag 5
30 Min. Pause				
'30	Sicherung	Fortsetzung der Gruppenarbeit		
'20	Sicherung	Plenum: Blitzlicht runde (☞ 9.2): „Wie ging es mir als Berater und wie als Beratener in der Gruppenarbeit?"	Ergebnisse der Gruppenarbeit werden ausgewertet	• Sprechstein ☞ Arbeitsvorschlag 6
'30	Sicherung	Partnerarbeit: Massage zur Rückbildung	Lernende kennen Massagetechnik, erhalten eine Entspannungsphase	Decken, Kissen, Massageöl ☞ Arbeitsvorschlag 7
'10	Sicherung	Plenum: Blitzlichtrunde (☞ 9.2): „Wie fühle ich mich nach der Massage?"	Lernende geben Feedback zur Methode	Sprechstein ☞ Arbeitsvorschlag 8
15 Min. Pause				

Zeit	Phasen	Methoden und Sozialformen	Zieldimensionen	Medien und Materialien
'40	Sicherung	Arbeitsgleiche Gruppenarbeit: Wochenplanung	Lernende vertiefen erworbenes Wissen und wenden es an	☞ Arbeitsvorschlag 9
'30	Sicherung	Plenum: Auswertung der Gruppenarbeit	Lernende tauschen Ergebnisse aus, erhalten Feedback vom Lehrenden	☞ Arbeitsvorschlag 10
'20	Sicherung	Lehrervortrag: Zusammenfassung des Tages und der Woche Einzelarbeit: Erwartungshorizont (☞ 9.1)	Lernende lassen den Tag und die Woche Revue passieren, überdenken noch einmal ihre Erwartungen, Bedürfnisse und Befürchtungen	Plakatwände mit Erwartungshorizont ☞ Arbeitsvorschlag 11

Tab. 5.10: Artikulation Freitag.

5.6 Arbeitsvorschläge und Arbeitsaufträge

Im Folgenden sind die Arbeitsvorschläge für die Lehrenden und Arbeitsaufträge für die Lernenden ausführlich beschrieben.

Grundsätzlich sollte diese Lernsituation in der zweiten Hälfte des zweiten Ausbildungsjahres verortet sein. Die Lernenden sollten vorher Erfahrungen mit verschiedenen Pflegetheorien gemacht haben, damit die Planung auf Grundlage einer neuen Theorie nichts völlig Unbekanntes ist.

Auch das Thema Beratung und Anleitung ist hier nicht explizit besprochen, sondern sollte bereits im Vorfeld bearbeitet sein. Die Lerneinheit zum Thema Beratung und Anleitung dient hier lediglich einer Vertiefung und verdeutlicht ein Beispiel einer konkreten Anwendung, da oft übersehen wird, wie häufig Pflegende eine beratende Rolle einnehmen.

Für den Einstieg in jeden neuen Unterrichtstag wurde der Erwartungshorizont gewählt, um die Lernenden auf die jeweiligen Inhalte einzustimmen. Der Lehrende könnte diese Einstimmung unterstützen, indem er ein Dia einblendet, das zum Thema des Tages passt, also z.B. am Montag das Bild einer Frau, die gerade entbunden hat, am Dienstag das Bild einer Patientin mit Fieber, usw.

Für die Massageübung am letzten Tag der Lernsituation ist es wichtig, dass in der Gruppe der Lernenden ein vertrautes Verhältnis besteht. Ist dies nicht gegeben, ersetzt der Lehrende die Massageübung z.B. durch eine Yogaübung zum Thema Rückbildung (🕮 15).

5.6.1 Arbeitsvorschläge Montag: „Willkommen im neuen Leben!"

Arbeitsvorschlag 1: Erwartungshorizont

Für den Erwartungshorizont (☞ 9.1) bereitet der Lehrende zwei Plakate vor. Auf eines zeichnet er einen großen Mülleimer, auf das zweite eine große Waage mit zwei Waagschalen. Die Lernenden schreiben ihre Erwartungen auf Karten und hängen diese auf die Soll-Seite der Waage. Ängste und Befürchtungen schreiben sie ebenfalls auf Karten und hängen diese außerhalb des Mülleimers an das Plakat.

Im Laufe des Arbeitsprozesses und/oder am Ende (hier am Ende jedes Unterrichtstages und am Ende der Woche) fordert der Lehrende die Lernenden auf, die Karten auf die Haben-Seite zu verschieben, sofern Erwartungen erfüllt sind. Falls die Lernenden der Ansicht sind, dass sich die zuvor formulierten Befürchtungen als unberechtigt erwiesen haben, hängen sie die entsprechenden Karten in den Mülleimer.

Arbeitsvorschlag 2: Lehrervortrag, Klärung von Fragen zum Verlauf der Woche im Plenum

Der Lehrende stellt die Lernsituation mit den geplanten Inhalten anhand der Wissensstruktur (☞ 5.3) sowie die übergeordneten Ziele der Unterrichtswoche vor. Die Ziele ergeben sich durch das erarbeitete Qualifikationsprofil (☞ 5.2). Im Plenum besteht anschließend die Möglichkeit, offene Fragen zu klären. Dann stellt der Lehrende den konkreten Ablauf des Tages dar.

Arbeitsvorschlag 3: Beginn der Fallarbeit

Der Lehrende verteilt das Fallbeispiel mit folgendem **Arbeitsauftrag** an die Lernenden:

> Lesen Sie das Fallbeispiel und markieren Sie alle Begriffe, die Ihnen unbekannt sind. Überlegen Sie, welche potentiellen Probleme sich nach der Entbindung von Fr. Möllers ergeben könnten. Sie haben 20 Minuten Zeit.

Fallbeispiel Fr. Möllers: Um 16:30 Uhr holen Sie Frau Möllers aus dem Kreissaal ab. Frau Möllers hat einen Sohn geboren. Linus ist ihr erstes Kind. In der Nacht etwa um 0:30 Uhr hat Frau Möllers bemerkt, dass tropfenweise Fruchtwasser abging, gleichzeitig spürte sie leichte Wehentätigkeit. Nach Rücksprache mit ihrer Hebamme blieb sie zunächst noch zu Hause. Als am frühen Morgen die Wehen stärker wurden, fuhr sie ins Krankenhaus und traf dort mit ihrem Ehemann gegen 8:00 Uhr ein. Sie wurde von ihrer Hebamme begrüßt und zunächst ans CTG angeschlossen. Bei der ersten vaginalen Untersuchung stellte die Hebamme eine Muttermundöffnung von 3 cm fest. Im CTG und auch im Ultraschall, der von der diensthabenden Ärztin durchgeführt wurde, waren keine Auffälligkeiten zu erkennen. Nach diesen routinemäßigen Aufnahmeuntersuchungen nahm Frau Möllers zunächst ein Wannenbad. Dabei klagte sie allerdings nach kurzer Zeit aufgrund von →

Kreislaufproblemen über Übelkeit. Sie hat dann noch versucht, auf dem Ball die Wehen zu veratmen, musste sich aber aufgrund anhaltender Übelkeit nach kurzer Zeit aufs Kreißbett legen. Gegen 12:30 Uhr bemerkte sie erstmalig einen Drang zu pressen. In der Austreibungsphase waren die Wehenpausen relativ lang und das Kind rutschte in den Pausen wieder ziemlich weit hoch, so dass sie relativ viele Presswehen brauchte. Die Herztöne des Kindes wurden kontinuierlich mittels CTG überwacht und zeigten zu keiner Zeit Unregelmäßigkeiten. Um 13:26 Uhr war Linus mit einer Größe von 52 cm, einem Gewicht von 3000 g und einem Kopfumfang von 34 cm geboren. Das Kind war mehrfach von der Nabelschnur umwickelt, was wahrscheinlich der Grund für das weite Zurückrutschen in den Wehenpausen war, hatte aber von Beginn an gute APGAR-Werte (9–10–10).
Nach der Abnabelung durch den Vater, der die ganze Zeit anwesend war und seine Frau unterstützte, wurde Linus bei Frau Möllers auf den Bauch gelegt. Der Säugling trank sofort, so dass eine Stillbeziehung, die von Frau Möllers ausdrücklich gewünscht ist, eingeleitet wurde. Nach einer Stunde wurde bei Linus von der Hebamme und der Ärztin die U1 durchgeführt. Er ist ein vollkommen gesundes Kind, lediglich die Körpertemperatur lag etwas niedrig, nur 36,3 °C. Bei der Mutter war durch das häufige und starke Pressen der Muttermund sehr weit heruntergerutscht, so dass für sie eine gute Rückbildungsgymnastik sehr wichtig sein wird. Es wurde eine kleine, mediane Episiotomie durchgeführt, die mit drei Stichen genäht wurde. Außer der Lokalanästhesie für die Naht benötigte Frau Möllers keine Schmerzmittel. Nach der Versorgung der Episiotomie stand Frau Möllers auf und duschte. Sie hatte zu dem Zeitpunkt keine Kreislaufprobleme mehr, der RR war 115/70, die Herzfrequenz 90. Die Blutung bewegt sich im normalen Bereich, Frau Möllers ist mit gekühlten Vorlagen zur Abschwellung, Inkontinenzschutz und Netzhose versorgt. Sie muss noch spontan Urin lassen und ist jetzt sehr hungrig, da sie seit gestern Abend nichts mehr gegessen hat.

Arbeitsvorschlag 4: Auswertung der Fallarbeit

Der Lehrende klärt mit den Lernenden zunächst die unbekannten Begriffe. Anschließend tragen die Lernenden im Plenum die potentiellen Probleme zusammen. Wiederkehrende Probleme formulieren sie einheitlich und halten sie auf einem Flipchart fest. Diese Stichworte benötigt die Gruppe später als Arbeitsgrundlage.

Arbeitsvorschlag 5: Brainstorming und Hypothesenbildung

Der Lehrende moderiert eine Kartenabfrage (☞ 10.9) zu der Frage nach möglichen Lösungen für die Probleme, die vorher definiert wurden. Nach den Grundsätzen des Brainstormings ist es wichtig, alle getroffenen Aussagen zu protokollieren. Die Lernenden heften die Karten an Plakatwände.

Arbeitsvorschlag 6: Zusammenfassung und Systematisierung

Die Gruppe bearbeitet die gesammelten Lösungsansätze im Sinne einer Clusterung (☞ 10.9). Die Lernenden haben die Gelegenheit, die Lösungsansätze zu diskutieren. Anschließend fassen sie die Lösungen in Kategorien zusammen.

Arbeitsvorschlag 7: Formulierung von Lernzielen

Der Lehrende teilt die Lernenden in Kleingruppen zu jeweils 4–5 Personen ein und erteilt ihnen folgenden **Arbeitsauftrag**:

> Diskutieren Sie das Ergebnis der Kartenabfrage. Analysieren Sie das Ergebnis im Hinblick auf Punkte, die für Sie noch unklar sind, bzw. bei denen Sie weitergehende Informationen für wichtig erachten. Bedenken Sie dabei die berufliche Handlungssituation: „Pflege und Beratung einer Wöchnerin und des Neugeborenen". Formulieren Sie aus Ihrer Analyse Lernziele. Sie haben für die Gruppenarbeit 20 Minuten Zeit.

Nach 20 Minuten bittet der Lehrende die Lernenden, ihre Ergebnisse im Plenum mitzuteilen. Aus den Ergebnissen formuliert das Plenum Lernziele, die die Lernenden im weiteren Verlauf bearbeiten. Der Lehrende schreibt die einzelnen, ausformulierten Lernziele auf Moderationskarten und hängt sie auf.

Arbeitsvorschlag 8: Erarbeitung der Lerninhalte

Die Lernenden erhalten in den bereits bestehenden Arbeitsgruppen folgenden **Arbeitsauftrag:**

> Im Plenum wurden aus dem Fallbeispiel verschiedene Lernziele erarbeitet. Bitte entscheiden Sie sich in Ihrer Gruppe, welche Lernziele Sie bearbeiten möchten. Achten Sie darauf, dass alle Lernziele in der Gesamtgruppe verteilt sind, ggf. können auch mehrere Arbeitsgruppen einzelne Lernziele gleichzeitig bearbeiten. Sammeln Sie Informationen aus bereitgestellter Literatur, ggf. aus eigener Erfahrung und evtl. durch Expertenbefragung (☞ 10.4). Strukturieren und visualisieren Sie die Informationen so, dass sie sich anschließend im Plenum präsentieren lassen. Sie haben 60 Minuten Zeit.

Wenn die Krankenpflegeschule direkt an ein Krankenhaus mit Wöchnerinnenstation angegliedert ist, können die Lernenden die Pflegenden auf der Station als Experten befragen. Eine solche Exkursion (☞ 10.3) sollte die Lerngruppe zuvor koordinieren, um zu vermeiden, dass alle Gruppen gleichzeitig auf der Station ankommen. Ggf. stimmt das Plenum ab, welche Gruppe auf die Station geht. Selbstverständlich sind zunächst die Mitarbeiter der Station zu befragen, ob das momentane Arbeitsaufkommen eine Befragung zeitlich zulässt.

Die Lernenden können die auf Moderationskarten fixierten Lernziele mitnehmen. Dieses Vorgehen macht sichtbar, ob alle Lernziele verteilt sind.

Arbeitsvorschlag 9: Präsentation und Synthese der erarbeiteten Lerninhalte

Der Lehrende bittet die Lernenden gruppenweise um die Präsentation ihrer Ergebnisse. Die anderen Gruppen hinterfragen und ergänzen ggf. die Ergebnisse.

Nachdem alle Gruppen ihre Ergebnisse präsentiert haben, rückt die Lerngruppe die anfänglich protokollierten, potentiellen Probleme noch einmal in den Mittelpunkt. Die Gruppe diskutiert, ob das neu erarbeitete Wissen die Probleme löst. Dabei ist nicht wichtig, für jedes Problem eine Standardlösung zu haben, oft können mehrere Lösungen möglich sein.

Arbeitsvorschlag 10: Evaluation des Lernprozesses

Der Lehrende verdeutlicht anhand einer Darstellung der durchgeführten Arbeitsschritte noch einmal die Vorgehensweise. Die Lernenden bringen ihre Erfahrungen mit den Arbeitsschritten ein. Im Plenum besprechen sie die in den einzelnen Phasen eventuell aufgetretenen Schwierigkeiten noch einmal.

Arbeitsvorschlag 11: Lehrervortrag zum Thema „Theorie von H. Peplau"

Der Lehrende arbeitet einen 15-minütigen Vortrag zur Theorie von H. Peplau aus. Folgende Inhalte sollten enthalten sein:

- Biographie von H. Peplau
- Einordnung des Modells
- Konzepte des Modells (Rollen, Phasen, Bündnisse).
  (📖 10, 13)

Arbeitsvorschlag 12: Gruppenarbeit zur Theorie von H. Peplau

Der Lehrende teilt die Lernenden in vier arbeitsteilige Gruppen und erteilt ihnen folgenden **Arbeitsauftrag:**

> Erarbeiten Sie anhand der zur Verfügung gestellten Literatur (📖 13) die Konzepte der Theorie von H. Peplau. Gruppe 1: Lesen Sie die Seiten 30–34, Gruppe 2: Lesen Sie die Seiten 44–49, Gruppe 3: Lesen Sie die Seiten 49–52, Gruppe 4: Lesen Sie die Seiten 61–67. Halten Sie die wichtigsten Punkte auf Folie fest. Stellen Sie das Konzept anschließend im Plenum vor. Sie haben für die Gruppenarbeit 25 Minuten Zeit.

Nach 25 Minuten bittet der Lehrende die Lernenden ins Plenum zurück. Die Lernenden stellen ihre Ergebnisse vor, die zuhörenden Lernenden stellen ggf. Fragen, der Lehrende moderiert das Gespräch. Für die Auswertung sind 15 Minuten geplant.

Arbeitsvorschlag 13: Entwicklung von Handlungsmustern

Der Lehrende entwickelt im Gespräch mit den Lernenden folgendes Tafelbild bzw. schreibt die Punkte auf Plakate:

Phasen der Beziehung	Orientierungsphase	Identifikationsphase	Nutzungsphase	Ablösungsphase
Wann befinden sich Pflegende und Pflegebedürftige in dieser Phase?	• Bei der Aufnahme bzw. beim Erstkontakt	• Während der intensiven Behandlung	• Während der Rekonvaleszenz und Rehabilitation	• Bei der Entlassung bzw. Übertragung auf eine andere Person

Fortsetzung auf nächster Seite

Phasen der Beziehung	Orientierungsphase	Identifikationsphase	Nutzungsphase	Ablösungsphase
Pflegerische Rollen	• Fremde	• Beraterin, Lehrende, Fremde, Informantin, Stellvertreterin • Leadership	• Beraterin, Lehrende, Fremde, Informantin, Stellvertreterin • Leadership	• Fremde • Beraterin
Handlungsmuster der Pflegebedürftigen	• Hat ein Problem (physischer oder psychischer Art) • Versucht, seine Probleme zu artikulieren • Stellt Fragen • Fühlt sich unsicher • Versucht, sich der Pflegekraft zu nähern • Entwickelt einen Bedarf an professioneller Pflege	• Identifiziert sich mit der Pflegekraft • Versucht, ein Bündnis mit der Pflegekraft einzugehen • Entdeckt zunehmend mehr den Grad und die Tiefe der Probleme • Entwickelt ein Vertrauensverhältnis zur Pflegekraft oder aber genau das Entgegengesetzte passiert, verweigert die Kooperation	• Versteht zunehmend mehr seine Situation • Nutzt alle angebotenen pflegerischen Dienstleistungen • Fordert weitere Informationen ein • Diskutiert über seinen Genesungsprozess • Nimmt aktiv am Pflegegeschehen teil	• Übernimmt zunehmend mehr Verantwortung für sich selbst • Löst sich aus der Rolle des Patienten • Macht Zukunftspläne • Löst sich aus der Identifikation mit der Pflegekraft
Handlungsmuster der Pflegenden	• Geht auf die Wünsche und Bedürfnisse des Pflegebedürftigen ein • Hilft dem Pflegebedürftigen, sich zu orientieren • Drückt sich verständlich aus	• Bringt dem Pflegebedürftigen jegliche Fürsorge entgegen • Ist ehrlich und offen im Auftreten • Bestärkt den Pflegebedürftigen, seine Gefühle zu äußern	• Bietet ausreichende Pflegehandlungen an • Versucht, weitere Informationen zu geben • Plant gemeinsam mit dem Pflegebedürftigen weitere Schritte	• Ermöglicht das Lösen aus der Rolle des Pflegebedürftigen • Bietet Hilfestellung an, um sich aus dem Identifikationsprozess zu lösen

Phasen der Beziehung	Orientierungsphase	Identifikationsphase	Nutzungsphase	Ablösungsphase
Handlungsmuster der Pflegenden	• Gibt dem Pflegebedürftigen die nötige Ruhe und Zeit, die Situation richtig einzuschätzen • Versucht, die Angst vor Neuem zu nehmen • Ermutigt ihn, aktiv an seinem Genesungsprozess teilzunehmen	• Hält eine gute und kontinuierliche Kommunikation aufrecht • Versucht, das Denken und Handeln des Pflegebedürftigen besser zu verstehen	• Ermöglicht dem Pflegebedürftigen, unabhängig zu werden	• Plant den Abschluss der Beziehung und bereitet den Pflegebedürftigen auf die anstehende Situation vor • Muss lernen, loslassen zu können
Zentrale Aufgabe der Pflegenden in dieser Phase	• Basislegung für eine kooperative Beziehung	• Entscheidung über einen aktiven oder passiven Beziehungsprozess	• Wechsel von der Abhängigkeit zur Selbstständigkeit	• Bewältigung der neuen Lebenssituation

Tab. 5.11: Tafelbild zu Phasen und Rollen nach Peplau.

Die Lernenden können dabei Phasen und Rollen zuordnen. Ebenso können sie die Frage beantworten, wann sich Pflegende und Pflegebedürftige in dieser Phase befinden. Bei der Frage nach den Handlungsmustern von Pflegebedürftigen und Pflegenden sind wiederum die Lernenden gefragt. Die hier vorgegebenen Antworten sind dabei lediglich als mögliche Lösungen zu sehen.

Der Lehrende kann als Zusammenfassung der Konzepte noch die zentrale Aufgabe in der jeweiligen Phase ergänzen. Für die Entwicklung dieses Tafelbildes sind 25 Minuten geplant.

Arbeitsvorschlag 14: Zusammenfassung des Tages

Der Lehrende fasst die Inhalte des Tages noch einmal zusammen. Hier ist auch Raum für evtl. aufgetretene Fragen. Anschließend bittet er die Lernenden, noch einmal die Plakate des Erwartungshorizontes vom Vormittag zu betrachten und evtl. Karten auf die Haben-Seite der Waage bzw. in den Mülleimer zu hängen.

5.6.2 Arbeitsvorschläge Dienstag: „Aller Anfang ist schwer"

Arbeitsvorschlag 1: Vorstellung des Tagesablaufs

Der Lehrende gibt einen kurzen Rückblick auf die Themen und Inhalte des Vortages und stellt anhand der Wissensstruktur den geplanten Tagesablauf vor. Er gibt den Lernenden die Möglichkeit, offene Fragen vom Vortag zu klären.

Dann bittet er die Lernenden, in Einzelarbeit zu überlegen, ob dem Erwartungshorizont noch Karten hinzuzufügen sind.

Arbeitsvorschlag 2: Lehrervortrag zum Thema „Komplikationen der Mutter im Wochenbett"

Der Lehrende arbeitet einen 45-minütigen visualisierten Vortrag zum Thema „Komplikationen im Wochenbett" aus. Folgende Inhalte sollten berücksichtigt sein:
- Wochenflussstau, zu starke Blutung
- Narkosebedingte Komplikationen, z. B. bei PDA, Spinalanästhesie, TIVA
- Wundprobleme bei Episiotomie und Sectionaht
- Thrombose
- Wochenbettdepression.

An dieser Stelle kann der Lehrende ggf. Fremddozenten, z. B. Gynäkologen einplanen. (📖 5)

Arbeitsvorschlag 3: Partnerarbeit zu pflegerischen Problemen

Der Lehrende erteilt den Lernenden folgenden **Arbeitsauftrag**:

> Bitte erarbeiten Sie in Partnerarbeit zu den eben gehörten Komplikationen pflegerische Probleme. Denken Sie daran, dass ein Pflegeproblem dann besteht, wenn die Selbstständigkeit der Patientin so eingeschränkt ist, dass sie ihr Handicap nicht eigenständig kompensieren kann. Formulieren Sie die Probleme kurz und objektiv. Schreiben Sie je ein Problem auf eine Moderationskarte. Sie haben für die Partnerarbeit 30 Minuten Zeit.

Arbeitsvorschlag 4: Auswertung der Partnerarbeit

Der Lehrende sammelt die beschrifteten Moderationskarten ein und clustert die gesammelten Pflegeprobleme auf Metaplanwände, so dass sich die generellen Pflegeprobleme formulieren lassen.

Das Plenum trägt anschließend mögliche Ressourcen der Patientin zusammen. Der Lehrende hält sie im Sinne einer Zurufabfrage auf Moderationskarten fest und hängt sie an eine Moderationswand.

Arbeitsvorschlag 5: Gruppenarbeit zu Pflegezielen

Der Lehrende erteilt den Lernenden folgenden **Arbeitsauftrag**:

> Finden Sie sich in 4 Arbeitsgruppen zusammen. Teilen Sie die soeben erarbeiteten generellen Pflegeprobleme unter den Arbeitsgruppen auf. Jede Gruppe erarbeitet zu den entsprechenden Problemen Pflegeziele. Bedenken Sie, dass Pflegeziele ein Ergebnis beschreiben, welches die Patientin und das Pflegeteam in einem festgelegten Zeitraum erreichen wollen. Es gibt die angestrebten Fortschritte und Eigenständigkeiten an. Berücksichtigen Sie bei der Formulierung die RUMBA-Kriterien (realistisch, überprüfbar, messbar, auf das Verhalten bezogen, erreichbar). Schreiben Sie die Ziele auf Moderationskarten. Sie haben für die Gruppenarbeit 20 Minuten Zeit.

Arbeitsvorschlag 6: Auswertung der Gruppenarbeit

Der Lehrende bittet die Lernenden, die Ergebnisse aus der Gruppenarbeit (☞ 10.13) vorzutragen. Die Gruppenmitglieder hängen die Moderationskarten mit den Pflegeproblemen und den entsprechenden Pflegezielen an eine Moderationswand.

Arbeitsvorschlag 7: Lehrervortrag zum Thema „Pflegerische Maßnahmen"

Der Lehrende hält einen 40-minütigen visualisierten Vortrag zu den pflegerischen Maßnahmen.

Zu jeder Maßnahme erfolgen eine Handlungserläuterung und eine Begründung (📖 5, 14).

Arbeitsvorschlag 8: Gruppenarbeit Pflegeplanung

Der Lehrende erteilt den Lernenden folgenden **Arbeitsauftrag:**

Finden Sie sich zu einer Partnerarbeit jeweils zu zweit zusammen. Entscheiden Sie sich für eines der drei angebotenen Fallbeispiele, achten Sie in der Gesamtgruppe darauf, alle drei Fallbeispiele zu bearbeiten.

1. Fallbeispiel: Sie übernehmen die Pflege von Frau Möllers. Frau Möllers hat vor fünf Tagen entbunden. Bisher verlief alles komplikationslos. Seit dem Morgen klagt Frau Möllers jedoch über starke Kopfschmerzen im Bereich der Stirn. Sie palpieren den Uterus etwa drei Querfinger unterhalb des Nabels, Frau Möllers äußert dabei einen Druckschmerz. Auf Ihr Nachfragen berichtet Frau Möllers, dass sie kaum noch Wochenfluss hat. Sie messen eine Temperatur von 38,5 °C. Wie sieht Ihre Pflegeplanung für den nächsten Tag aus? Welches Bündnis nach Peplau steht im Moment im Vordergrund der pflegerischen Beziehung?

2. Fallbeispiel: Frau Schmidt hat gestern entbunden. Sie wollte während der Entbindung eine PDA gegen die Schmerzen. Bei der Punktion wurde versehentlich eine Spinalanästhesie gesetzt. Durch den ausgetretenen Liquor hat sie heute starke Kopfschmerzen. Diese verstärken sich noch beim Aufrichten aus dem Liegen. Dann kommt auch noch Schwindel hinzu. Wie sieht Ihre Pflegeplanung für den nächsten Tag aus? In welcher Phase der Beziehung befinden Sie sich wahrscheinlich?

3. Fallbeispiel: Frau Wolf hat vorgestern entbunden. Bei der Entbindung wurde eine laterale Episiotomie durchgeführt, die mit sieben Stichen genäht wurde. Sie klagt über starke Wundschmerzen beim Sitzen und Laufen sowie beim Abführen. Wie sieht Ihre Pflegeplanung für den nächsten Tag aus? Welche Rolle nach Peplau werden Sie einnehmen? Überlegen Sie anschließend, wie die Organisationsform auf der Wöchnerinnenstation aussehen muss, um eine enge pflegerische Beziehung entstehen zu lassen.

Der Lehrende bittet darum, eine Pflegeplanung auf Packpapier festzuhalten.

Arbeitsvorschlag 9: Auswertung der Partnerarbeit

Der Lehrende bittet die Lernenden, ihre Ergebnisse vorzustellen. Zunächst soll das Paar die Pflegeplanung vorstellen, das sein Ergebnis auf Packpapier festgehalten hat. Die anderen Lernenden können dann diese Pflegeplanung ergänzen.

Arbeitsvorschlag 10: Übungen Wochenbettgymnastik

Der Lehrende bittet die Lernenden, sich auf Decken auf den Fußboden zu legen. Für alle Übungen ist die Grundstellung die flache Rückenlage. Er leitet sie zu folgenden Übungen (📖 5) an:

Atemübung: Legen Sie Ihre Hände auf den Bauch. Atmen Sie langsam und bewusst in den Bauch hinein. Spüren Sie dabei, wie sich Ihr Bauch bei der Einatmung anhebt und bei der Ausatmung senkt

Zirkulationsfördernde Übung: Die Hände liegen unter dem Kopf. Lassen Sie nun Ihre Füße kreisen

Übung für den Beckenboden 1: Legen Sie die Arme neben den Körper. Spannen Sie bei der Ausatmung den Beckenboden an (After und Vagina hochziehen, wie einen Lift oder als wolle man sie verschließen). Halten Sie die Spannung über 10 Sekunden, lösen Sie sie dann wieder. Wiederholen Sie die Übung 5–10-mal

Übung für den Beckenboden 2: Stellen Sie die Beine an und legen Sie die Arme hinter den Kopf. Beckenboden anspannen wie in der vorherigen Übung. Dann mit dem Oberkörper etwas hochkommen, wobei sich der rechte Ellenbogen in Richtung linkes Knie bewegt. Oberkörper wieder auf den Boden legen, Beckenbodenspannung lösen, Übung zur anderen Seite wiederholen

Übung für den Beckenboden 3: Die Beine wieder ausstrecken, die Arme liegen wieder lang neben dem Körper. Schlagen Sie die Beine übereinander und drücken Sie sie zusammen. Spannen Sie das Gesäß und den Beckenboden an, halten Sie die Spannung über 10 Sekunden. Dann die Spannung lösen, die Beine nebeneinander legen. Übung mit dem anderen Bein wiederholen

Übung für den Beckenboden 4: Stellen Sie die Beine nun wieder an, die Arme bleiben neben dem Körper liegen. Den Beckenboden anspannen, dann mit dem Oberkörper etwas hochkommen und mit der rechten Hand zum linken Knie greifen. Den Oberkörper wieder auf den Boden legen, Spannung lösen. Die Übung zur anderen Seite hin wiederholen.

Arbeitsvorschlag 11: Lehrervortrag zum Thema „Organisationsformen"

Der Lehrende bereitet einen 25-minütigenVortrag zum Thema „Verschiedene Organisationsformen in der Wochenpflege" vor. Folgende Inhalte sollten enthalten sein:

- Teilzeit- oder Tages-Rooming-in
- Vollzeit-Rooming-in
- Offenes Rooming-in
- Integrative Wochenpflege. (📖 5)

Arbeitsvorschlag 12: Sammlung von Pro- und Kontra-Argumenten

Der Lehrende gibt den Lernenden folgenden **Arbeitsauftrag**:

> Bilden Sie vier Arbeitsgruppen. Sammeln Sie Argumente für und gegen die unterschiedlichen Organisationsformen. Anschließend nimmt ein Mitglied Ihrer Arbeitsgruppe an einer Podiumsdiskussion teil. Sie haben für die Gruppenarbeit 25 Minuten Zeit.

Arbeitsvorschlag 13: Diskussion

Der Lehrende bittet aus jeder Arbeitsgruppe ein Mitglied nach vorne. Jeder Teilnehmer der Podiumsdiskussion (☞ 10.2) vertritt argumentativ jeweils eine Organisationsform.

Der Lehrende moderiert die Diskussion zum Thema: Welche Organisationsform möchten wir für unsere neue Wöchnerinnenstation wählen?

Arbeitsvorschlag 14: Blitzlicht

Der Lehrende bittet die Gruppe, nach der Diskussion ihre Plätze wieder einzunehmen.

Dann bittet er die Lernenden, in einem Satz auf die Frage zu antworten:

„Für welche Organisationsform würden Sie sich nach dieser Diskussion entscheiden? Welches Argument hat **Ihre** Wahl wesentlich beeinflusst?"

Die Lernenden sprechen dabei der Reihe nach im Uhrzeigersinn, sie reichen einen „Sprechstein" weiter, um zu symbolisieren, wer von ihnen an der Reihe ist.

Das Plenum kommentiert und bewertet die Aussagen nicht. Die Runde unterbricht den Sprechenden nicht (☞ 9.2).

Arbeitsvorschlag 15: Zusammenfassung des Tages

Der Lehrende fasst die Inhalte des Tages noch einmal zusammen. Hier ist auch noch Raum für evtl. aufgetretene Fragen. Anschließend bittet er die Lernenden, noch einmal die Plakate des Erwartungshorizontes vom Vormittag zu betrachten und evtl. Karten auf die Haben-Seite der Waage bzw. in den Mülleimer zu hängen.

5.6.3 Arbeitsvorschläge Mittwoch: „Es geht voran!"

Arbeitsvorschlag 1: Vorstellung des Tagesablaufs

Der Lehrende gibt einen kurzen Rückblick auf die Themen und Inhalte des Vortages und stellt anhand der Wissensstruktur den geplanten Tagesablauf vor. Er gibt den Lernenden die Möglichkeit, offene Fragen vom Vortag zu klären.

Dann bittet er die Lernenden, in Einzelarbeit zu überlegen, ob sie dem Erwartungshorizont noch Karten hinzufügen wollen.

Arbeitsvorschlag 2: Kartenabfrage

Der Lehrende moderiert eine Kartenabfrage (☞ 10.9) mit anschließender Clusterung zu der Frage:

Stellen Sie sich vor, Sie wären eine junge Mutter oder ein junger Vater. Welche Fragen hätten Sie in Bezug auf die Pflege des Kindes?

Arbeitsvorschlag 3: Lehrervortrag zum Thema „Entwicklung des Kindes in den ersten Tagen“

Der Lehrende arbeitet einen 25-minütigen visualisierten Vortrag zur „Entwicklung des Kindes in den ersten Tagen“ aus. Folgende Inhalte sollten enthalten sein:

- APGAR-Schema, Atmung
- Nabelschnur, fetaler Kreislauf, Abnabelung
- Saug- und Greifreflexe
- Mekonium, Muttermilchstuhl
- Wärmebedürfnis
- Leber, Neugeborenenikterus
- Niere, Immunsystem
- Schlaf
- Ggf. zu beobachtende Besonderheiten (Zangenmale, Geburtsgeschwulst, Käseschmiere, trockene Haut, Storchenbiss, Brustdrüsenschwellung, Pseudomenstruation).
  (🕮 1, 5, 14)

Arbeitsvorschlag 4: Gruppenpuzzle mit Stationen im Demoraum

Der Lehrende erläutert die Methode des Gruppenpuzzles (☞ 10.7) und erteilt den Lernenden folgenden **Arbeitsauftrag:**

Finden Sie sich zu vier Stammgruppen mit 4–5 Personen zusammen. Die Mitglieder jeder Stammgruppe verteilen sich auf die Stationen. An den vier Stationen finden sich so die Expertengruppen zusammen. In der Expertengruppe bearbeiten Sie bitte folgende Fragen:

Station 1: An- und Ausziehen des Kindes mit Windelwechsel. Lesen Sie das Infoblatt Tab. 5.12. Üben Sie das An- und Ausziehen des Kindes sowie den Windelwechsel. Benutzen Sie dabei Höschenwindeln und Stoffwindeln. Diskutieren Sie in der Gruppe, welche Schwierigkeiten oder Fragen auftreten. Versuchen Sie, geeignete Lösungen dafür zu finden. Bedenken Sie dabei, dass ein Neugeborenes nicht so ruhig liegen bleibt wie die Puppe. Notieren Sie die wichtigsten Punkte, die Sie in einer Anleitung an eine Patientin weitergeben möchten

Station 2: Körperpflege I: Baden in Wanne und Eimer. Lesen Sie das Infoblatt Tab. 5.13. Üben Sie das Baden des Kindes in der Wanne und im Badeeimer. Achten Sie darauf, wie Sie das Kind am sichersten halten können. Diskutieren Sie in der Gruppe, welche Schwierigkeiten oder Fragen auftreten. Versuchen Sie, geeignete Lösungen dafür zu finden. Notieren Sie die wichtigsten Punkte, die Sie in einer Anleitung an eine Patientin weitergeben möchten

Station 3: Körperpflege II: Nabel-, Augen-, Nasen-, Ohren- und Nagelpflege. Lesen Sie das Infoblatt Tab. 5.14. Üben Sie die beschriebenen Tätigkeiten an der Puppe. Diskutieren Sie in der Gruppe, welche Schwierigkeiten oder Fragen auftreten. Versuchen Sie, geeignete Lösungen dafür zu finden. Notieren Sie die wichtigsten Punkte, die Sie in einer Anleitung an eine Patientin weitergeben möchten

Station 4: Richtiges Heben, Tragen, Halten, Lagern. Lesen Sie in dem Fachbuch Pflege Konkret – Gynäkologie und Geburtshilfe den Abschnitt 16.2.3 Handling des Säuglings S. 332. Üben Sie das richtige Heben, Tragen, Halten und Lagern an der Puppe. Diskutieren Sie in der Gruppe, welche Schwierigkeiten oder Fragen auftreten. Versuchen Sie, geeignete Lösungen dafür zu finden. Notieren Sie die wichtigsten Punkte, die Sie in einer Anleitung an eine Patientin weitergeben möchten
Für die Arbeit in den Expertengruppen haben Sie pro Station 20 Minuten Zeit. Kehren Sie dann in Ihre Stammgruppe zurück. Die Stammgruppen verteilen sich nun auf die Stationen. In jeder Stammgruppe befindet sich nun mindestens ein Experte für die jeweilige Station. Der Experte gibt die wesentlichen Informationen an seine Gruppenmitglieder weiter und leitet sie in den Handlungen an. Für die Arbeit in den Stammgruppen haben Sie pro Station 30 Minuten Zeit.

Es folgen die Informationsblätter zu den einzelnen Stationen:

Station 1: An- und Ausziehen mit Windelwechsel (📖 1)

Wickeln mit Einweg-Höschenwindeln:

- Bevor die Pflegenden beginnen, das Kind zu entkleiden, legen sie sich alle Wickelutensilien bereit. Sie benötigen: Feucht- oder Öltücher oder einfache Papiertücher und einen feuchten Waschlappen, evtl. Wundschutzcreme, neue Windel, Windeleimer
- Pflegende entfernen zunächst die alte Windel. Mit der gebrauchten Windel können sie grobe Verschmutzungen entfernen, die Windel dann doppelt falten und unter dem Po des Kindes liegen lassen. Das Baby liegt dann auf der sauberen, äußeren Seite der Windel. Die Pflegenden reinigen nun das Gesäß mit den Feucht- oder Öltüchern bzw. mit einfachen Papiertüchern und einem feuchten Waschlappen. Welche Materialien sie benutzen, hängt von der eigenen Vorliebe ab. Tipp: Das Mekonium lässt sich am besten mit einem Waschlappen und warmem klarem Wasser entfernen, bei einem wunden Po reinigen Öltücher schonend. Als Öl eignet sich durchaus auch einfaches Olivenöl
- Eine sorgfältige Entfernung von Creme und Stuhlresten ist wichtig, um Wundsein zu vermeiden. Bei Mädchen ist es wichtig, den Bereich zwischen den großen Schamlippen zu kontrollieren und gut zu reinigen, um Harnwegsinfektionen vorzubeugen. Dabei halten Pflegende eine Wischrichtung von der Scheide zum Gesäß ein
- Bei Jungen ist die Kontrolle der Haut unter dem Hodensack und an der Penisspitze besonders wichtig. Pflegende ziehen die Vorhaut allerdings erst etwa ab dem 3. Lebensjahr zurück, da vorher eine natürliche Vorhautenge besteht
- Beim Schließen der neuen Windel achte Pflegende darauf, dass der Penis auf dem Hodensack liegt, sonst kann es leicht passieren, dass das Baby aus der Windel „herauspieselt"
- Grundsätzliches Eincremen des Windelbereichs ist nicht notwendig. Pflegende benutzen jedoch eine Creme, wenn die Haut gerötet ist oder das Baby bereits öfter wund war. Auch wenn es eine Durchfallerkrankung hat, cremen Pflegende die Haut zum Schutz vor dem aggressiven Stuhl ein
- Zum Anheben des Gesäßes verwenden Pflegende am besten den abgebildeten Handgriff. Er fördert die natürliche Beugung in der Hüfte und verhindert, dass die relativ schwachen Fuß- und Kniegelenke zu stark belastet werden

Fortsetzung auf nächster Seite

Station 1: An- und Ausziehen mit Windelwechsel (📖 1)

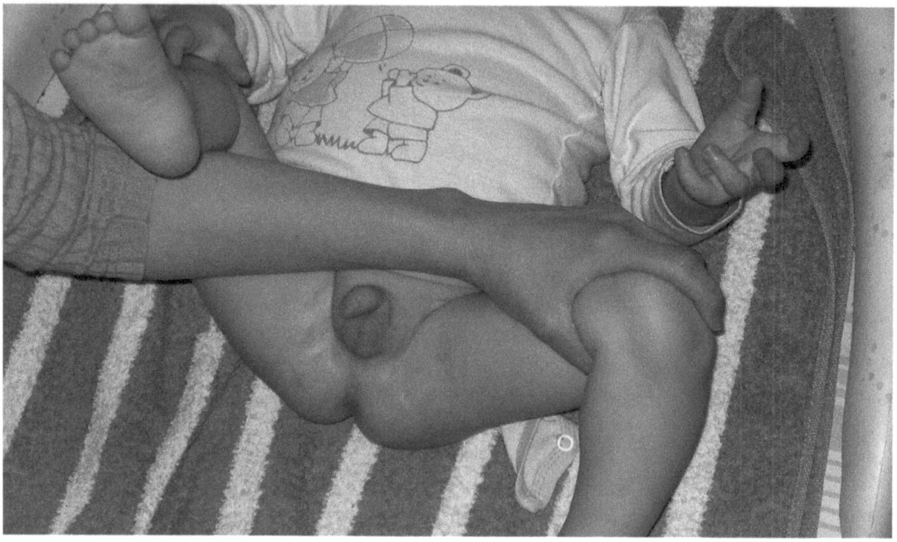

Abb. 5.3: Handgriff zum Anheben des Gesäßes.

- Arbeitsanweisung: Legen Sie die neue Windel an, orientieren Sie sich an den untenstehenden Bildern.

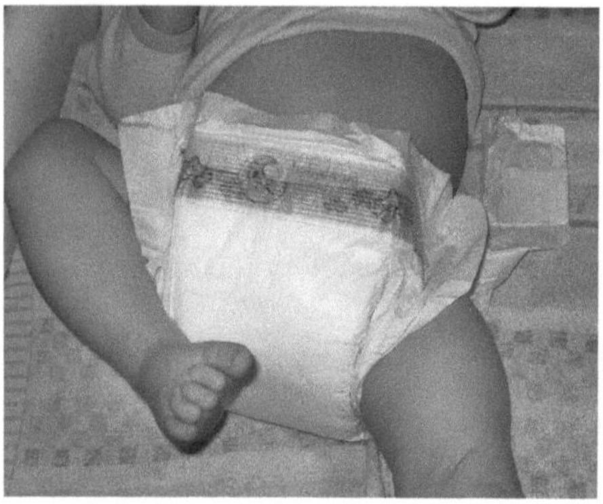

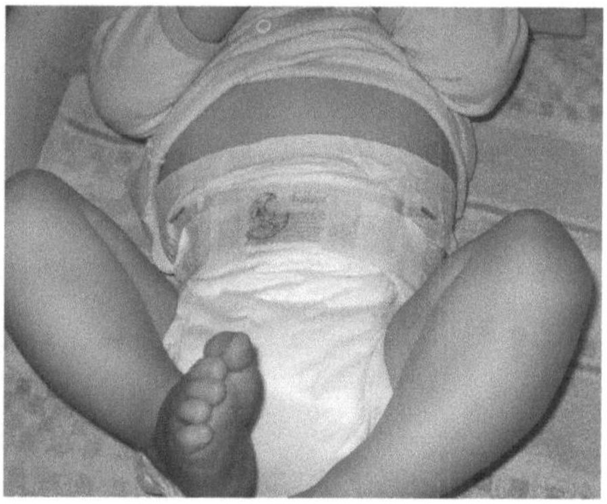

Abb. 5.4: Anlegen der Einweg-Höschenwindel.

Wickeln mit Stoffwindeln:

- Arbeitsanweisung: Gehen Sie vor wie beim Wickeln mit Einweg-Höschenwindeln unter den Punkten 1–4 beschrieben
- Wenn Pflegende mit Stoffwindeln wickeln, benötigen sie Windeln aus weichem, saugfähigem, kochbarem Material – in der Regel benutzt man Baumwollwindeln. Bei jedem Wickelvorgang benötigen Pflegende zwei unterschiedlich gefaltete Windeln. Sie falten die erste Windel zu einem Dreieck, die zweite zu einem rechteckigen Steg, der als Saugpolster für den Urin dient. Es bietet sich an, zusätzlich eine Einlage aus einem Einwegvlies auf den Steg zu legen, um grobe Verschmutzungen leichter entfernen zu können. Pflegende legen die Windeln wie folgt zusammen:

Station 1: An- und Ausziehen mit Windelwechsel (📖 1)

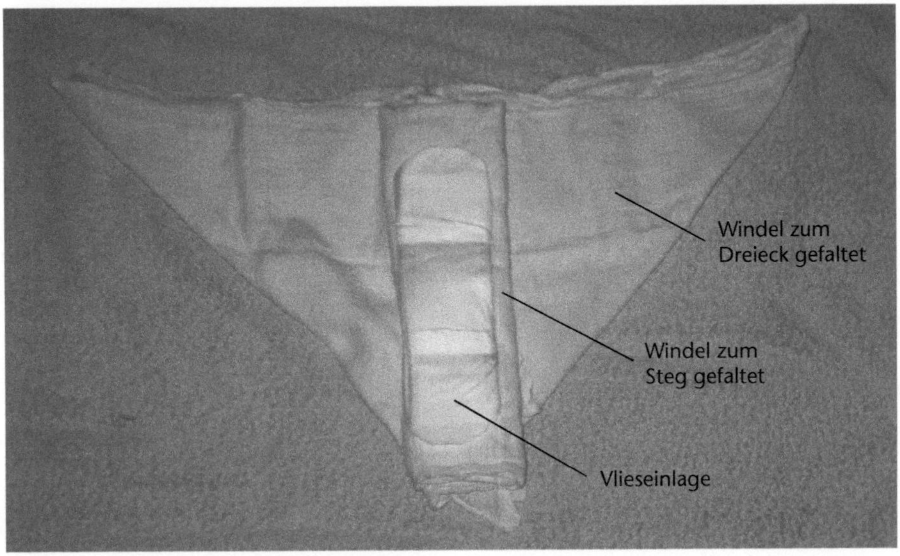

Abb. 5.5: Vorbereitung der Stoffwindel.

- Sie legen das Baby dann so auf die Windel, dass die Basis des Dreiecks im Rücken liegt und die Spitze zwischen den Beinen
- Zunächst führen Pflegende dann die Spitze zwischen den Beinen nach oben. Die seitlichen Spitzen wickeln sie um den Körper des Babys
- Als weitere Befestigung und zusätzlichen Nässeschutz ziehen Pflegende eine Gummihose oder eine Schafswollhose über die Windel. Die Schafswollhose ist durch das Wollfett vor völligem Durchfeuchten geschützt und einfach zu trocknen, wenn sie einmal feucht geworden ist. Waschen würde den Schutzfilm zerstören.

Wann und wie oft wird ein Baby gewickelt?

Grundsätzlich ist das eine individuelle Entscheidung. Neigt ein Baby zum Erbrechen nach der Mahlzeit, oder schläft es direkt nach dem Trinken ein, bietet es sich an, die Windel vorher zu wechseln. Häufig regt die Nahrungsaufnahme jedoch die Darmentleerung an, so dass es sinnvoll sein kann, nach der Mahlzeit zu wickeln.

Bei Müttern, die stillen, kann es eine gute Alternative sein, das Baby nach der Hälfte der Stillmahlzeit, also vor dem Wechsel zur zweiten Brust, zu wickeln.

Grundsätzlich wechseln Pflegende die Windel jedoch sofort, wenn das Baby Stuhl entleert hat, da der Po sonst schnell wund werden kann.

Tab. 5.12: Informationsblatt: An- und Ausziehen mit Windelwechsel.

Station 2: Baden in Wanne und Eimer (📖 1, 2)

Vorbereitungen:

- Die Raumtemperatur sollte zwischen 22 °C und 24 °C liegen
- Das Badewasser hat eine Temperatur von 37 °C, Pflegende kontrollieren die Temperatur auf jeden Fall
- Pflegende legen Badetuch, Waschlappen, saubere Windel und frische Kleidung bereit.

Fortsetzung auf nächster Seite

Station 2: Baden in Wanne und Eimer (🕮 1, 2)

Vorgehensweise:

- Wenn alle Vorbereitungen getroffen sind, ziehen Pflegende das Baby auf dem Wickeltisch aus. Wenn es Stuhl entleert hat, entfernen sie alle Stuhl- und Cremereste mit Feuchttüchern oder ähnlichem, um eine Verunreinigung des Badewassers mit Darmkeimen zu vermeiden. Diese Darmkeime könnten beim Baby an anderen Körperstellen, wie Augen oder Nabel, Entzündungen hervorrufen
- Dann heben Pflegende das Baby in die Wanne. Dazu legen sie es mit seinen Schultern auf ihren linken Unterarm, die linke Hand greift um die linke Achselhöhle des Kindes, der Kopf liegt auf dem Unterarm. Mit der rechten Hand greifen sie unter das Gesäß des Kindes. So haben sie es sicher im Griff und können es langsam ins Wasser gleiten lassen. Die Pflegenden achten dabei auf seine Mimik und das Verhalten, um Angst und Erschrecken frühzeitig zu erkennen. Ängstliche Kinder sollten Zeit bekommen, sich an das Wasser zu gewöhnen und Pflegende reden ihnen beruhigend zu
- Im Wasser halten Pflegende das Kind weiterhin mit der linken Hand fest und waschen es mit der rechten Hand. Dabei beginnen sie am Gesicht und Kopf und arbeiten sich nach unten vor
- Um den Rücken des Babys zu waschen, drehen Pflegende das Kind so, dass ihr Unterarm unter dem Kinn des Babys liegt. Die linke Hand greift nun um die rechte Achselhöhle des Kindes. Manche Kinder mögen die Bauchlage im Wasser nicht. Da die Babys nicht wirklich schmutzig sind, reicht es, wenn die Pflegenden Rücken und Gesäß nach dem Bad auf der Wickelkommode inspizieren
- Nach dem eigentlichen Waschen kann das Baby zur Entspannung noch etwas im Wasser bleiben, Pflegende achten darauf, dass die Temperatur des Wassers nicht unter 36 °C sinkt
- Auch wenn ein Kind bereits sitzen kann, darf es nie unbeobachtet im Wasser sein. Sollte es umkippen, kann es sich in der rutschigen Badewanne nicht wieder aufrichten und es kann bereits in flachem Wasser ertrinken
- Nach dem Bad heben Pflegende das Kind so aus dem Wasser, wie sie es hineingetragen haben. Sie wickeln es sofort in ein Handtuch, damit es nicht friert. Dann trocknen sie es von oben nach unten ab. Wichtig ist es, die Hautfalten richtig zu trocken, damit das Baby keine wunden Stellen bekommt. Reste von Käseschmiere belassen Pflegende, da sie einen natürlichen Hautschutz bilden, sie verschwinden mit der Zeit von selbst
- Spezielle Hautpflegemittel sind in der ersten Zeit nicht nötig. Der Säureschutzmantel der Haut bildet sich erst noch aus, Pflegeprodukte würden in dieser Phase nur in den natürlichen Vorgang eingreifen. Daher genügt es, ein Neugeborenes mit klarem Wasser zu baden. Hat das Kind sehr trockene Haut, geben Pflegende einen Teelöffel Olivenöl und 2 Teelöffel Milch ins Bad. Achtung! Die Babys sind danach sehr „glitschig". Pflegende achten darauf, die Säuglinge gut festzuhalten
- Nach dem Bad sind Neugeborene in der Regel müde und hungrig. Das Kind sollte also möglichst anschließend gestillt werden und dann hat es sich, genau wie die Mutter, eine Ruhephase verdient.

Wenn das Baden statt in der Babywanne in einem Badeeimer stattfinden soll, halten Pflegende das Kind anders. Sie fassen das Kind im so genannten Schalengriff, d. h. beide Hände greifen unter den Achseln um den Brustkorb.

Station 2: Baden in Wanne und Eimer (📖 1, 2)

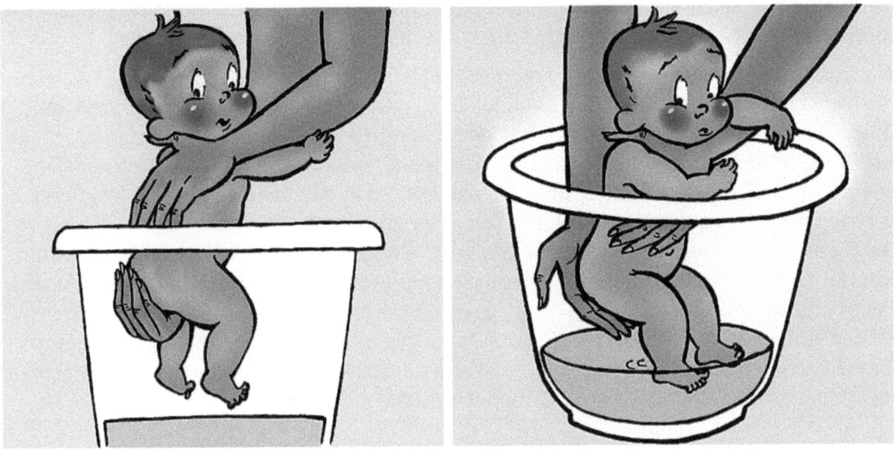

Abb. 5.6: Schalengriffe. (Mit freundlicher Genehmigung von DomoVital GmbH)

Dann lassen die Pflegenden das Baby langsam in das Wasser gleiten.
Es gibt zwei Möglichkeiten, das Kind im Badeeimer zu baden:

1. Pflegende füllen den Eimer nach Gewicht des Kindes bis zur wellenförmigen Markierung mit Wasser. Das Baby kann dann im Wasser schwimmen.
2. Pflegende füllen den Eimer nur bis zum unteren Markierungsring und setzen das Baby dann auf den Boden des Eimers. So halten die engen Wände den Körper.

In beiden Fällen unterstützen Pflegende das Köpfchen des Babys, wie auf den Abbildungen zu sehen:

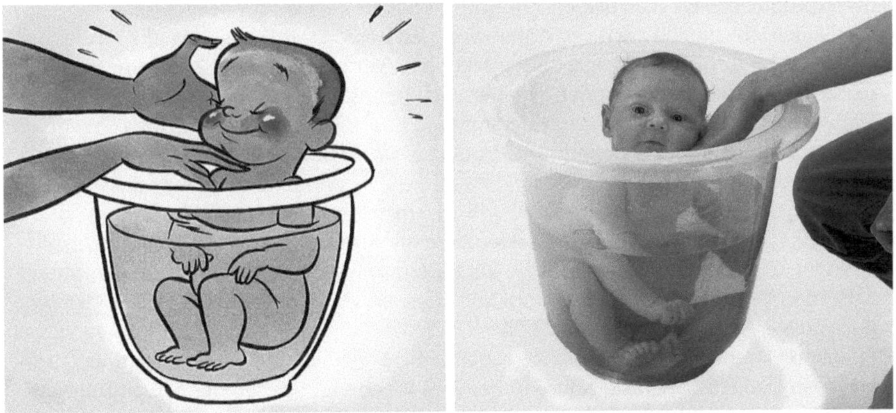

Abb. 5.7: Haltegriffe im Badeeimer (📖 2). (Mit freundlicher Genehmigung von DomoVital GmbH)

Der Badeeimer wurde entwickelt, um den Kindern den Übergang aus der sicheren Umgebung des Mutterleibes in die Außenwelt zu erleichtern. Die engen Wände und das warme Wasser helfen vielen Babys, sich zu entspannen. Die Wärme des Wassers und die embryonale Haltung des Kindes können die in den ersten Monaten häufig auftretenden Blähungen auf sanfte Weise lindern oder beseitigen.

Fortsetzung auf nächster Seite

Station 2: Baden in Wanne und Eimer (📖 1, 2)
Die Pflegenden setzen das Bad im Badeeimer vorrangig zu Entspannungszwecken ein, sie können es aber bei den kleinen Babys auch mit dem Reinigungsbad verbinden. **Wann und wie häufig wird ein Baby gebadet?** Für die Tageszeit, zu der ein Baby gebadet wird, gibt es keinen allgemein gültigen Rat. Grundsätzlich baden Pflegende es nicht direkt vor oder nach einer Mahlzeit. Für ein abendliches Bad spricht, dass die meisten Kinder nach dem Baden gut schlafen. Außerdem sind meistens Mutter und Vater zu Hause, so dass beide an der Badeaktion teilnehmen bzw. sich gegenseitig unterstützen können. Die Häufigkeit ist mit ein- bis zweimal pro Woche angegeben. Diese Empfehlung stammt von Hautärzten. Häufigeres Baden würde die empfindliche Haut des Babys zu sehr strapazieren und austrocknen. An den restlichen Tagen waschen Pflegende morgens und abends Gesicht, Hände und Windelbereich mit einem Waschlappen. Wenn das dem Baby nicht gefällt, kann man versuchen, es am Waschbecken mit fließendem Wasser zu waschen.

Tab. 5.13: Informationsblatt: Baden in Wanne und Eimer (📖 1, 2).

Station 3: Nabel-, Augen-, Nasen-, Ohren- und Nagelpflege (📖 1)
Nabelpflege: • Nach der Durchtrennung der Nabelschnur beginnt der Nabelschnurrest einzutrocknen. Er verfärbt sich dunkelbraun bis schwarz. Wenn der Nabelschnurrest völlig eingetrocknet ist, löst er sich vom Nabelgrund und fällt ab. Das passiert etwa zwischen dem 5. und 8. Lebenstag. Der Nabelgrund trocknet dann langsam ein und verschließt sich vom Rand her. Pflegende erkennen die verheilte Nabelwunde daran, dass sie kein Sekret mehr produziert. Bis zur völligen Abheilung können 2–3 Wochen vergehen • Die Nabelklemme, die nach der Abnabelung aufgesetzt wird, belassen Pflegende mindestens 24 h, um eine Blutung oder Infektion zu vermeiden. Nach 24 h können Pflegende sie entfernen. Sie können sie aber auch belassen, bis der Nabelschnurrest abfällt • Den Nabel halten Pflegende zur Unterstützung des Heilungsverlaufes trocken. Wenn die Wunde anfangs noch nässt, legen sie trockene, sterile Kompressen um den Nabelschnurrest. Sie achten beim Wickeln darauf, dass die Windel den Bereich des Nabels ausspart, um ein Durchfeuchten mit Urin zu vermeiden • Beim Versorgen des Nabels achten Pflegende auf Rötungen oder vermehrtes, übelriechendes Sekret. Wenn sie eine solche Veränderung feststellen, informieren sie umgehend den Kinderarzt, da eine beginnende Nabelentzündung frühzeitig behandelt werden muss • Pflegende können das Baby solange regelmäßig baden, bis der Nabelschnurrest abgefallen ist. Danach baden sie während der 2–3 Wochen, in denen der Nabelgrund abheilt, das Baby nicht.
Augenpflege: • Pflegende reinigen die Augen beim morgendlichen Waschen mit dem Waschlappen von außen nach innen zur Nasenwurzel hin. Eingetrocknetes Sekret entfernen sie vorsichtig • Sie achten darauf, ob das Baby mit Sekret verklebte oder gerötete Augen hat. Dies ist ein Hinweis auf eine Bindehautentzündung, die behandelt werden muss.

Station 3: Nabel-, Augen-, Nasen-, Ohren- und Nagelpflege (📖 1)
Nasenpflege: • Die Nase verfügt über einen Selbstreinigungsmechanismus. Dieser ist an dem häufigen Niesen von jungen Säuglingen gut zu beobachten • Sollten die Nasenlöcher durch eingetrocknetes Sekret verlegt sein, entfernen Pflegende dieses mit einem feuchten Papiertuch. Sie benutzen niemals Watteträger für die Reinigung der Nase, die Verletzungsgefahr ist zu groß.
Ohrenpflege: • Pflegende kontrollieren die Ohrmuschel und die Haut hinter den Ohren einmal täglich. Hat das Baby gespuckt, kann der saure Mageninhalt in und hinter die Ohren laufen und dort zu Hautreizungen führen. Zum Reinigen und Inspizieren drehen sie den Kopf des liegenden Kindes auf die Seite und halten ihn mit einer Hand in dieser Position. Pflegende säubern die Hautfalte hinter den Ohren, indem sie die Ohrmuschel leicht anheben und die Haut mit einem feuchten Waschlappen oder einem Öltuch vorsichtig abtupfen • Die Ohrmuschel können Pflegende ebenfalls mit einem Waschlappen oder einem Öltuch reinigen. Sie können auch Wattestäbchen benutzen, setzen aber nur spezielle Babywattestäbchen ein. Diese verhindern durch die Verdickung ein Eindringen in den äußeren Gehörgang. Der äußere Gehörgang verfügt über einen Selbstreinigungsmechanismus, der das Ohrenschmalz heraustransportiert. Es genügt daher, wenn Pflegende die Ohrmuschel bis zum Beginn des äußeren Gehörgangs reinigen.
Nagelpflege: • Pflegende schneiden die Nägel das erste Mal, wenn sie zu lang sind. Diese banale Tatsache zielt auf die Frage der Eltern ab, wann die Nägel zu schneiden wären. Es gibt keinen Zeitpunkt, den man hier verbindlich benennen kann. In der ersten Zeit schilfern sich die Nägel der Säuglinge oft selbst ab und man braucht sie nicht zu schneiden. Spätestens jedoch, wenn sich das Baby selbst kratzt, kürzen Pflegende die Nägel • Wichtig ist, dass Pflegende eine spezielle Baby-Nagelschere mit abgerundeten Spitzen benutzen. Sie schneiden die Nägel, wenn das Baby schläft oder ruhig und entspannt ist. Sie nehmen die Hand des Babys fest in Ihre Hand. Die Handinnenfläche des Kindes liegt auf den Fingern des Pflegenden, mit seinem Daumen hält er die Hand von oben fest. Dann streckt er den Arm des Babys und stützt seine Hand auf eine feste Unterlage. Pflegende schneiden die Nägel rund und ohne Kanten • Für die Fußnägel halten Pflegende die Füße nach demselben Muster. Pflegende schneiden die Fußnägel gerade.

Tab. 5.14: Informationsblatt: Nabel-, Augen-, Nasen-, Ohren- und Nagelpflege (📖 1).

Arbeitsvorschlag 5: Diskussion

Der Lehrende moderiert eine Diskussion (☞ 10.2) zu der Frage:

„Welche wichtigen Erkenntnisse in Bezug auf die Pflege des Säuglings und in Bezug auf die Anleitung haben Sie gemacht? Welche Fragen sind offen geblieben?"

Arbeitsvorschlag 6: Tonband mit Babygeschrei

Der Lehrende erstellt ein Tonband mit Babygeschrei, z.B. indem er auf der Säuglingsstation Babygeschrei aufnimmt. Natürlich soll kein Baby 10 Minuten für das

Tonband schreien. Häufig schreien Neugeborene nach dem Bad, wenn sie angekleidet werden. Der Lehrende kann zwei oder drei Schreiphasen aufnehmen und mehrmals wiederholen (☞ 9.4).

Arbeitsvorschlag 7: Kartenabfrage zu Gefühlen der Lernenden

Der Lehrende moderiert eine Kartenabfrage (☞ 10.9) zu der Frage: Welche Gefühle hat das Geschrei bei Ihnen ausgelöst?

Arbeitsvorschlag 8: Provokation

Die Lernenden lesen den Zeitungsartikel. Der Lehrende fragt, ob die Lernenden dieses Verhalten verstehen können (☞ 9.4).

Baby heftig geschüttelt

20-Jährige verurteilt

Emsdetten ▪ Ein 20-jähriges Kindermädchen aus Emsdetten wurde jetzt wegen Misshandlung Schutzbefohlener zu einer Freiheitsstrafe von sechs Monaten zur Bewährung und zu 250 Stunden Sozialarbeit verurteilt. Während der Verhandlung am Dienstag in Rheine schenkte das Gericht vor allem den Aussagen einer Nachbarin Glauben. Sie hatte von einem Balkon aus beobachtet, wie die 20-jährige Frau das ihr anvertraute Baby ihrer Schwester aus dem Kinderwagen genommen und „heftigst geschüttelt" hatte. Das Baby hatte in der Folgezeit nachts oft heftig geschrien und war nach Aussage der Mutter kaum noch zu beruhigen gewesen.

Abb. 5.8: Zeitungsartikel *(Münstersche Zeitung, 3. Juli 2004).*

Arbeitsvorschlag 9: Geschichte

Der Lehrende verteilt die folgende Geschichte (🕮 1):

Liebe Eltern, noch liege ich hier im Bauch, in meinem geschützten, vertrauten Raum, und weiß, dass ihr euch darum sorgt, ob ihr mit mir alles richtig machen werdet. Glaubt mir, es wird gar nicht so schwer werden. Nach kurzer Zeit werdet ihr mich verstehen, auch wenn mir nichts anderes bleibt, als meine Wünsche und Bedürfnisse durch mehr oder weniger lautes Weinen zu äußern. Wenn ich weine, kann das viele Ursachen haben. Oft habe ich Hunger. Warten auf eine Mahlzeit zu einer festgelegten Uhrzeit fällt mir schwer, da ich mich während meiner Zeit hier im Bauch nicht ums Essen kümmern muss und weil ich kein Gefühl für die Zeit habe. Ich weiß nicht, wann drei oder vier Stunden vorbei sind. Ich spüre nur, wann ich Hunger habe, und möchte, dass dieses Gefühl wieder aufhört. Leider kenne ich auch noch nicht den Unterschied zwischen Tag und Nacht. Hier bei mir ist es immer gleich. Ich weiß nur, dass Mama zwischendurch aufhört, sich regelmäßig zu bewegen. Dann werde ich nicht mehr so schön geschaukelt. Außerdem wird dann das schöne, beruhigende Klopfgeräusch langsamer. Ich finde das langweilig. Deshalb trete ich dann oft kräftig gegen die Wände. Meistens hilft es aber nichts. →

Wenn es Nacht ist, dann brauche ich aber zwischendurch auf jeden Fall etwas zu essen und will schauen, ob ihr noch da seid. Damit ich nicht auf mein Essen warten muss, wählt bitte eine Nahrung für mich aus, von der ich so oft und so viel essen kann, wie ich will. Vielleicht weine ich auch, weil ich mich alleine fühle. Ich muss mich erst einmal daran gewöhnen, dass ich nicht mehr ständig getragen und gehalten werde. Haltet mich deshalb oft in eurem Arm, streichelt mich, tragt mich und schmust mit mir. Eure körperliche Nähe gibt mir Kraft zum Wachsen. Ihr werdet mich auch ganz bestimmt nicht verwöhnen. Wenn ich erst einmal gelernt habe, dass ihr immer für mich da seid, werde ich mich auch daran gewöhnen, zwischendurch alleine zu sein. Manchmal werde ich auch weinen, weil meine Windeln voll sind. Ich glaube, das ist kein schönes Gefühl. Außerdem kann es sein, dass mir mein Po deshalb weh tut. Oft weine ich auch, weil ich einfach müde bin und meine Ruhe brauche. Denkt bitte daran, dass alles für mich neu und anstrengend ist. Ich muss jeden Tag so unendlich viel lernen und brauche bei dieser Schwerstarbeit noch viele Pausen.
Am Anfang, wenn ich zu euch komme, werde ich sogar die meiste Zeit schlafen. Bereitet mir ein gemütliches Schlafplätzchen, wo ich mich richtig wohl fühlen kann. Falls ich dann weine, wenn ihr mich hinlegt, bedeutet das nicht, dass ihr mich gleich wieder hochnehmen sollt.Manchmal bin ich dann so müde, dass ich selber gar nicht mehr so genau weiß, was ich will. Ihr könnt mir einen Schnuller geben, Saugen beruhigt mich. Das ist eine Erfahrung, die ich auch schon hier im Bauch gemacht habe. Manchmal sauge ich nämlich an meinem Daumen, und das gefällt mir. Oder ihr hängt etwas über mein Bett, was sich langsam bewegt und was ich betrachten kann. Ich mag auch leise Musik. Auch dadurch kann ich mich beruhigen. Wenn ich dann immer noch weine, könnt ihr ruhig mal ein kleines bisschen abwarten. Vielleicht brauche ich einfach ein paar Minuten, um mich in den Schlaf zu nörgeln. Wenn ich etwas älter geworden bin, möchte ich spielen. Dann weine ich auch, wenn es mir langweilig ist. Aber übertreibt es nicht in diesem Punkt. Wenn ihr mir zu viele Spielsachen gebt, weiß ich am Ende gar nicht mehr, was ich anschauen, erfühlen und ertasten soll. Ich brauche auch nicht ständig Programm und möchte nicht vom Babyschwimmen zum Stilltreffen, zur Krabbelgruppe und dann zur Babymassage hetzen. Setzt mich nicht schon als Baby unter Termindruck! Und manchmal weine ich auch ohne ersichtlichen Grund. Das ist eine meiner Möglichkeiten, Stress abzubauen, auch wenn ich euch damit vielleicht Stress bereite. Versucht trotzdem, ganz ruhig zu bleiben. Jetzt habt ihr wahrscheinlich den Eindruck, dass ich permanent weinen werde. Aber ihr braucht keine Angst zu haben. Ich bin mir sicher, dass wir viele schöne Dinge gemeinsam erleben und eine Menge Spaß miteinander haben werden. Ihr werdet es erfahren: Durch mich entdeckt ihr Sachen neu, die bei euch in Vergessenheit geraten waren. Ich werde euren Blick wieder schärfen für all die kleinen Großartigkeiten, die das Leben zu bieten hat. So, und nun macht euch keine Sorgen mehr. Wenn ihr mich liebt, wird sich alles andere finden. Ich freue mich auf euch! **Euer Baby**

Dann gibt der Lehrende folgenden **Arbeitsauftrag an die Lernenden aus:**

Lesen Sie die Geschichte, suchen Sie Ursachen für ein schreiendes Baby heraus, leiten Sie mögliche Maßnahmen ab.

Die Lernenden tragen die Ergebnisse der Partnerarbeit im Plenum zusammen. Der Lehrende moderiert die Auswertung.

Arbeitsvorschlag 10: Lehrervortrag zum Thema „Schreibabys"

Der Lehrende arbeitet einen 15-minütigen visualisierten Vortrag zum Thema „Schreibabys" aus. Folgende Inhalte sollten enthalten sein:
- Definition Schreibaby
- Ursachen, Häufigkeit
- Schreiambulanzen
- Maßnahmen
- Shaking-Baby-Syndrom. (📖 8, 12, 16)

Arbeitsvorschlag 11: Zusammenfassung des Tages

Der Lehrende fasst die Inhalte des Tages noch einmal zusammen. Hier ist auch Raum für evtl. aufgetretene Fragen. Anschließend bittet er die Lernenden, noch einmal die Plakate des Erwartungshorizontes vom Vormittag zu betrachten und evtl. Karten auf die Haben-Seite der Waage bzw. in den Mülleimer zu hängen.

5.6.4 Arbeitsvorschläge Donnerstag: „Es geht voran!"

Arbeitsvorschlag 1: Vorstellung des Tagesablaufs

Der Lehrende gibt einen kurzen Rückblick auf die Themen und Inhalte des Vortages und stellt anhand der Wissensstruktur den geplanten Tagesablauf vor. Er gibt den Lernenden die Möglichkeit, offene Fragen vom Vortag zu klären.

Dann bittet er die Lernenden, in Einzelarbeit zu überlegen, ob sie dem Erwartungshorizont noch Karten hinzufügen wollen.

Arbeitsvorschlag 2: Kartenabfrage

Der Lehrende moderiert eine Kartenabfrage (☞ 10.9) mit anschließender Clusterung zu der Frage: „Stellen Sie sich vor, Sie wären eine junge Mutter oder ein junger Vater, welche Fragen hätten Sie in Bezug auf die Ernährung des Kindes?"

Arbeitsvorschlag 3: Lehrervortrag zum Thema „Stillen"

Der Lehrende bereitet einen 45-minütigen visualisierten Vortrag zum Thema „Stillen" vor. Folgende Inhalte sollten enthalten sein:
- Was geschieht im weiblichen Körper beim Stillen? (Anatomie und Physiologie der Brust, Milchspendereflex, Auswirkungen des Stillens auf die Rückbildungsvorgänge)
- Zusammensetzung der Muttermilch, Kolostrum, reife Muttermilch
- Vorteile für Mutter und Kind
- Welche Probleme können bei Mutter und Kind auftreten (Schwierigkeiten beim Anlegen, Saugprobleme, Krankheiten von Mutter und Kind)?

(📖 7, 9, 14)

Arbeitsvorschlag 4: Partnerarbeit zur Fragenformulierung

Der Lehrende erteilt den Lernenden folgenden **Arbeitsauftrag**:

> Reflektieren Sie in Partnerarbeit die Inhalte der Kartenabfrage vom Vormittag und des Lehrervortrages zum Thema Stillen. Formulieren Sie konkrete Fragen, die Sie im Bezug auf das Stillen haben. Bedenken Sie, dass man Sie in Ihrem Arbeitsalltag als Experten betrachtet. Was müssen Sie alles wissen, um die Fragen einer jungen Mutter kompetent beantworten zu können? Schreiben Sie die ausformulierten Fragen auf Moderationskarten. Sie haben für die Partnerarbeit 30 Minuten Zeit.

Der Lehrende moderiert die Auswertung im Sinne einer Kartenabfrage mit Clusterung.

Arbeitsvorschlag 5: Expertenbefragung

Der Lehrende lädt eine Hebamme oder Laktationsberaterin in den Unterricht ein. Er bittet sie, Hilfsmittel zum Stillen wie z. B. Stillhütchen, Stilleinlagen, Auffangschalen, Milchpumpe, u.Ä. mitzubringen.

Die Lernenden stellen der Expertin zuvor gesammelte Fragen. Sie haben die Möglichkeit, weitere Detailfragen zu stellen. Zwei vorher ausgewählte Lernende halten die Antworten in einem Ergebnisprotokoll fest (☞ 10.4). (📖 6)

Arbeitsvorschlag 6: Gruppenarbeit „Kriterien für ein stillfreundliches Krankenhaus"

Der Lehrende erteilt den Lernenden folgenden **Arbeitsauftrag:**

> Finden Sie sich in Gruppen mit 4–5 Personen zusammen. Stellen Sie Kriterien auf, die ein KH erfüllen muss, um eine gute Stillbeziehung zu ermöglichen. Halten Sie ihr Ergebnis auf einem Flipchart fest. Sie haben für die Gruppenarbeit 20 Minuten Zeit.

Die Arbeitsgruppen stellen ihre Ergebnisse im Plenum vor.

Arbeitsvorschlag 7: Lehrervortrag zum Thema „Initiative Stillfreundliches Krankenhaus"

Der Lehrende arbeitet einen visualisierten Vortrag zur Initiative „Das stillfreundliche Krankenhaus" aus. Folgende Inhalte sollten enthalten sein:

- Die WHO/Unicef-Initiative „Stillfreundliches Krankenhaus"
- 10 Schritte zum erfolgreichen Stillen
- Zertifizierungsmöglichkeit.

(📖 17)

Arbeitsvorschlag 8: Lehrervortrag zum Thema „Ernährung des Kindes, wenn es mit dem Stillen nicht klappt"

Der Lehrende arbeitet einen 15-minütigen visualisierten Vortrag zum Thema „Ernährung des Kindes, wenn es mit dem Stillen nicht klappt" aus. Folgende Inhalte sollten enthalten sein:

- Flaschen und Sauger
- Milchen
- Stuhlgang bei Flaschenkindern.

(📖 7, 9)

Arbeitsvorschlag 9: Gruppenarbeit zu Beratung und Anleitung

Der Lehrende verteilt die Infoblätter und gibt folgenden **Arbeitsauftrag** an die Lernenden:

> Die Patientin braucht zu vielen Themen Informationen. Vergegenwärtigen Sie sich anhand des Infoblattes Tab. 5.15 die Ziele von Beratung und Anleitung und überlegen Sie, wie Beratung und Anleitung ineinander greifen können. Halten Sie Ihre Ergebnisse auf Folie fest. Sie haben für die Gruppenarbeit 50 Minuten Zeit.

Es folgt ein Informationsblatt zum Thema.

Beratung: (📖 11)
Ein Klient nimmt Beratung in Anspruch, wenn er ein Problem hat, das er selbst nicht lösen kann.

Es besteht eine Diskrepanz zwischen einer unbefriedigenden Ist-Situation und einer angestrebten Soll-Situation. Die Alltagskompetenzen, Strategien und kognitiven Strukturen des Klienten sind für die entsprechende Situation nicht ausreichend.
Zwei Formen von Beratung sind zu unterscheiden:

- **Expertenberatung:** Hierbei ist sich der Klient seines Problems bewusst und erwartet vom Berater Lösungsvorschläge. Bei der Expertenberatung liefert der Berater stets einen gewissen Wissensinput, der den Klienten wieder in die Lage versetzt, selbst zu handeln. Man spricht bei der Expertenberatung auch von direktiver Beratung
- **Prozessberatung:** Bei der Prozessberatung handelt es sich um non-direktive Beratung. Hier steht das Problem im Vordergrund. Der Berater hilft dem Klienten, das Problem zu definieren und unterstützt ihn darin, eigenständig Lösungen zu finden. Ziel der Prozessberatung ist es also, den Klienten in die Lage zu versetzen, sein Problem selbst zu bearbeiten und zu lösen. Der Prozess der Problemlösung steht im Vordergrund.

Anleitung: (📖 11)
Bei der Anleitung hat der Klient häufig bereits ein bestimmtes Wissen, ist aber nicht in der Lage, dieses anzuwenden. Es geht bei der Anleitung nicht um ein komplettes Lernangebot im Sinne einer Schulung, sondern um ein selektives Angebot, das häufig in einer bestimmten Handlungssituation entsteht. Die Anleitung kann Instruktionen, Belehrungen und Unterstützungen enthalten.
Ziel der Anleitung ist es, dem Klienten die erforderliche Unterstützung anzubieten, die er in der entsprechenden Situation braucht, um eigenständig handeln zu können.

Tab. 5.15: Informationsblatt zum Thema Beratung und Anleitung.

Arbeitsvorschlag 10: Auswertung der Gruppenarbeit

Der Lehrende bittet die Gruppen, ihre Ergebnisse vorzustellen. Die Lernenden können Fragen an die anderen Gruppen und an den Lehrenden richten.

Arbeitsvorschlag 11: Zusammenfassung des Tages

Der Lehrende fasst die Inhalte des Tages noch einmal zusammen. Hier ist auch noch Raum für evtl. aufgetretene Fragen. Anschließend bittet er die Lernenden, noch einmal die Plakate des Erwartungshorizontes (☞ 9.1) vom Vormittag zu betrachten und evtl. Karten auf die Haben-Seite der Waage bzw. in den Mülleimer zu hängen.

5.6.5 Arbeitsvorschläge Freitag: „Und wie geht es zu Hause weiter?"

Arbeitsvorschlag 1: Vorstellung des Tagesablaufs

Der Lehrende gibt einen kurzen Rückblick auf die Themen und Inhalte des Vortages und stellt anhand der Wissensstruktur den geplanten Tagesablauf vor. Er gibt den Lernenden die Möglichkeit, offene Fragen vom Vortag zu klären.

Dann bittet er die Lernenden, in Einzelarbeit zu überlegen, ob sie dem Erwartungshorizont (☞ 9.1) noch Karten hinzufügen wollen.

Arbeitsvorschlag 2: Lehrervortrag zum Thema „Wie lange dauert das Wochenbett?"

Der Lehrende arbeitet einen 20-minütigen visualisierten Vortrag aus. Folgende Inhalte sollten enthalten sein:

- Frühwochenbett/Spätwochenbett
- Verschiedene Verläufe mit unterschiedlicher Aufenthaltsdauer (Spontane Entbindung, ambulant und stationär, Sectio, Komplikationen)
- Entlassungsplanung (lt. Expertenstandard 24h nach Aufnahme)
- Möglichkeiten der poststationären Betreuung. (🕮 1, 5, 14)

Arbeitsvorschlag 3: Kartenabfrage

Der Lehrende moderiert eine Kartenabfrage (☞ 10.9) mit anschließender Clusterung zu der Frage:

„Stellen Sie sich vor, Sie wären eine junge Mutter oder ein junger Vater. Welche Fragen hätten Sie bei der Entlassung?"

Arbeitsvorschlag 4: Lehrervortrag zum Thema „Entlassungsgespräch"

Der Lehrende erarbeitet einen 30-minütigen visualisierten Vortrag. Er beantwortet mit dem Vortrag die Fragen aus der Kartenabfrage. Enthalten sein sollten die Themen:

- Schlaf/Schlafumgebung
- Vorbeugung SIDS

- Häufige Krankheiten des Neugeborenen (z.B. Blähungen, Husten/Schnupfen, Wundsein, Pilzinfektion, Erbrechen/Spucken, Durchfall/Verstopfung, Konjunktivitis, Impfungen)
- Besuche beim Kinderarzt
- Sexualität/Verhütung. (📖 1, 5, 14)

Arbeitsvorschlag 5: Gruppenarbeit – Beratungsgespräch

Der Lehrende erteilt den Lernenden folgenden **Arbeitsauftrag:**

Finden Sie sich in Gruppen mit 3–4 Personen zusammen. Verteilen Sie an jedes Gruppenmitglied ein anderes Fallbeispiel. Lesen Sie das Fallbeispiel und überlegen Sie sich in Einzelarbeit Fragen zum Thema. Für diesen Arbeitsschritt sind 20 Minuten vorgesehen.

Fallbeispiele:

1. Frau Hansen hat bereits in den ersten Tagen im Krankenhaus durch das Stillen sehr wunde Brustwarzen bekommen. Auch heute, am Tag der Entlassung, ist das Stillen aufgrund der gereizten Brustwarzen noch immer sehr schmerzhaft. Sie überlegt daher, das Stillen aufzugeben und das Kind mit der Flasche weiter zu ernähren. Für eine endgültige Entscheidung wünscht sie sich noch ein Beratungsgespräch durch die Pflegenden.

2. Frau Wolf hat vor wenigen Tagen ihr zweites Kind bekommen. Da sie beim ersten Kind erhebliche Stillprobleme hatte, möchte sie nun auf keinen Fall stillen. Da die Flaschennahrung im Krankenhaus durch die Pflegenden vorbereitet wurde, ist sie sich nicht sicher in Bezug auf die Vorbereitung der Nahrung für ihr Kind. Sie wünscht sich daher eine Beratung zum Thema Ernährung mit der Flasche.

3. Frau Schmidt hat während der Entbindung eine Spinalanästhesie bekommen. Nach der Entbindung hatte sie mehrere Tage insbesondere beim Aufstehen starke Kopfschmerzen und Schwindelgefühle. So hatte sie keine Gelegenheit, eine Anleitung im Baden des Babys zu bekommen. Sie fühlt sich nun sehr unsicher in Bezug auf das Bad und möchte noch eine abschließende Beratung.

4. Frau Möllers hat nach ihrer Entbindung während des Krankenhausaufenthaltes einen Lochialstau entwickelt. Nun geht es ihr wieder gut und die Entlassung steht bevor. Aufgrund ihres schlechten Allgemeinzustandes während der ersten Tage nach der Entbindung wurde ihr Kind häufig im Säuglingszimmer von den Pflegenden versorgt. Nun hat Frau Möllers Angst, dass sie das Schreien ihres Kindes zuhause nicht richtig deutet und wünscht sich daher noch eine Beratung zu diesem Punkt.

Im zweiten Arbeitsschritt stellt jedes Gruppenmitglied seine Fragen dem rechten Nachbarn. Dieser führt das Beratungsgespräch zum Thema. Die anderen Gruppenmitglieder beobachten die Beratung in Bezug auf Vollständigkeit/Korrektheit der Inhalte und den Beratungsprozess. Der Berater bekommt anschließend ein Feedback von dem zu Beratenden und den Beobachtern.

Jede Arbeitsgruppe berät jeden Lernenden zu seinen Fragen, so dass je nach Gruppenstärke 3–4 Beratungsgespräche stattfinden.

Für ein Beratungsgespräch sind 20 Minuten vorgesehen, für die jeweilige Feedbackrunde 5 Minuten.

Arbeitsvorschlag 6: Blitzlichtrunde „Wie ging es mir als Berater und wie als Beratener in der Gruppenarbeit?"

Der Lehrende bittet die Lernenden, in einem Satz auf die Frage zu antworten: „Wie ging es mir als Berater und wie als Beratener in der Gruppenarbeit?"
Die Lernenden sprechen dabei der Reihe nach im Uhrzeigersinn, sie reichen einen „Sprechstein" weiter, um zu symbolisieren, wer von ihnen an der Reihe ist.
Das Plenum kommentiert und bewertet die Aussagen nicht. Die Gruppe unterbricht den Sprechenden nicht.

Arbeitsvorschlag 7: Massage zur Rückbildung

Der Lehrende sorgt für eine angenehme Atmosphäre durch ausreichende Raumtemperatur, entsprechende Beleuchtung, meditative Musik. Er bittet die Lernenden, sich zu Paaren zusammen zu finden. Jeweils einer der Partner legt sich auf einer Decke auf den Fußboden und macht den Bauch frei. Der andere Partner kniet sich an die rechte Seite und wird durch den Lehrenden zur Massage angeleitet.

Zunächst nimmt der Partner, der die Massage durchführt, etwas Massageöl in die Hand und wärmt es durch seine Körperwärme an. Dann erklärt der Lehrende die folgenden Massageschritte (📖 15):

„Sonne und Mond": Die linke Hand kreist im Uhrzeigersinn um den Bauchnabel. Die rechte Hand führt unterhalb des Bauchnabels Halbkreise, ebenfalls im Uhrzeigersinn, aus. Beide Hände arbeiten gleichzeitig, d.h. während die rechte Hand unterhalb des Bauchnabels den Halbkreis ausführt, bewegt sich die linke Hand oberhalb des Bauchnabels. Gleitet die linke Hand weiter zum Unterbauch, wird die rechte Hand abgesetzt. Sie beginnt dann wieder, wenn die linke Hand den Oberbauch wieder erreicht. Die Teilnehmer führen diese fließende Bewegung für etwa 3–4 Minuten aus

„Teig kneten": Der Masseur legt beide Hände auf die ihm gegenüberliegende Taille. Dann beginnt er, die Bauchdecke gegeneinander zu verschieben, indem er die rechte Hand vor und die linke Hand zurückschiebt und andersherum. Mit der wechselseitigen, schiebenden Bewegung wandern die Hände langsam zur Mitte des Bauchs und weiter zur anderen Seite. Die Hände sollten ca. 3–4-mal über den gesamten Bauch wandern

„Bauchwellen": Der Masseure legt seine Hände erneut an der ihm gegenüberliegenden Taille an. Beide Hände ziehen das weiche Gewebe des Bauches gleichzeitig von der Taille zum Bauchnabel und lassen es in Höhe des Bauchnabels abrupt los. Der Masseur legt seine Handflächen dann mit den Fingerspitzen nach unten an der ihm zugewandten Taille an und wiederholt die Bewegung. Die Teilnehmer ziehen jede Seite 3–4-mal hoch

„Sonne": Mit den Zeige- und Mittelfingern zieht der Masseur zunächst „Sonnenstrahlen" vom Nabel zur Peripherie. Hat er die „Sonnenstrahlen" rund um den Bauchnabel gezogen, führt er dieselbe Bewegung noch einmal von der Peripherie in Richtung Bauchnabel aus. Die Teilnehmer „zeichnen" die Sonne nur einmal auf den Bauch

„Das Karo": Der Masseur legt beide Hände so an den Rippenbogen, dass die Fingerspitzen sich am Sternum treffen. Dann zieht er die Hände entlang des Rippenbogens zur Taille. Dort dreht er die Hände so, dass die Fingerspitzen in Richtung Wirbelsäule zeigen. Die Hände wandern nun weiter in den Rücken, bis sie sich an der Wirbelsäule treffen. Von der Wirbelsäule aus zieht er die Hände wieder kräftig nach vorne. Die Hände wandern oberhalb der Darmbeine in Richtung Schamhügel. Die Teilnehmer wiederholen das „Karo" 3–4-mal

„Lockern des Beckens": Zum Abschluss der Massage stellt sich der Masseur in Höhe der Oberschenkel über seinen Partner. Zum Lockern des Beckens greift er mit beiden Händen unter das Kreuzbein. Dann hebt er das Becken leicht an und schüttelt es sanft. Die Hände ziehen dabei mit festem Griff vom Kreuzbein über die Beckenschaufeln.

Nach Beendigung der Massage darf der Partner, der massiert wurde, noch einen Moment liegen bleiben und nachspüren. Dann tauschen die Teilnehmer die Rollen und führen die Massage noch einmal durch.

Die meisten Wöchnerinnen empfinden diese Massage als sehr angenehm. Sie hilft der Frau, den ungewohnt weichen Bauch wieder anzunehmen, regt die Darmtätigkeit an, unterstützt die Uterusrückbildung und den Wochenfluss.

Die Hebammen oder Pflegenden im Krankenhaus können diese Massage durchführen. Nach entsprechender Anleitung kann auch der Partner der Wöchnerin sie zu Hause anwenden.

Arbeitsvorschlag 8: Blitzlichtrunde „Wie habe ich die Massage empfunden?"

Der Lehrende bittet die Lernenden, in einem Satz auf die Frage zu antworten:
„Wie habe ich die Massage empfunden?"
Die Lernenden sprechen dabei der Reihe nach im Uhrzeigersinn, sie reichen einen „Sprechstein" weiter, um zu symbolisieren, wer von ihnen an der Reihe ist.
Das Plenum kommentiert und bewertet die Aussagen nicht. Die Gruppe unterbricht den Sprechenden nicht (☞ 9.2).

Arbeitsvorschlag 9: Gruppenarbeit „Wochenplanung"

Der Lehrende erteilt den Lernenden folgenden **Arbeitsauftrag:**

Finden Sie sich zu einer Arbeitsgruppe mit 4–5 Personen zusammen. Überlegen Sie, wie eine pflegerische Wochenplanung für eine Patientin bei einem normalen Verlauf aussehen kann, wenn sie auf der Grundlage der Pflegetheorie von Peplau basiert. Welche Rollen nehmen Sie als Pflegende in den jeweiligen Phasen überwiegend ein? Beschreiben Sie Kriterien, die erforderlich sind, um eine individuelle Betreuung der Wöchnerinnen zu gewährleisten. Sie haben für die Gruppenarbeit 40 Minuten Zeit.

Arbeitsvorschlag 10: Auswertung Gruppenarbeit

Der Lehrende bittet die Lernenden, die Ergebnisse vorzustellen. Eine Gruppe stellt vor, die anderen ergänzen.

Arbeitsvorschlag 11: Zusammenfassung des Tages und der Woche

Der Lehrende fasst die Inhalte des Tages und der Woche noch einmal zusammen. Hier ist auch noch Raum für evtl. aufgetretene Fragen. Anschließend bittet er die Lernenden, noch einmal die Plakate des Erwartungshorizontes (☞ 9.1) vom Vormittag zu betrachten und evtl. Karten auf die Haben-Seite der Waage bzw. in den Mülleimer zu hängen.

Literaturnachweis

1. Brand-Hörsting, B.: So pflege ich mein Baby – Expertenrat zu Alltag, Förderung und Entwicklung. Rowohlt Taschenbuch Verlag, Reinbek 2001
2. DomoVital Vertriebs GmbH: Gebrauchsanweisung Tummy Tub. Rosendahl, www.domovital.com, 30.10.2004
3. Fischer, B.; Klare, T.: Koch, F.; Menche, N.; Schwerdt, C.: Pflege heute. 3. Aufl., Urban & Fischer Verlag, München 2004
4. Forschungsinstitut für Kinderernährung Dortmund: Ernährungsplan für das 1. Lebensjahr. http://www.fke-do.de/empfehl/ernaplan.html, 26.10.04
5. Goerke, K.; Bazlen, U.: Pflege konkret – Gynäkologie, Geburtshilfe. 2. Aufl., Urban & Fischer Verlag, München, Jena 2002
6. Greving, J.; Paradies, L.: Unterrichts-Einstiege, ein Studien- und Praxisbuch. Cornelsen Scriptor, Berlin 1996
7. Guoth-Gumberger, M.; Hormann, E.: Stillen. Gräfe und Unzer Verlag, München 2000
8. Herrmann, B.: Körperliche Misshandlung von Kindern, Somatische Befunde und klinische Diagnose. www.dggkv.de/KKM-Mschr.pdf, 26.10.04
9. Lothrop, H.: Das Stillbuch. Kösel, München 2002
10. Peplau, H.: Interpersonale Beziehungen in der Pflege, Ein konzeptioneller Bezugsrahmen für eine psychodynamische Pflege. RECOM Verlag, Basel/Eberswalde 1995
11. Schneider, K.: Neue Arbeitsfelder in der Pflege – eine definitorische Klärung von Beratung, Anleitung und Schulung. In: Unterricht Pflege, 7/2002 Heft 4, S. 2–5
12. Sears, W.; Wacker, I.: Das „24-Stunden" Baby: Kinder mit starken Bedürfnissen verstehen. LLLCH Verlag, Geberstorf/CH 1998
13. Simpson, H.: Pflege nach Peplau. Lambertus Verlag, Freiburg im Breisgau 1997
14. Stadelmann, I.: Die Hebammensprechstunde. Eigenverlag 2002
15. Stüwe, M.: Wochenbett- und Rückbildungsgymnastik. 2. Aufl., Hippokrates Verlag, Stuttgart 2004
16. „Was ist ein Schreibaby?": http://www.schreipage.de/willkommen.html, 26.10.04
17. WHO/Unicef: Informationen für Krankenhäuser „Stillfreundliches Krankenhaus". http://www.stillfreundlich.de/info_krankenhaus/info.pdf, 26.10.04

6 Lernsituation: „Pflege und Krankheitserleben eines Menschen in einer lebensbedrohlichen Situation am Beispiel einer Störung oder Erkrankung des Ernährungs- und Verdauungssystems, hier: Mechanischer Ileus"

Andrea Runde

6.1 Gesetzliche Herleitung der Lernsituation

In diesem Kapitel wird tabellarisch dargestellt, aus welchen gesetzlichen Bestimmungen die Lernsituation abgeleitet ist. Zu diesem Zweck dient die Ausbildungs- und Prüfungsverordnung für die Berufe in der Krankenpflege als Grundlage. Detaillierte Inhalte sind der Ausbildungsrichtlinie für die staatlich anerkannten Kranken- und Kinderkrankenpflegeschulen des Landes NRW entnommen. Inhalte, die für die vorgestellte Lernsituation relevant sind, sind farbig markiert.

Der Ausbildungsrichtlinie ist außerdem zu entnehmen, wie die Verteilung der Lerneinheiten auf die Ausbildungsjahre vorzunehmen ist. Die Lernsituation „Pflege und Krankheitserleben eines Menschen in einer lebensbedrohlichen Situation am Beispiel einer Störung oder Erkrankung des Ernährungs- und Verdauungssystems, hier: Mechanischer Ileus" sollte insgesamt am Ende des zweiten Ausbildungsjahres verortet werden, wobei zum Inhalt I.24 Vertiefungswissen angeboten werden kann, während zu den Lerneinheiten I.16 und Iva. 7 die Vermittlung von Grundlagenwissen im Vordergrund steht.

Quelle	Ministerium für Gesundheit, Soziales, Frauen und Familie des Landes Nordrhein-Westfalen; Ausbildungsrichtlinie für die staatlich anerkannten Kranken- und Kinderkrankenpflegeschulen in NRW; Anpassung: G. Hundenborn / C. Kühn, Deutsches Institut für angewandte Pflegeforschung e.V., November 2003		
Verknüpfung KrPflAPrV 10.11.2003	8. Bei der medizinischen Diagnostik und Therapie mitwirken	6. Pflegehandeln an pflegewissenschaftlichen Erkenntnissen ausrichten	1. Pflegesituationen bei Menschen aller Altersgruppen erkennen, erfassen und bewerten
Lernbereiche	I Pflegerische Kernaufgaben		IVa Gesundheits- und Krankenpflege bei bestimmten Patientengruppen

Teilbereiche	Bei der medizinischen Diagnostik und Therapie assistieren und in Notfällen handeln	Organisieren, planen und dokumentieren	
Lerneinheiten	I.16 Bei Diagnose- und Therapieverfahren assistieren (40 h)	I. 24 Pflege planen und dokumentieren (16 h)	IVa. 7 Pflege von Patienten mit Störungen oder Erkrankungen des Ernährungs- & Verdauungssystems (40 h)
Zielformulierung	„Vorrangiges Ziel ist es, den Schülern ein komprimiertes und gleichzeitig zusammenhängendes Wissen über aktuell wichtige Verfahren der medizinischen Diagnostik und Therapie und mit ihnen einhergehende pflegerische Assistenzaufgaben zu vermitteln."	„Zum einen sollen die Schüler ein Basiswissen über den Pflegeprozess – seine Definition, Schritte und Ziele – sowie über die Pflegedokumentation erwerben. Zum zweiten sollen sie dies in den Gesamtkontext weiterer Maßnahmen bzw. Ansätze zur Professionalisierung und Systematisierung von Pflege einordnen können."	„Im Rahmen der grundsätzlichen Ziele können und sollen die Schüler in dieser Lerneinheit ihre Kenntnisse, technischen und Beobachtungsfähigkeiten zur prä- und postoperativen Patientenbetreuung gezielt vertiefen. Des Weiteren sollen sie ... ihre Beratungs- und Anleitungsfähigkeiten am Beispiel „Pflege von Patienten mit Ileo- und Kolostomie" ausbauen."
	„Dies soll dazu dienen bzw. ist die Voraussetzung dafür, dass in den weiteren Lerneinheiten nicht immer wieder erneut auf grundsätzliche diagnostisch-therapeutische Fragen eingegangen werden muss."	„Drittens – und hier liegt der Schwerpunkt – soll ihnen Gelegenheit geboten werden, die einzelnen Pflegeprozess-Aktivitäten zu üben und somit mehr als nur ein Wissen darüber zu erlangen. Bezogen auf die Informationssammlung und -auswertung sollen den Schülern ergänzende psychologische Erklärungen zur „Beobachtung und Wahrnehmung" vermittelt werden."	„Auch bietet die Lerneinheit Gelegenheit, sich aus einer neuen Perspektive mit der umfassenden Pflege chronisch- bzw. tumorkranker Menschen auseinander zu setzen."

Fortsetzung auf nächster Seite

Inhalte der Lerneinheiten **Relevante Inhalte für die Lernsituation**	• Assistenz bei Blut- und Urinuntersuchungen • Assistenz bei Biopsien, Punktionen und Blutabnahmen • Prä-, intra- und postoperative Pflegemaßnahmen • Assistenz bzw. Mitwirkung bei der physikalischen Therapie • Verhaltensorientierung bei der Begleitung und Unterstützung der Patienten bei der Untersuchung z. B. „Cholinergische Reizpflege" • Befunderhebung und Labordiagnostik; Strahlendiagnostik und -therapie sowie Strahlenschutz; Biopsien, Punktionen und Blutentnahmen; endoskopische Diagnostik und Therapie; operative Therapie (incl. Narkose); physikalische Therapie • Radiologie und Strahlenschutz aus physikalischer Sicht	• Geschichtliche Hintergründe und Definition des Pflegeprozesses • Pflegeprozess als Regelkreis einzelner Schritte • Pflegeprozess als Problemlösungs- und Beziehungsprozess, • Pflegeprozess und -dokumentation; Merkmale verschiedener Dokumentationssysteme • Pflegeprozess im Gesamtkontext weiterer Ansätze bzw. Instrumente zur Professionalisierung/Systematisierung von Pflege (Pflegemodelle, -diagnosen) • Übungen zu einzelnen, im Rahmen des Pflegeprozesses erforderlichen, Aktivitäten: Sammeln, Selektieren und Ordnen von Informationen. Formulieren (Pflegediagnosen, -ziele). Festlegen von Prioritäten, Planen von Pflegemaßnahmen. Durchführen (bzw. hier:) Dokumentieren, Beurteilen bzw. Evaluieren der Pflege	• Pflegerische Assistenzaufgaben bei gastroenterologischen Untersuchungen • Pflegerische Besonderheiten bei Spülungen und Reinigungen des Magens/Darms • Pflege von Patienten mit konservativ behandelten Erkrankungen des Ernähungs- und Verdauungssystems • Pflege von Patienten mit operativ behandelten Erkrankungen des Ernährungs- und Verdauungssystems • Pflege von Patienten mit einer Ileo-/Kolostomie • Pflege von Patienten mit Morbus Crohn oder Colitis ulcerosa • Pathophysiologie der Ernährung und Verdauung; wichtige Verfahren der gastroenterologischen Diagnostik und Therapie; Ursachen, Symptomatik und Therapie ausgewählter gastrointestinaler Erkrankungen

Inhalte der Lerneinheiten **Relevante Inhalte für die Lernsituation**	Pharmakokinetische Grundsätze (Vertiefung Lerneinheit I.11): Pharmakokinetik am Beispiel „Antibiotika"	• Prozess der Beobachtung (Klassifizieren, Interpretieren, Beurteilen, Entscheiden, Überprüfen) • Formen der Beobachtung und Gütekriterien systematischer Beobachtung • Die Beobachtung beeinflussende Faktoren, Fehlerquellen der Beobachtung • Prinzipien der Wahrnehmung	• Ursachen, Symptomatik, chirurgische Therapie und postoperative Behandlung ausgewählter gastrointestinaler Erkrankungen • Erreger infektiöser und parasitärer Darmerkrankungen, deren Übertragung und Wirkungsweise; Maßnahmen zur Infektionsverhütung und Bekämpfung • Pharmakotherapeutische Grundsätze zur Behandlung von Magenbeschwerden, Ulzera, Obstipation, Diarrhö sowie zur Therapie von Spasmen
Ausbildungsjahr Zeitrichtwert	2/40 Stunden	1/20 Stunden	3/40 Stunden
Beteiligte Fachgebiete/ Wissensgrundlagen	Pflege Naturwissenschaften	Pflege Sozialwissenschaften	Pflege Naturwissenschaften
Konkrete Inhalte für die Lernsituation	Diagnose • Blut- und Urinuntersuchungen vor- und nachbereiten ggf. assistieren • Prä-, intra- und postoperative Pflegemaßnahmen planen, durchführen und evaluieren • Patienten zu Untersuchungen begleiten und hierbei unterstützen	Dokumentation • Die Situation aus dem Blickwinkel verschiedener Pflegemodelle betrachten • Eine Pflegeanamnese und -planung mit unterschiedlichen Modellen erstellen (Orem, Peplau, Krohwinkel) • Ermitteln von Pflegediagnosen	Anatomie und Physiologie • Verdauungstrakt • Krankheitslehre • Akutes Abdomen; paralytischer und mechanischer Ileus: Krankheitsentstehung, Symptome, Befund, Diagnostik, Differenzialdiagnostik, Behandlungsstrategie.

Fortsetzung auf nächster Seite

Konkrete Inhalte für die Lernsituation	• Information und Beratung des Patienten über das weitere pflegerische Vorgehen • Prozess der Krankenbeobachtung: Klassifizieren, Interpretieren, Beurteilen, Entscheiden, Überprüfen • Arbeit im multiprofessionellen Team		Pflege • Pflegerische Besonderheiten bei Spülungen und Reinigen des Darms • Legen einer Magensonde • Pflege nach einer Ileo- oder Kolostomie • Versorgung der Stomawunde in den ersten 8–10 Tagen • Auswahl und Umgang mit Basisplatten/Stomabeuteln
Konkrete Inhalte für die Lernsituation			• Hautschutz • Psychische Begleitung des Patienten • Umgang mit Schmerzen, prä- und postoperativ • Beratung zum postoperativen Kostaufbau • Beratung zu präventiven Maßnahmen • Beratung zum Umgang mit der neuen Situation daheim

Tab. 6.1: Relevante Inhalte aus der Rahmenrichtlinie des Landes NRW.

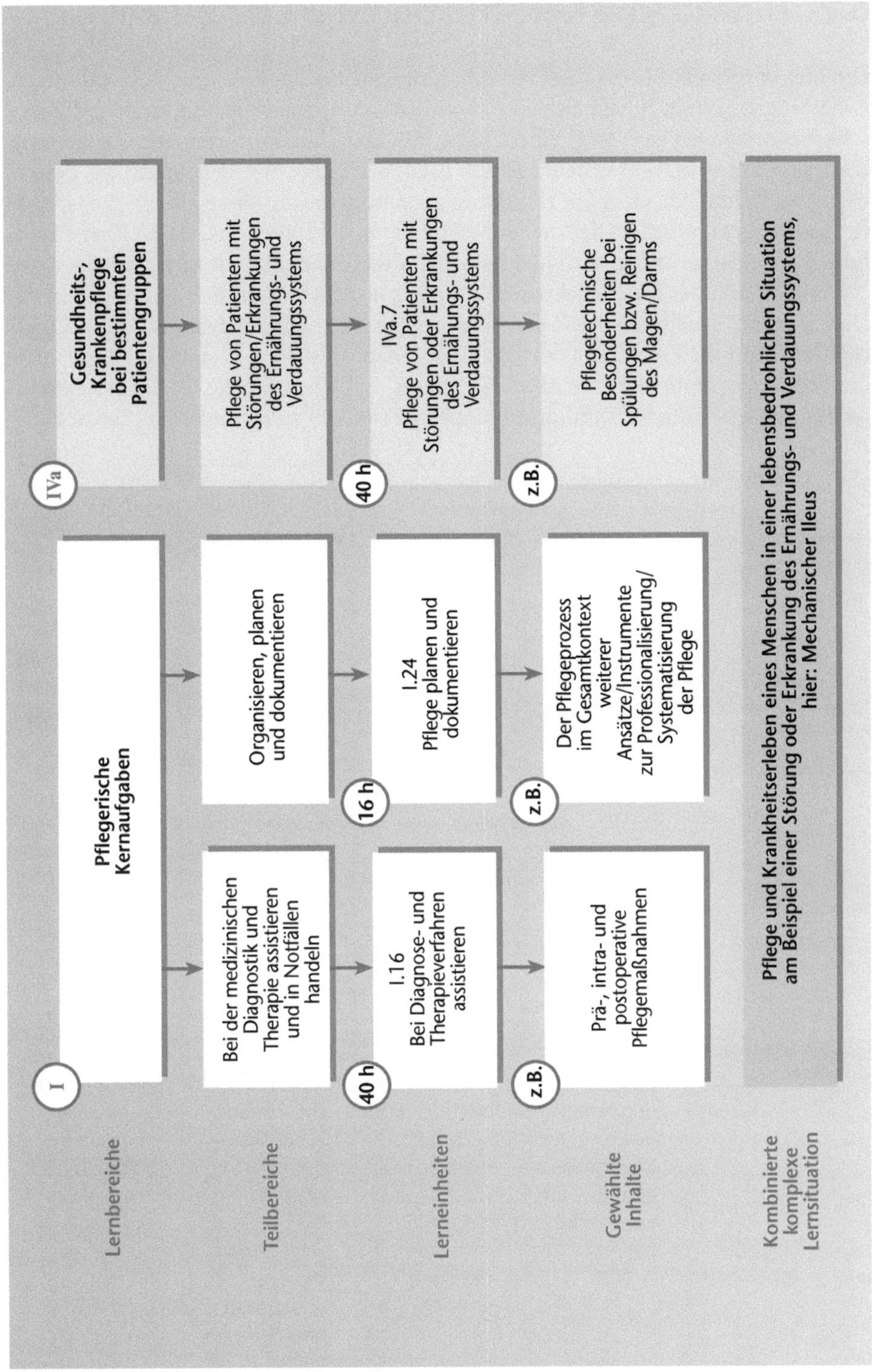

Abb. 6.1: Gesetzliche Herleitung im Überblick.

6.2 Didaktische Konstruktion der Lernsituation

Die hier vorgestellte Lernsituation enthält unterschiedliche berufliche Handlungen. Zwei Möglichkeiten bieten sich in diesem Zusammenhang für die weitere didaktische Konstruktion an. Zum einen kann ein Qualifikationsprofil für die gesamte komplexe Lernsituation erstellt werden (Tab. 6.2). Eine zweite Möglichkeit besteht darin, zunächst jede einzelne Handlung zu ermitteln, um diese als Ausgangspunkt für das Profil zu nutzen. Die Analyse würde dann auf einer konkreteren Ebene stattfinden, aus Platzgründen wird hier jedoch auf diese Möglichkeit verzichtet.

Weitere, darüber hinaus gehende Kompetenzaspekte lassen sich anschließend mit Hilfe der 360°-Analyse (☞ 4.7) erschließen (Tab. 6.3). Die Analyse der Ausbildungsrichtlinie und die Ergebnisse des Qualifikationsprofils (☞ 4.7) sowie die Ergebnisse der 360°-Analyse dienen zum Abschluss dieses Kapitels dazu, die für die Lernsituation benötigte berufliche Handlungskompetenz (☞ 3.1) zu formulieren (Tab. 6.4).

Handlungsarten / Handlungsschritte	Kognitives Handeln	Sozialkommunikatives Handeln	Gegenständlich-materielles Handeln	Emotionales Handeln
Planung	• Pflegestandards einbeziehen • Checklisten einbeziehen	• Absprache im interdisziplinären Team über das Vorgehen bei der Aufnahme von Notfallpatienten • Absprache über Aufgaben- und Kompetenzbereiche der Berufsgruppen	• Dokumentationsblätter zusammenstellen • Diagnostische Maßnahmen vorbereiten (Formulare ausfüllen, Untersuchungen anmelden etc.) • Informationsmaterial zusammenstellen	• Mit ungewissen Situationen umgehen • Sich auf Andere (interdisziplinäres Team) verlassen können
Durchführung	• Beobachtungskriterien festlegen • Informationen des Patienten erfassen	• Patienten begrüßen • Orientierung für den Patienten schaffen • Pflegerelevante Informationen sammeln	• Zu diagnostischen und therapeutischen Maßnahmen begleiten • Bei diagnostischen und therapeutischen Maßnahmen assistieren	• Mit Unsicherheit umgehen • Verantwortung übernehmen und tragen können

Handlungsarten / Handlungsschritte	Kognitives Handeln	Sozialkommunikatives Handeln	Gegenständlich-materielles Handeln	Emotionales Handeln
Durchführung	• Checklisten als Orientierung für die Einschätzung der Aufnahmesituation nutzen • Informationen anhand der Checkliste auf Vollständigkeit prüfen	• Zeitnah und verständlich über die weiteren Schritte zur Diagnostik und Therapie informieren • Gelegenheit für Fragen bieten • Pflegerelevante Informationen an das Team weitergeben	• Krankenbeobachtung durchführen • Ursachensuche systematisch durchführen und Ergebnisse auswerten • Pflegerelevante Informationen aus der Beobachtung und den Aussagen des Patienten dokumentieren • Informationen bewerten, pflegerelevante Problematiken priorisieren, entsprechende Maßnahmen daraus ableiten • Informationen strukturieren, Dokumente vervollständigen und abheften	
Evaluation	Informationen der Aufnahmesituation gedanklich nachvollziehen und bewerten		Informationen im interdisziplinären Team besprechen, nachvollziehen und bewerten	Fallsupervision im interdisziplinären Team

Tab. 6.2: Qualifikationsprofil.

Anforderungen durch die:	Beispielhafte Beantwortung	Handlungsarten für Kompetenzaspekte
Orientierung am Klienten Was sind die Bedürfnisse, Ängste, Gefühle der Patienten?	**Ängste** • Der Pflegedürftige hat Ängste in Bezug auf mögliche Diagnosestellungen, diagnostische und therapeutische Maßnahmen, vor Hilflosigkeit und Schmerzen **Gefühle** • Der Patient fühlt sich in der fremden Umgebung unsicher und allein. Er möchte sich gut aufgehoben und sicher fühlen • Der Patient fühlt sich aufgrund der aktuellen Symptomatik, z.B. Schmerzen, hilflos und ausgeliefert, er ist nicht gewohnt, Hilfen anzunehmen und die Verantwortung für sich zu „teilen" **Der Patient erwartet** • Ernst genommen und akzeptiert zu werden • Linderung und kompetente Hilfe entsprechend der aktuellen Symptomatik • Zeit und Zuwendung • Unterstützung und Erhaltung bestehender Selbstpflegekompetenzen	• Offene und verdeckte Ängste und Bedürfnisse des Patienten wahrnehmen • Einfühlendes Verstehen zeigen • Zeit zum Ankommen und zur Orientierung für den Patienten einplanen • Besondere Situation und Erleben des Patienten berücksichtigen • Umfassende und frühzeitige Information über die geplanten Maßnahmen zur Diagnostik und zu pflegerischen Maßnahmen geben • Strukturen transparent darstellen • Aussagen des Patienten wertfrei behandeln • Verbal und nonverbal Aufmerksamkeit signalisieren • Das Gefühl der Sicherheit vermitteln, indem routiniert und gezielt vorgegangen wird • Strategien des Patienten zum Umgang mit der Situation berücksichtigen
Orientierung am Lernenden Was sind die Erfahrungen der Lernenden und was benötigen sie aus Sicht des Lehrerteams?	**Erfahrungen** • Lernende kennen es aus eigener Erfahrung, sich in neuen Situationen zurechtfinden zu müssen, sie können dieses Wissen nutzen, um es auf die Situation des Patienten zu übertragen • Lernende kennen es weder aus der Berufspraxis noch aus ihrem privaten Umfeld, einem fremden Menschen tiefgehende, intime Fragen zu stellen und neigen dazu, nur oberflächlich zu fragen	• Lernende können sich in die Situation versetzen, sich in einer neuen Umgebung zurechtfinden zu müssen, sie können dieses reflektieren und übertragen • Eigene Unsicherheiten und Ängste in Bezug auf die Aufnahmesituation wahrnehmen und bewältigen • Ängste des Patienten thematisieren, gemeinsam Lösungen finden

Anforderungen durch die:	Beispielhafte Beantwortung	Handlungsarten für Kompetenzaspekte
Orientierung am Lernenden Was sind die Befürchtungen und Wünsche der Lernenden und was benötigen sie aus Sicht des Lehrerteams?	**Befürchtungen** • Die ungewohnte Situation, in der sich der Patient befindet, lässt ihn Unterstützung, Orientierung und Hilfe fordern. Lernende fühlen sich dieser Verantwortung nicht gewachsen. Sie haben selbst noch keine Routine für solche Situationen entwickelt **Wünsche** • Lernende wünschen sich Strategien und klare Strukturen für die Bewältigung pflegerelevanter Aufgaben bei der Aufnahme und Assistenz bei diagnostischen und therapeutischen Maßnahmen	• Lernende kennen Strategien, die es erleichtern, sich in neuen Situationen zurechtzufinden. Sie können diese für sich und für den Patienten anwenden • Unsicherheiten werden im Team oder mit dem Mentor angesprochen • Eigene Erfahrungen und Strategien bewusst machen • Eigene Emotionen wahrnehmen • Auswirkung der eigenen Emotionen/Unsicherheiten auf die Situation beziehen, bewerten und Konsequenzen daraus ziehen • Bei belastenden Situationen/Überforderungen gemeinsam mit den Kollegen den Verlauf reflektieren
Orientierung am Lernenden Was sind die Erfahrungen der Lernenden und was benötigen sie aus Sicht des Lehrerteams?	**Erfahrungen** • Gleiches gilt für pflegerische Maßnahmen, die es erfordern die natürliche Privat- und Intimsphäre zu überschreiten	• Verdeckte Wünsche und Gewohnheiten des Patienten einschätzen und ansprechen • Anamnesedaten vollständig erheben und gezielt nachfragen, um die Diagnosestellung zu unterstützen
Orientierung an der Pflegewissenschaft Welche Erkenntnisse/Inhalte aus der Pflegewissenschaft können in die Thematisierung der beruflichen Handlung einfließen?	**Handlungswissen** • Pflegeprozess im Kontext verschiedener Pflegetheorien • Instrumente zur Professionalisierung, Systematisierung von Pflege • Pflegemaßnahmen auswählen und Prioritäten setzen als Teil des Pflegeprozesses • Beziehungsprozess und Problemlösungsprozess als Teile des Pflegeprozesses	• Bedeutung der Befunderhebung im pflegerischen wie medizinischen Sinne als Teil des Pflegeprozesses erkennen • Ziele und Maßnahmenplanung bewusst machen • Beziehungsaufbau zum Patienten zulassen • Empathie und professionelle Pflege vereinbaren

Fortsetzung auf nächster Seite

Anforderungen durch die:	Beispielhafte Beantwortung	Handlungsarten für Kompetenzaspekte
Orientierung an den Bezugswissenschaften Welche Erkenntnisse/ Inhalte aus den Bezugswissenschaften können in die Thematisierung der beruflichen Handlungen einfließen?	**Handlungswissen** • Grundlagen zur Beobachtung • Grundlagen zur Krankheitslehre: Symptomatik, Diagnostik, Therapie, Komplikationen • Grundlagen zur operativen Therapie • Komplikationen und mögliche Verläufe • Pharmakotherapeutische Grundsätze	• Bedeutung des multiprofessionellen Austausches erkennen • Grenzen der pflegerischen Tätigkeiten und Aufgaben kennen • Prä- und postoperative Krankenbeobachtung und Pflege durchführen • Bei diagnostischen, therapeutischen Maßnahmen assistieren • Wund- und Stomaversorgung durchführen
Orientierung an der Zukunft Wie wird diese berufliche Handlung zukünftig aussehen?	**Entwicklungstendenzen** Mit Blick auf die DRG's wird eine exakte und rasche Befunderhebung einen hohen Stellenwert im Krankenhausbereich einnehmen. Entsprechend liegt auch der pflegerische Fokus auf der optimalen Gestaltung der Prozessschritte, Aufnahme und Befunderhebung	Interdisziplinäre und multiprofessionelle Behandlungsplanung durchführen

Tab. 6.3: 360°-Analyse.

Fachkompetenz	Sozialkompetenz	Personalkompetenz	Methodenkompetenz
• Zeit zum Ankommen und Orientieren für den Patienten einplanen • Aussagen des Patienten wertfrei behandeln • Gefühl der Sicherheit vermitteln, indem routiniert und gezielt vorgegangen wird • Anamnesedaten vollständig erheben und gezielt nachfragen, um die Diagnosestellung zu unterstützen • Bedeutung der Befunderhebung im pflegerischen wie im medizinischen Sinne als Teil des Pflegeprozesses erkennen • Ziele und Maßnahmenplanung bewusst machen • Bedeutung des multiprofessionellen Austausches erkennen • Grenzen der pflegerischen Tätigkeiten und Aufgaben kennen • Prä- und postoperative Pflege durchführen • Bei diagnostischen, therapeutischen Maßnahmen assistieren • Wund- und Stomaversorgung durchführen • Krankenbeobachtung durchführen • Interdisziplinäre und multiprofessionelle Behandlungsplanung durchführen	• Offene und verdeckte Ängste und Bedürfnisse wahrnehmen, thematisieren, gemeinsam Lösungen finden • Verbal und nonverbal Aufmerksamkeit signalisieren • Verdeckte Wünsche und Gewohnheiten des Patienten einschätzen und ansprechen • Unsicherheiten mit dem Mentor oder dem Team besprechen • Beziehungsaufbau zulassen • Empathie und professionelle Pflege vereinbaren	• Einfühlendes Verstehen zeigen • Besondere Situation und Erleben des Patienten berücksichtigen • Strategien des Patienten zum Umgang mit der Situation berücksichtigen • Sich in die Situation versetzen können, diese reflektieren und übertragen • Eigene Unsicherheiten und Ängste wahrnehmen und bewältigen • Eigene Erfahrungen und Strategien bewusst machen • Eigene Emotionen wahrnehmen • Auswirkungen der eigenen Emotionen/Unsicherheiten bewerten und daraus lernen	• Umfassende, frühzeitige Information über geplante Maßnahmen zur Diagnostik und entsprechende pflegerische Maßnahmen • Strukturen transparent darstellen • Strategien kennen, die es erleichtern, sich in neuen Situationen zurechtzufinden • Bei belastenden Situationen/Überforderungen gemeinsam mit dem Team reflektieren

Tab. 6.4: Konkretisierung der benötigten beruflichen Handlungskompetenz.

6.3 Wissensstruktur der Lernsituation

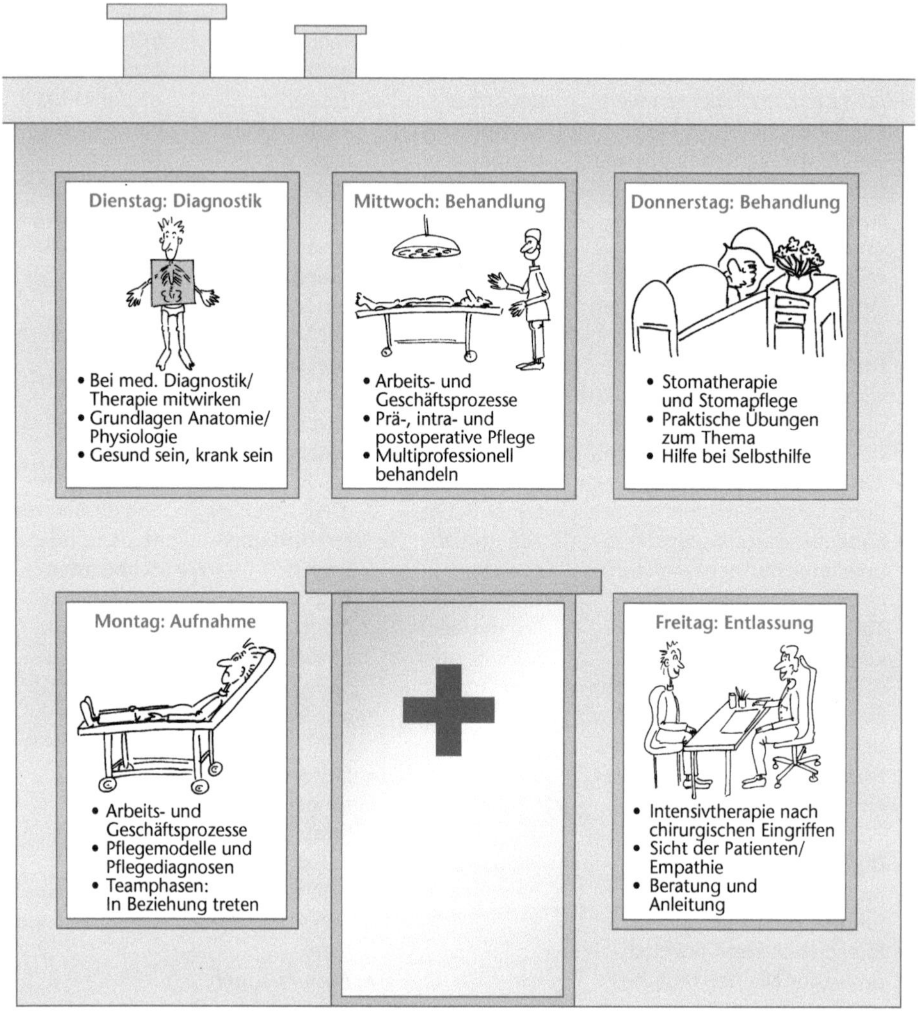

Abb. 6.2: Wissensstruktur der Lernsituation.

6.4 Wochenplan

		Mo	Di	Mi	Do	Fr
Pflegewissenschaftliche Ebene	**Übergeordnete Handlungsstruktur**	Wahrnehmen und Beobachten	Einschätzen und verstehen	Entscheiden und handeln	Handeln und bewerten	Generalisieren
	Thema/Motto	Ist der Notfall planbar?	Den Dingen auf den Grund gehen	Hand in Hand behandeln	Zurück zur Selbstständigkeit	Wie geht es daheim weiter?
	Fächerintegrative Inhalte	• Patienten zu Untersuchungen begleiten und hierbei unterstützen • Information des Patienten über das weitere pflegerische Vorgehen • Prozess der Krankenbeobachtung: Klassifizieren, Interpretieren, Beurteilen, Entscheiden, Überprüfen • Die Situation aus dem Blickwinkel verschiedener Pflegemodelle betrachten	• Untersuchungen vor- und nachbereiten ggf. assistieren • Verdauungstrakt • Akutes Abdomen • Paralytischer und mechanischer Ileus • Besonderheiten bei Spülungen und Reinigen des Darms • Legen einer Magensonde	• Prä-, intra- und postoperative Pflegemaßnahmen planen, durchführen und evaluieren • Arbeit im multiprofessionellen Team	• Pflege eines Patienten mit einer Ileo-, oder Kolostomie • Versorgung einer Stomawunde in den ersten 8–10 Tagen • Auswahl und Umgang mit Stomabeuteln und Basisplatten • Hautschutz • Psychische Begleitung des Patienten	• Umgang mit Schmerzen prä- und postoperativ • Lagerung, Mobilisation und Kostaufbau postoperativ • Beratung zu präventiven Maßnahmen • Beratung zum Umgang mit der neuen Situation daheim

Fortsetzung auf nächster Seite

		Mo	Di	Mi	Do	Fr
Pflegewissenschaftliche Ebene	**Fächerintegrative Inhalte**	• Eine Pflegeanamnese und Pflegeplanung mit unterschiedlichen Modellen erstellen • Pflegediagnosen ermitteln				
	Modell / Konzept	Teamphasen	Gesund sein, krank sein	Multiprofessionalität	Hilfe zur Selbsthilfe	Beratung und Anleitung
	Geschäfts- und Arbeitsprozesse	Aufnahme	Diagnostik	Behandlung	Behandlung	Entlassung
Berufsfelddidaktische Ebene	**Kompetenzen**	**Fachkompetenz** • Zeit zum Ankommen und Orientieren für den Patienten einplanen • Aussagen des Patienten wertfrei behandeln • Anamnesedaten vollständig erheben und gezielt nachfragen, um die Diagnosestellung zu unterstützen	**Fachkompetenz** • Gefühl der Sicherheit vermitteln, indem routiniert und gezielt vorgegangen wird • Bedeutung der Befunderhebung im pflegerischen wie im medizinischen Sinne als Teil des Pflegeprozesses erkennen • Ziele und Maßnahmenplanung bewusst machen • Grenzen der pflegerischen Aufgaben kennen	**Fachkompetenz** • Bedeutung des multiprofessionellen Austausches erkennen • Prä- und postoperative Pflege durchführen • Interdisziplinäre und multiprofessionelle Behandlungsplanung durchführen	**Fachkompetenz** • Wund- und Stomaversorgung durchführen **Sozialkompetenz** • Empathie und professionelle Pflege vereinbaren **Personalkompetenz** • Einfühlendes Verstehen zeigen	**Sozialkompetenz** • Offene und verdeckte Ängste des Patienten wahrnehmen, thematisieren, gemeinsam Lösungen finden **Personalkompetenz** • Sich in die Situation versetzen können, diese reflektieren und übertragen

		Mo	Di	Mi	Do	Fr
Berufsfelddidaktische Ebene	**Kompetenzen**	• Krankenbeobachtung durchführen **Sozialkompetenz** • Offene und verdeckte Ängste wahrnehmen, thematisieren, gemeinsam Lösungen finden • Beziehungsaufbau zulassen • Verbal und nonverbal Aufmerksamkeit signalisieren **Personalkompetenz** • Strategien des Patienten zum Umgang mit der Situation berücksichtigen	• bei diagnostischen, therapeutischen Maßnahmen assistieren **Sozialkompetenz** • Verdeckte Wünsche, Gewohnheiten des Patienten einschätzen und ansprechen **Methodenkompetenz** • Umfassende, frühzeitige Information über geplante Maßnahmen zur Diagnostik und entsprechende pflegerische Maßnahmen	**Sozialkompetenz** • Unsicherheiten mit dem Mentor oder im Team besprechen **Personalkompetenz** • Eigene Unsicherheiten und Ängste wahrnehmen und bewältigen **Methodenkompetenz** • Bei belastenden Situationen/Überforderungen gemeinsam mit dem Team reflektieren	• Besondere Situation und Erleben des Patienten berücksichtigen • Eigene Erfahrungen und Strategien bewusst machen • Eigene Emotionen wahrnehmen	• Auswirkungen der eigenen Emotionen/Unsicherheiten bewerten und daraus lernen **Methodenkompetenz** • Strukturen transparent darstellen • Strategien kennen, die es erleichtern, sich in neuen Situationen zurechtzufinden
	Handlungsleitende Prinzipien	• Berufliche Handlung fokussieren und begründen • Qualität anstreben • Viele Lerntypen ansprechen • Positives Gruppenklima fördern	• Transferwissen fördern • Ganzheitliches Lernen ermöglichen • Handlungsschemata erstellen • Viele Lerntypen ansprechen • Positives Gruppenklima fördern	• Handlungsschemata erstellen • Qualität anstreben • Viele Lerntypen ansprechen • Positives Gruppenklima fördern	• Aktuelle Entwicklungen mit einbeziehen • Ganzheitliches Lernen ermöglichen • Viele Lerntypen ansprechen • Positives Gruppenklima fördern	• Dialogische Haltung fördern • Vernetztes Denken fördern • Viele Lerntypen ansprechen • Positives Gruppenklima fördern

Fortsetzung auf nächster Seite

		Mo	Di	Mi	Do	Fr
Berufsfelddidaktische Ebene	**Methoden**	• Einpunktabfrage • Bilanzierungsabfrage • Fallbeispiel • Kugellager • Prozessdarstellung • Blitzlicht • Lehrervortrag • Plenum • Arbeitsgleiche Gruppenarbeit • Arbeitsteilige Gruppenarbeit • Partnerarbeit	• Blitzlicht • Bilanzierungsabfrage • Fallbeispiel • Zurufabfrage • Checkliste • Gruppenpuzzle I • Gruppenpuzzle II • Großer Preis • Praktische Übung • Kopfkino • Lehrervortrag • Plenum • Arbeitsteilige Gruppenarbeit • Praktische Übung	• Einpunktabfrage • Bilanzierungsabfrage • Geschichte • Fallbeispiel • Prozessdarstellung • Exkursion • Lernlandkarte/ Checkliste • Praktische Übung • Einpunktabfrage • Lehrervortrag • Plenum • Arbeitsgleiche Gruppenarbeit • Arbeitsteilige Gruppenarbeit • Partnerarbeit • Praktische Übung	• Blitzlicht MMR • Bilanzierungsabfrage • Praktische Übung • Blitzlicht • Interview • Rollenspiel • Collagearbeit • Blitzlicht MMA • Lehrervortrag • Plenum • Arbeitsgleiche Gruppenarbeit • Praktische Übung	• Einpunktabfrage • Bilanzierungsabfrage • Fallbeispiel • Fish-bowl • Blitzlicht zur Fish-bowl • Strukturlegeplan • Einpunktabfrage • Bilanzierungsabfrage • Lehrervortrag • Plenum • Arbeitsgleiche Gruppenarbeit • Partnerarbeit

Tab. 6.5: Wochenplan.

6.5 Artikulationsschemata

6.5.1 Artikulation Montag: „Ist der Notfall planbar?"

Zeit	Phasen	Methoden und Sozialformen	Zieldimension / Lösungen	Medien und Materialien
'15	Einstieg	• Plenum: Bekanntgabe des Wochenthemas • Bilanzierungsabfrage (☞ 9.1): „Mülleimer oder Rucksack"	• Lernende erhalten einen groben Überblick zu den Themen der Woche • Lernende erhalten die Möglichkeit, Wünsche und Befürchtungen zu äußern, sie reflektieren eigene Ziele zum Thema	Vorbereitetes Plakat, Karten, Marker ☞ Arbeitsvorschlag 1
'20	Einstieg	• Lehrervortrag: Vorstellen der Wissensstruktur der Lernsituation und der übergeordneten Ziele • Plenum: Klären von Fragen und Abgleich mit den Erwartungen der Lernenden • Vorstellung des Tagesablaufs	• Lernende erhalten einen Überblick über die Lernsituation und den Tagesablauf • Erwartungen der Lernenden werden in der kommenden Woche berücksichtigt, offene Fragen sind geklärt	Vorbereitete Wissensstruktur als Plakat, DIN A3-Kopien für die Schüler ☞ Arbeitsvorschlag 2
'45	Erarbeitung	• Lehrervortrag: Fallbeispiel Teil I • Kugellager • (☞ 10.11): Erfahrungen der Lernenden zur Situation „Aufnahme im Krankenhaus" in Partnerarbeit	• Lernende tauschen sich im kleinen Rahmen über eigene Erfahrungen zum Thema „Aufnahme im Krankenhaus" aus • Lernende öffnen sich für das Thema • Lernende üben das aktive Zuhören • Lernende reflektieren die Sichtweise des Patienten in der Aufnahmesituation – Empathie	Kopien des Fallbeispiels ☞ Arbeitsvorschlag 3 und 4

Fortsetzung auf nächster Seite

Zeit	Phasen	Methoden und Sozialformen	Zieldimension/ Lösungen	Medien und Materialien
'10	Siche-rung	Blitzlicht (☞ 9.2): „Welche Aussage meiner Gesprächspartner ist mir am deutlichsten im Gedächtnis geblieben?“	Ergebnisse des Kugellagers werden veröffentlicht	Flipchart, Marker ☞ Arbeitsvorschlag 5
15 Min. Pause				
'15	Einstieg	Lehrervortrag: Arbeits- und Geschäftsprozesse, Prozessdarstellung und Optimierung	Lernende erhalten einen Überblick über die Methoden Prozesse im Krankenhaus zu visualisieren.	OHP, Folien ☞ Arbeitsvorschlag 6
'45	Erarbei-tung	• Arbeitsgleiche Gruppenarbeit: Aufnahmeprozess darstellen • Visualisieren des Weges des Patienten vom Erstkontakt bis zur stationären Aufnahme.	• Lernende erproben die Methode der Prozessdarstellung • Lernende erkennen, wie viele unbekannte Situationen (Personen, Orte) auf den Patienten wirken.	Packpapier, Karten, Marker ☞ Arbeitsvorschlag 7
'45	Siche-rung	• Plenum: Ergebnisvorstellung • Unterrichtsgespräch: „An welchen Stellen sollte der Prozess optimiert werden?“ • „Welche Bedürfnisse hat der Patient in einer Aufnahmesituation?“	• Lernende ermitteln Optimierungsbedarf und schlagen Lösungen vor • Lernende erkennen, wie wichtig die Aufnahmesituation für den Patienten ist. Sie wissen um die Bedürfnisse, die Menschen in unbekannter Umgebung haben (z. B. klare Struktur, Information, routiniertes Auftreten)	Packpapierwände, Tafel oder Flipchart ☞ Arbeitsvorschlag 7
30 Min. Pause				
'10	Einstieg	Lehrervortrag: Modelle/Theorien der Pflege	Lernende erhalten zum Einstieg einen Überblick über die Thematik (Inhalte sind bereits bekannt)	☞ Arbeitsvorschlag 8

Zeit	Phasen	Methoden und Sozialformen	Zieldimension/ Lösungen	Medien und Materialien
'30	Erarbeitung	Arbeitsteilige Gruppenarbeit 1. Teil: Modelle/Theorien der Pflege: Vertiefte Erarbeitung der Modelle/Theorien von D. Orem, H. Peplau, C. Roy	• Lernende kennen bereits fundiert die Grundlagen zur Pflegewissenschaft • Lernende wählen ein Modell und vertiefen exemplarisch ihr Wissen	„Pflege heute", Flipchart, Papier, Marker ☞ Arbeitsvorschlag 9
'30	Erarbeitung	Plenum: Ergebnisvorstellung: Kurzvorstellung des gewählten Modells	• Lernende geben sich gegenseitig einen Einblick in das von ihnen gewählte Modell • Lehrende können Rückmeldung zu Stand und Richtigkeit der Aussagen mache	Flipchart ☞ Arbeitsvorschlag 9
15 Min. Pause				
'45	Erarbeitung	Arbeitsteilige Gruppen-, Partnerarbeit 2. Teil: Erstellung einer Anamnese auf der Grundlage des gewählten Pflegemodells	Lernende betrachten ein Fallbeispiel aus den unterschiedlichen Perspektiven der Modelle	☞ Arbeitsvorschlag 10
'30	Erarbeitung	Plenum: Ergebnisvorstellung: Pflegeplanungen werden vorgestellt	• Lernende erfahren, wie die unterschiedlichen Sichtweisen der Modelle die Erstellung der Pflegeplanung beeinflussen • Lernende erkennen, dass eine Situation immer aus unterschiedlichen Perspektiven betrachtet werden sollte • Lernende erkennen, dass die Perspektive des Patienten immer im Mittelpunkt stehen sollte.	Notizen der Partnerarbeiten, Tafel

Fortsetzung auf nächster Seite

Zeit	Phasen	Methoden und Sozialformen	Zieldimension/ Lösungen	Medien und Materialien
'10	Erarbeitung	Lehrervortrag: Pflegediagnosen/ NANDA	• Lernende erhalten einen Überblick zum Thema Pflegediagnosen • Sie erfahren, wodurch sich die Pflegediagnose von der medizinischen Diagnose abgrenzt	OHP, Folien ☞ Arbeitsvorschlag 11
'15	Sicherung	Plenum: Lernende ermitteln gemeinsam, aufgrund der erstellten Pflegeanamnesen Pflegediagnosen für das Fallbeispiel	• Lernende ermitteln gemeinsam Pflegediagnosen für das vorgegebene Fallbeispiel • Lernende erkennen, dass Pflegediagnosen unabhängig von medizinischen Diagnosen gestellt werden können • Lernende erkennen, dass ein Pflegemodell allein nicht immer die komplexe Situation eines Patienten abbildet	Tafel
'10	Sicherung	Blitzlicht (☞ 9.1): „Ich nehme heute mit ..."	Lernende erfahren voneinander, was die anderen für sich aus den heutigen Themen mitnehmen	Tafel, Sprechstein ☞ Arbeitsvorschlag 12

Tab. 6.6: Artikulation Montag.

6.5.2 Artikulation Dienstag: „Den Dingen auf den Grund gehen"

Zeit/ Min.	Phasen	Methoden und Sozialformen	Zieldimension/ Lösungen	Medien und Materialien
'5	Einstieg	Blitzlicht (☞ 9.2): „Meine aktuelle Wetterlage ist ..."	Lernende können in Ruhe ankommen, sie erfahren etwas über die Stimmungslage der Gruppe	Tafel, Sprechstein ☞ Arbeitsvorschlag 1

Zeit/ Min.	Phasen	Methoden und Sozialformen	Zieldimension/ Lösungen	Medien und Materialien
'5	Einstieg	Plenum: Bilanzierungsabfrage (☞ 9.1): „Mülleimer oder Rucksack"	• Lernende erhalten die Möglichkeit darzustellen, wie sich ihre geäußerten Wünsche und Befürchtungen bisher entwickelt haben • Die Gruppe erhält einen Überblick	Bearbeitetes Bilanzierungsplakat vom Montag, Karten, Marker ☞ Arbeitsvorschlag 2
'10	Einstieg	• Lehrervortrag: Vorstellen der anstehenden Themen und der übergeordneten Ziele. • Plenum: Klären von Fragen und Reflexion der Bilanzierungsabfrage	• Lernende erhalten einen Überblick über die Themen und den Verlauf des Tages • Erwartungen und Wünsche der Lernenden werden berücksichtigt	Vorbereitete Wissensstruktur als Plakat ☞ Arbeitsvorschlag 3
'5	Einstieg	Lehrervortrag: Vorlesen des Fallbeispiels Teil II	• Lernende steigen erneut in das Thema ein • Lernende erhalten einen Einblick in die Sichtweise des Patienten	Kopien des Fallbeispiels ☞ Arbeitsvorschlag 4
'15	Erarbeitung	Brainstorming per Zurufabfrage: „Welche Vorbereitungen können bereits vor der Ankunft eines Patienten getroffen werden?"	Lernende sammeln Ideen und Vorschläge zur Vorbereitung einer Notfallaufnahme	Packpapier, Karten, Marker ☞ Arbeitsvorschlag 5
'40	Erarbeitung und Sicherung	• Plenum: Clustern der Themen und Maßnahmenkatalog erstellen • Erstellen eines Maßnahmenkataloges, der als Checkliste genutzt werden kann	• Lernende klären die Frage, inwieweit eine Notfallaufnahme planbar ist • Lernende erstellen eine Checkliste, aus der hervorgeht, welche Vorbereitungen getroffen werden können, wer hierfür zuständig ist und zu welchem Zeitpunkt diese verrichtet werden können	Packpapier, Karten, Marker ☞ Arbeitsvorschlag 5

Fortsetzung auf nächster Seite

Zeit/ Min.	Phasen	Methoden und Sozialformen	Zieldimension/ Lösungen	Medien und Materialien
'10	Erarbeitung	Lehrervortrag: Gesamtübersicht zum Thema Verdauungssystem	Lernende erhalten einen Überblick	OHP, Folien ☞ Arbeitsvorschlag 6
15 Min. Pause				
'40		Gruppenpuzzle (☞ 10.7) Teil I Erarbeitung 5 Expertengruppen erarbeiten die Themen: 1 Mundhöhle & Rachenraum 2 Speiseröhre und Magen 3 Leber und Galle 4 Pankreas 5 Dünndarm, Dickdarm und Rektum, Stuhlentleerung	• Lernende erarbeiten in Arbeitsgruppen selbstständig die Inhalte zur Anatomie und Physiologie des Verdauungstraktes • Lernende tauschen sich aus und unterstützen einander bei der Erarbeitung des Themas • Lernende legen gemeinsam eine Strategie fest, wie das Gelernte an die Mitschüler weitergegeben werden kann • Lernende üben sich darin, Texte zusammenzufassen	• „Pflege heute“, Notizblock, Stifte • Vier rote, blaue, grüne, gelbe und weiße Karten zur Gruppeneinteilung ☞ Arbeitsvorschlag 7
'50	Erarbeitung	Gruppenpuzzle Teil II Es bilden sich vier neue Gruppen, in denen jeweils ein Experte zu Thema 1, 2, 3, 4 und 5 vertreten ist. Diese vermitteln ihren Mitschülern ihr Expertenthema	• Lernende vermitteln ihren Mitschülern die erarbeiteten Themen • Lernende beantworten Fragen und üben sich im Informationsgespräch • Lernende üben sich darin, ihr Wissen strukturiert und verständlich an andere weiterzugeben • Lernende übernehmen Verantwortung für ihr Lernen	„Pflege heute“, eigene Notizen ☞ Arbeitsvorschlag 7
30 Min. Pause				

Zeit/ Min.	Phasen	Methoden und Sozialformen	Zieldimension/ Lösungen	Medien und Materialien
'30	Sicherung	Plenum: Große Preis (☞ 10.8)	Lernende bearbeiten das Gesamtthema mit der ganzen Gruppe • Lernende tauschen Fragen und Erfahrungen aus • Lehrende erhalten einen Überblick über den Wissensstand der anderen, ggf. können Ergänzungen gegeben und Fragen geklärt werden	OHP, Folien, Pinnwand, Karten ☞ Arbeitsvorschlag 8
'20	Erarbeitung	• Lehrervortrag: Akutes Abdomen , Erkrankungen des Dünn- und Dickdarms, hier: Mechanischer und paralytischer Ileus.	• Lernende erfahren, bezogen auf das Fallbeispiel, welche Verfahren zur Diagnostik durchgeführt werden • Lernende kennen Ursachen für die Entstehung, Symptome und Untersuchungsmethoden sowie die Behandlungsstrategie	OHP, Folien ☞ Arbeitsvorschlag 9
'25	Sicherung	• Unterrichtsgespräch: „Welche pflegerischen Maßnahmen müssen bei einem solchen Krankheitsbild abgeleitet werden?“ • Ergänzung der Pflegeplanung	• Lernende kennen die pflegerischen Maßnahmen, die bei diesem Krankheitsbild eingesetzt werden • Lernende ermitteln aus den gegebenen Informationen Pflegeprobleme und entsprechende Maßnahmen • Lernende erkennen, dass die Pflegeplanung stets aktualisiert und ergänzt werden muss. Sie ergänzen ihre Pflegeplanung dementsprechend	Tafel, Pflegeplanungen vom Montag ☞ Arbeitsvorschlag 10
'5	Einstieg	Lehrervortrag: Fallbeispiel Teil III	Lernende erhalten einen Einblick in die Sichtweise des Patienten	Kopien des Fallbeispiels ☞ Arbeitsvorschlag 11

Fortsetzung auf nächster Seite

Zeit/ Min.	Phasen	Methoden und Sozialformen	Zieldimension/ Lösungen	Medien und Materialien
15 Min. Pause				
'30	Erarbeitung	• Arbeitsteilige Gruppenarbeit: Strukturierungsaufgabe. Je zwei Gruppen bereiten folgende Tätigkeiten vor: • Gruppe 1 und 2: Legen einer Magensonde • Gruppe 3 und 4: Reinigungseinlauf	• Lernende bereiten sich selbständig auf die Durchführung der Tätigkeiten vor • Lernende nutzen Wissen, Sichtweisen anderer • Lernende einigen sich auf ein Vorgehen zur Vorstellung ihrer Erarbeitung	☞ Arbeitsvorschlag 12
'30	Erarbeitung	• Ergebnisvorstellung: Praktische Übung: • Gruppe 1 und 2 stellen die Tätigkeit „Legen einer Magensonde" im Praxisraum vor • Plenum: Fragen werden gemeinsam geklärt	Lernende erhalten die Möglichkeit die Tätigkeit vor Ort durchzuführen bzw. die Durchführung mitzuerleben • Lernende erkennen Probleme und Schwierigkeiten während der Durchführung im Praxisraum • Lernende erhalten direkt Rückmeldung durch Mitschüler und durch die Lehrkraft	☞ Arbeitsvorschlag 13
'30	Erarbeitung	• Ergebnisvorstellung: Praktische Übung: • Gruppe 3 und 4 stellen die Tätigkeiten Reinigungseinläufe und Klistiere vor • Plenum: Fragen werden gemeinsam geklärt		☞ Arbeitsvorschlag 13
'10		• Plenum: Kopfkino Sicherung (☞ 10.10)	• Lernende wiederholen die Inhalte des Tages in einem neuen Zusammenhang	Vorbereitete Karten ☞ Arbeitsvorschlag 14

Tab. 6.7: Artikulation Dienstag.

6.5.3 Artikulation Mittwoch: „Hand in Hand behandeln"

Zeit	Phasen	Methoden und Sozialformen	Zieldimension / Lösungen	Medien und Materialien
'5	Einstieg	• Einpunktabfrage (☞ 9.5): „Wo wohne ich?" • Plenum: Kurzbesprechung des Ergebnisses	• Lernende können in Ruhe ankommen und erfahren etwas über die Stimmungslage der Gruppe	Vorbereitetes Flipchart, Klebepunkte ☞ Arbeitsvorschlag 1
'5	Einstieg	• Plenum: Bilanzierungsabfrage (☞ 9.1): „Mülleimer oder Rucksack" • Lehrervortrag: Vorstellen der anstehenden Themen und der übergeordneten Ziele • Plenum: Klären von Fragen und Reflexion der Bilanzierungsabfrage	• Lernende erhalten die Möglichkeit darzustellen, wie sich ihre geäußerten Wünsche und Befürchtungen bisher entwickelt haben • Lernende erhalten einen Überblick über die Themen und den Verlauf des Tages • Erwartungen und Wünsche der Lernenden werden berücksichtigt	• Bearbeitetes Bilanzierungsplakat vom Dienstag, Karten, Marker • Vorbereitete Wissensstruktur als Plakat ☞ Arbeitsvorschläge 2 und 3 vom Dienstag
'10	Einstieg	Lehrervortrag: Geschichte vorlesen	• Lernende fühlen sich angesprochen • Lernende versetzen sich in die Lage des Patienten	☞ Arbeitsvorschlag 4
'20	Erarbeitung	Unterrichtsgespräch: „Wie konnte es zu diesem Verlauf kommen?" „Wie sehen Maßnahmen aus, um einer solchen Entwicklung vorzubeugen?"	Lernende erkennen, wie wichtig es für Menschen in ungewohnten Situationen ist, Informationen zu erhalten und strukturiertes Vorgehen zu erfahren	Flipchart, Marker ☞ Arbeitsvorschlag 5
'5	Erarbeitung	Lehrervortrag: Fallbeispiel Teil IV	Lernende erhalten einen Einblick in die Sichtweise des Patienten aus dem Fallbeispiel	Kopien des Fallbeispiels ☞ Arbeitsvorschlag 6

Fortsetzung auf nächster Seite

Zeit	Phasen	Methoden und Sozialformen	Zieldimension/ Lösungen	Medien und Materialien
'30	Erarbeitung	Arbeitsgleiche Gruppenarbeit: Prozessdarstellung: Visualisieren des Weges des Patienten von der Station zum OP und wieder zurück zur Station	• Lernende vertiefen die Methode der Prozessdarstellung • Lernende erkennen, wie viele unbekannte Situationen (Personen, Orte) auf den Patienten wirken	Packpapier, Karten, Marker ☞ Arbeitsvorschlag 6
'20	Erarbeitung	• Plenum: Ergebnisvorstellung • Unterrichtsgespräch: „An welchen Stellen sollte der Prozess optimiert werden?“ • „Welche Bedürfnisse hat der Patient in dieser besonderen Situation?“	• Lernende ermitteln Optimierungsbedarf und schlagen Lösungen vor • Lernende erkennen, wie wichtig es ist, Bedürfnisse, die Menschen in ungewohnten Situationen haben, zu berücksichtigen (Struktur, Information, routiniertes Auftreten)	Pinnwände ☞ Arbeitsvorschlag 6
15 Min. Pause				
'10	Erarbeitung	Arbeitsteilige Gruppenarbeit: Vorbereitung der Exkursion (☞ 10.3)	Lernende erhalten einen Beobachtungsauftrag und sie bereiten sich anhand ihrer Prozessabläufe gezielt auf die Exkursion vor, notieren sich Fragen	☞ Arbeitsvorschlag 7
'80	Erarbeitung	Exkursion durchführen: Anhand der von den Lernenden erstellten Prozessdarstellung wird die Exkursion durchgeführt	• Lernende erfahren den Weg von der Station zum OP und zurück zur Station in der tatsächlichen Reihenfolge aus Sicht des Patienten • Lernende erhalten einen Gesamtüberblick und können sich den Prozess vorstellen • Lernende befragen Experten vor Ort und ermitteln die Antworten auf ihre Fragen in der Praxis	☞ Arbeitsvorschlag 7

Zeit	Phasen	Methoden und Sozialformen	Zieldimension/ Lösungen	Medien und Materialien
			• Lernende erkennen die enge Zusammenarbeit verschiedener Berufsgruppen, sie erfahren wie wichtig ein optimaler Informationsfluss ist	
30 Min. Pause				
'45	Sicherung	• Arbeitsteilige Gruppenarbeit: Lernende erstellen eine Mind Map (☞ 10.12) • Gruppe 1a und 1b stellt Maßnahmen zur prästationären und präoperativen Versorgung dar • Gruppe 2a und 2b stellen Maßnahmen zur intra- und postoperativen Versorgung dar	• Lernende erarbeiten die Maßnahmen zur prä- , intra- und postoperativen Versorgung • Lernende stellen einander die Ergebnisse vor • Lernende kennen prä-, intra- und postoperative pflegerische Maßnahmen • Lernende kennen prä-, intra- und postoperative Maßnahmen anderer Berufsgruppen	Folien ☞ Arbeitsvorschlag 8
'45	Sicherung	• Plenum: Ergebnisvorstellung • Klärung offener Fragen, ggf. Ergänzung	• Lernende erhalten einen visualisierten Überblick über zu planende pflegerische Maßnahmen • Lernende klären Fragen	OHP, Kopien der Ergebnisse
15 Min. Pause				
'15	Einstieg	Lehrervortrag: Wunddrainagen, Drainagen, Verbandswechsel, Nahtmaterial entfernen.	• Lernende erfahren Besonderheiten der Krankenbeobachtung und Versorgung nach operativen Eingriffen • Lernende erhalten einen Überblick und eine strukturierte Zusammenfassung • Lernende können Wissen, dass sie bereits aus der Praxis mitbringen, ergänzen	OHP, Folien ☞ Arbeitsvorschlag 9

Fortsetzung auf nächster Seite

Zeit	Phasen	Methoden und Sozialformen	Zieldimension/ Lösungen	Medien und Materialien
'25	Erarbeitung	• Partnerarbeit: Pflegeplan ergänzen • Probleme und Besonderheiten im Fall einer Operation im Pflegeplan ergänzen	Lernende reflektieren die Informationen, die sie erhalten haben, strukturieren ihr Wissen, indem sie exemplarisch die Pflegeplanung zum Fallbeispiel weiterführen	Eigene Notizen ☞ Arbeitsvorschlag 10
'20	Sicherung	Plenum: Ergebnisvorstellung	Lernende gleichen ihre Ergebnisse ab und können Ergänzungen hinzufügen	☞ Arbeitsvorschlag 10
'20	Erarbeitung	• Praktische Übung: Umgang mit Stomamaterialien • Freiwillige lassen sich unter Anleitung des Lehrenden von Mitschülern einen Stomabeutel anlegen. Dieser wird bis zum Unterrichtsbeginn am nächsten Morgen getragen	• Lernende üben erstmals den Umgang mit Stomamaterialien • Lernende sammeln erste Erfahrungen • Lehrende beschränken die Informationen nur auf das Nötigste, das Sammeln von Erfahrungen steht im Vordergrund • Achtung: Freiwilligkeit für die Testpersonen muss unbedingt gegeben sein	Materialien zur Stomapflege, Praxisraum ☞ Arbeitsvorschlag 11
'10	Sicherung	Einpunktabfrage (☞ 9.5): „Wo wohne ich?“ Kurzbesprechung im Plenum	Lernende reflektieren den Tag und erfahren die Stimmungslage der Gruppenmitglieder	Vorbereitetes Flipchart, Klebepunkte ☞ Arbeitsvorschlag 12

Tab. 6.8: Artikulation Mittwoch.

6.5.4 Artikulation Donnerstag: „Zurück zur Selbstständigkeit"

Zeit	Phasen	Methoden und Sozialformen	Zieldimension/ Lösungen	Medien und Materialien
'10	Einstieg	Reflexionsrunde nach TZI (☞ 9.6)	Lernende können in Ruhe ankommen und erfahren etwas über die Stimmungslage der Gruppe	Tafel, Sprechstein ☞ Arbeitsvorschlag 1
'10	Einstieg	• Plenum: Bilanzierungsabfrage (☞ 9.1): „Mülleimer oder Rucksack" • Lehrervortrag: Vorstellen der anstehenden Themen und der übergeordneten Ziele • Plenum: Klären von Fragen und Reflexion der Bilanzierungsabfrage	• Lernende erhalten die Möglichkeit darzustellen, wie sich ihre geäußerten Wünsche und Befürchtungen bisher entwickelt haben • Lernende erhalten einen Überblick über die Themen und den Verlauf des Tages • Erwartungen und Wünsche der Lernenden werden berücksichtigt	• Vorbereitetes Plakat Karten, Marker • Vorbereitete Wissensstruktur als Plakat ☞ Arbeitsvorschläge 2 und 3 vom Dienstag
'20	Einstieg	Unterrichtsgespräch: Erfahrungen der Freiwilligen mit dem Stoma	• Lernende, die sich für das Experiment zur Verfügung gestellt haben, berichten von Erfahrungen • Lernende reflektieren, welche Bedeutung es für Patienten haben kann, mit einem Stoma zu leben	Flipchart, Marker ☞ Arbeitsvorschlag 4
'20	Erarbeitung	• Lehrervortrag: Stomatherapie, Stomapflege • Ziele und Aufgaben der Stomatherapie, Enterostomaarten, prä- und postoperative Pflege, fachgerechtes Entfernen der Stomamaterialien	• Lernende erhalten einen Überblick • Lernende wissen, was prä- und postoperativ an Besonderheiten zu beachten ist • Lernende beziehen die Erfahrungen der „freiwilligen Stomaträger" aus ihrem Kurs mit ein • Lernende erhalten ein Handlungsschema zum Entfernen eines Stomas	OHP, Folien ☞ Arbeitsvorschlag 5

Fortsetzung auf nächster Seite

Zeit	Phasen	Methoden und Sozialformen	Zieldimension/ Lösungen	Medien und Materialien
'35	Erarbeitung	• Praktische Übung: Fachgerechtes Entleeren eines Stomabeutels • Fachgerechtes Entfernen der Stomamaterialien	• Lernende üben das Vorgehen im Rahmen der praktischen Übung ein • Lernende erproben Handlungsschemata, die ihnen theoretisch vermittelt wurden • Lernende lernen aus Erfahrungen, die sie während der praktischen Übung machen	Materialien zur Stomapflege, Praxisraum ☞ Arbeitsvorschlag 6
15 Min. Pause				
'15	Erarbeitung	• Blitzlicht (☞ 9.2): „Ich fühle mich jetzt ..." • Ein Unterrichtsgespräch zum Thema schließt sich an	• Lernende haben die Möglichkeit ihre Gefühle und Stimmung auszudrücken, dies ist vor allem für die „Freiwilligen Stomaträger" wichtig • Lernende stellen Erfahrungen und Probleme zum Thema transparent dar	Tafel ☞ Arbeitsvorschlag 7
'30	Erarbeitung	• Arbeitsgleiche Gruppenarbeit: Vorbereitung auf das Expertengespräch • Fragen an eine Stomatherapeutin werden gesammelt und visualisiert	• Lernende bereiten sich gezielt auf ein Gespräch mit einer Expertin vor • Lernende bringen sich aktiv in die Gestaltung des Gespräches mit der Expertin ein	Flipchart, Papier, Marker ☞ Arbeitsvorschlag 8
'45	Erarbeitung	• Gespräch mit einer Stomaexpertin (☞ 10.4) • Inhalte sollten sein: • Auswahl der Stomabeutel, Krankenbeobachtung bei Stomaträgern, Hautschutz, Hilfsmittel, Reinigung, Anpassung und Versorgung des Stomas	• Lernende kennen die Funktion und Arbeit einer Stomatherapeutin • Lernende sind für ihr Lernen selbst verantwortlich, sie strukturieren das Gespräch mit den vorbereiteten Fragen	• Visualisierte Fragen auf Flipchart • Stomaexpertin bringt Materialien mit ☞ Arbeitsvorschlag 9

Zeit	Phasen	Methoden und Sozialformen	Zieldimension / Lösungen	Medien und Materialien
		• Zudem bringt die Stomaexpertin verschiedene Utensilien zur Ansicht mit	• Lernende kennen verschiedene Stomaarten, deren Versorgung und entsprechende Produkte • Sie kennen entsprechende pflegerische Maßnahmen	
30 Min. Pause				
'70	Sicherung	Praktische Übung: Rollenspiel I und II	• Lernende wissen um die Notwendigkeit einer eingehenden Beratung eines Patienten vor einer Stomaanlage • Lernende können Fragen von Patienten beantworten • Lernende üben ihre Fertigkeiten im Umgang mit den Stomamaterialien	Unterlagen zum Rollenspiel ☞ Arbeitsvorschlag 10
15 Min. Pause				
'60	Erarbeitung	Arbeitsgleiche Gruppenarbeit: Collagearbeit (☞ 10.1): Thema Ausscheiden, Scham, Kontinenz, Ekel	• Lernende verarbeiten eigene Gefühle und Einstellungen in der Collage • Lernende visualisieren auch den Blick der Gesellschaft zum Thema Ausscheiden, Ekel, Scham • Lernende werden sich durch die Visualisierung der eigenen Einstellungen, Ängste und Vorbehalte bei der pflegerischen Versorgung eines Stomas bewusst	Tafel, Zeitschriften, Klebstoff, Packpapier, Marker ☞ Arbeitsvorschlag 11
'40	Sicherung	Plenum: Ergebnisvorstellung: Collagen werden vorgestellt und im Unterrichtsgespräch behandelt	• Lernende positionieren sich und ihre Einstellung zum Thema, sie stellen dies in visualisierter Form dar	Pinnwände, Collagen ☞ Arbeitsvorschlag 11

Fortsetzung auf nächster Seite

Zeit	Phasen	Methoden und Sozialformen	Zieldimension/ Lösungen	Medien und Materialien
			• Lernende erhalten die Möglichkeit offene Fragen, Gefühle und eigene Ängste anzusprechen	
'10	Sicherung	Blitzlicht: Reflexionsrunde nach TZI (☞ 9.6)	Lernende reflektieren den heutigen Tag in Bezug auf ihre Person, auf die Gruppe, auf das Thema und auf die Umfeldfaktoren	Tafel, Sprechstein ☞ Arbeitsvorschlag 12

Tab. 6.9: Artikulation Donnerstag.

6.5.5 Artikulation Freitag: „Wie geht es daheim weiter?"

Zeit	Phasen	Methoden und Sozialformen	Zieldimension/ Lösungen	Medien und Materialien
'5	Einstieg	Einpunktabfrage (☞ 9.5): „Ich fühle mich heute ..."	Lernende können in Ruhe ankommen und erfahren etwas über die Stimmungslage der Gruppe	Vorbereitetes Flipchart, Klebepunkte
'5	Einstieg	• Plenum: Bilanzierungsabfrage (☞ 9.1): „Mülleimer oder Rucksack" • Lehrervortrag: Vorstellen der anstehenden Themen und der übergeordneten Ziele • Plenum: Klären von Fragen und Reflexion der Bilanzierungsabfrage	• Lernende erhalten die Möglichkeit darzustellen, wie sich ihre geäußerten Wünsche und Befürchtungen bisher entwickelt haben • Lernende erhalten einen Überblick über die Themen und den Verlauf des Tages	• Vorbereitetes Plakat, Karten, Marker • Vorbereitete Wissensstruktur als Plakat ☞ Arbeitsvorschlag 2 und 3
'5	Einstieg	Lehrervortrag: Fallbeispiel Teil V wird vorgelesen	Lernende steigen erneut in das Thema ein	Kopien des Fallbeispiels ☞ Arbeitsvorschlag 4

Zeit	Phasen	Methoden und Sozialformen	Zieldimension/ Lösungen	Medien und Materialien
'20	Erarbeitung	• Lehrervortrag: Intensivtherapie nach chirurgischen Eingriffen, postoperative Schmerztherapie • Der Lehrervortrag wird um die Themen ergänzt, die im Rahmen der Bilanzierungsabfrage heute noch offen sind	• Lernende vervollständigen ihr bisheriges Wissen • Lernende finden ihre Wünsche aus der Bilanzierungsabfrage berücksichtigt	OHP, Folien ☞ Arbeitsvorschlag 5
'55	Sicherung	Partnerarbeit: Pflegeplan vervollständigen: Der im Laufe der Woche entstandene Pflegeplan wird um Maßnahmen zur Entlassungsvorbereitung ergänzt	• Lernende kennen pflegerische Maßnahmen, die im Verlauf des Fallbeispiels geplant und durchgeführt werden müssen • Lernende ermitteln entsprechend ihres Informationsstandes Pflegeprobleme und Maßnahmen • Lernende erkennen, dass die Pflegeplanung stets aktualisiert werden muss • Lernende erkennen, dass der Übergang vom Krankenhaus nach Hause geplant sein muss und sich mit entsprechenden Maßnahmen im Pflegeplan wieder findet	Eigene Notizen ☞ Arbeitsvorschlag 6
15 Min. Pause				
'20	Sicherung	Plenum: Ergebnisvorstellung: Die abschließend erstellten Pflegeplanungen werden vorgestellt	• Lernende stellen sich gegenseitig ihre Pflegeplanungen vor • Lernende ergänzen ihre Pflegeplanungen anhand der Erörterungen der Mitschüler • Lernende haben eine umfassende Pflegeplanung für das gesamte Fallbeispiel erstellt	Eigene Notizen ☞ Arbeitsvorschlag 6

Fortsetzung auf nächster Seite

Zeit	Phasen	Methoden und Sozialformen	Zieldimension/ Lösungen	Medien und Materialien
'20	Einstieg für Lernende und Patienten gemeinsam	Plenum: Fish-bowl (☞ 10.6): Gemeinsame Begrüßung der Patienten (oder Stomaträger), es soll ein Austausch zwischen „Betroffenen" und „Gesundheits- und Krankenpflegeschülern" stattfinden	Lernende schaffen eine angenehme Atmosphäre zu Beginn des gemeinsamen Gespräches	Namensschilder ☞ Arbeitsvorschlag 7
'50	Erarbeitung (Erarbeitung auch für die Patienten) Sicherung	Plenum: Durchführung der Fish-bowl	• Lernende erfahren aus „erster Hand" Einstellungen, Ängste, Gefühle und Erwartungen der Betroffenen • Lernende erhalten einen direkten Einblick in die Sichtweise der Patienten, diese haben ihrerseits die gleichen Möglichkeiten • Lernende und Patienten erfahren im geschützten Raum etwas voneinander	☞ Arbeitsvorschlag 7
30 Min. Pause: Angebot: Verbringen Sie die Pause gemeinsam mit den Patienten, dann können Fragen im „kleinen Kreis" geklärt werden.				
'10	Einstieg	Lehrervortrag: Information zur Methode Strukturlegeplan erstellen	Lernende erhalten einen klaren Arbeitsauftrag Lernende wissen, dass das Ergebnis als Lernerfolgskontrolle eingesetzt wird/ werden kann	☞ Arbeitsvorschlag 8
'90	Erarbeitung (Sicherung für die gesamte Woche)	• Arbeitsgleiche Gruppenarbeit: Erstellen eines Strukturlegeplanes (☞ 10.14) zur Gesamtthematik der letzten Woche • Frage: „Dinge, die bedacht werden müssen, um den Patienten Florian Weber im Rahmen des Krankenhausaufenthaltes optimal zu versorgen"	• Lernende stellen einen Sachverhalt bzw. die Themen der Woche in einer von ihnen gewählten Struktur dar • Lernende entdecken anhand des SLP`s eine eigene, logische Struktur im Thema und sind in der Lage, diese anderen zu erläutern	☞ Arbeitsvorschlag 9

Zeit	Phasen	Methoden und Sozialformen	Zieldimension / Lösungen	Medien und Materialien
15 Min. Pause				
'60	Sicherung	Plenum: Ergebnisvorstellung: Strukturlegepläne werden vorgestellt und erläutert	• Lernende erkennen, wie viele verschiedene Möglichkeiten es gibt, die Ausgangsfrage im Rahmen eines SLP`s darzustellen • Lernende wiederholen auf diese Weise noch einmal die Themen der Woche	☞ Arbeitsvorschlag 9
'5	Sicherung	Reflexion des Unterrichts per Einpunktabfrage (☞ 9.5)	Lernende sehen in visualisierter Form die Stimmung und Meinung der Gruppe	Vorbereitetes Plakat, Klebepunkte ☞ Arbeitsvorschlag 10
'15	Sicherung	• Plenum: Abschließende Besprechung der Bilanzierungsabfrage • Klärung offener Punkte	• Lernende erhalten die Möglichkeit, offene Fragen zu klären • Lernende erfahren durch die tägliche und nun abschließende Bearbeitung der Bilanzierungsabfrage, welche Ziele und Wünsche sie erreicht haben	Plakat der Bilanzierungsabfrage ☞ Arbeitsvorschlag 11

Tab. 6.10: Artikulation Freitag.

6.6 Arbeitsvorschläge und Arbeitsaufträge

Im Folgenden sind die Arbeitsvorschläge für die Lehrenden und die Arbeitsaufträge für die Lernenden ausführlich beschrieben.

Die einzelnen Methoden und Inhalte für die Lernsituation sind so ausgewählt, dass sie dem Wissensstand der Lernenden zum Ende des zweiten Ausbildungsjahres angepasst sind. Hierbei wird davon ausgegangen, dass die Lernenden es gewohnt sind, Inhalte selbständig zu erschließen bzw. in Gruppen gemeinsam zu erarbeiten. Außerdem wird davon ausgegangen, dass, um ein Beispiel zu nennen, die Thematik „Pflegewissenschaft und Pflegemodelle“ bereits als Basiswissen im ersten Ausbildungsjahr bearbeitet worden ist. Darüber hinaus stehen eigene Erfahrungen bzw. Erlebnisse aus den bisherigen Praxiseinsätzen als Fundament für die Unterrichtsplanung im Vordergrund.

6.6.1 Arbeitsvorschläge Montag: „Ist der Notfall planbar?"

Arbeitsvorschlag 1: Bilanzierungsabfrage

Der Lehrende bereitet zwei Plakate vor. Er beschriftet das erste Plakat mit dem Satz „Das möchte ich mitnehmen/wissen!", darunter zeichnet er einen Rucksack. Das zweite Plakat beschriftet er mit dem Satz „Das soll nicht passieren!", darunter zeichnet der Lehrende als Symbol einen Mülleimer (☞ 9.1).

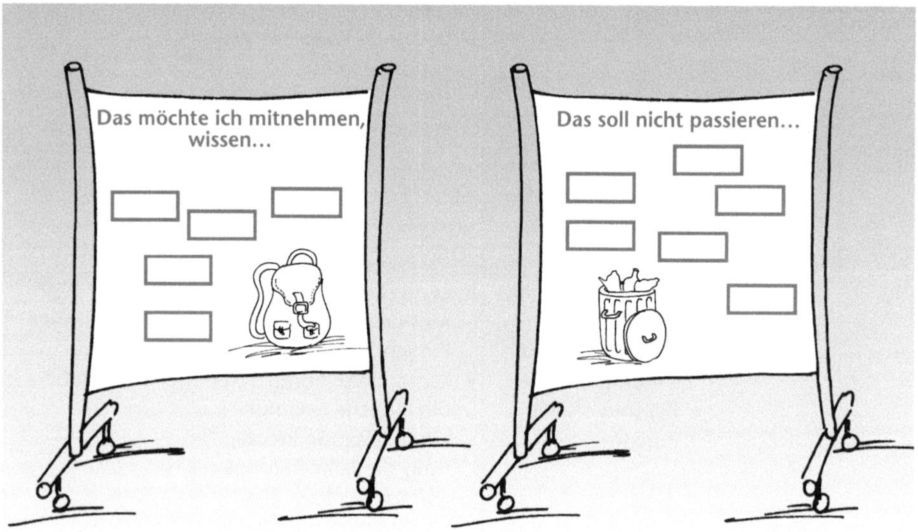

Abb. 6.3: Bilanzierungsabfrage.

Der Lehrende gibt das Wochenthema bekannt und stellt die beiden Plakate mit den Fragen vor. Er bittet die Lernenden, die dafür vorgesehenen Karten (rot, was nicht passieren soll und grün, das möchte ich mitnehmen/wissen) mit Kurzbenennungen zu beschriften. Jeder Lernende erhält pro Farbe zwei Karten. Nach einer angemessenen Zeit kommt jeder Lernende einzeln an die Präsentationswand und pinnt seine Karten mit einer kurzen Erläuterung außerhalb des Mülleimers, bzw. außerhalb des Rucksackes. Der Lehrer verweist darauf, dass während der Woche jederzeit eine Karte umgehängt werden kann, d.h. wenn etwas in Erfüllung gegangen ist, kann die Karte in den Mülleimer entsorgt bzw. in den Rucksack gehängt werden. Im Laufe der Woche dient die Bilanzierungsabfrage als Barometer, um Wünsche, Erwartungen und Befürchtungen für alle sichtbar zu machen. Am Ende der Woche dient die Bilanzierungsabfrage dann noch einmal zur Reflexion der gesamten Lerneinheit (siehe Freitag, Arbeitsvorschlag 11).

Arbeitsvorschlag 2: Lehrervortrag zum Thema „Wissensstruktur", Klärung von Fragen zum Verlauf der Woche

Der Lehrende stellt die Wissensstruktur der Lernsituation und die übergeordneten Ziele der Unterrichtswoche vor. Das Plenum klärt anschließend offene Fragen. Der Lehrende geht auf Zusammenhänge zwischen dem geplanten Verlauf und den mit Hilfe der Bilanzierungsabfrage ermittelten Erwartungen und Befürchtungen ein. Dann erklärt er den konkreten Ablauf des heutigen Tages.

Arbeitsvorschlag 3: Fallbeispiel Teil I

Der Lehrende stellt den Lernenden **Teil I des Fallbeispiels** vor:

„Es ist Frühjahr, die Tennisplätze des hiesigen Sportvereins werden für die Sommersaison in Form gebracht. Anschließend gönnt sich Florian Weber, passionierter und gut trainierter Spieler der ersten Mannschaft, mit seinen Freunden noch eine Pommes rot/weiß und ein Bier, bevor er sich aufs Fahrrad schwingt und gut gelaunt heimfährt. Er geht um 22.30 Uhr zu Bett, denn am nächsten Morgen stehen die Vorbereitungen zur Meisterprüfung an und der 23-jährige Mediengestalter will diese besonders gut hinbekommen. Die nächtliche Erholung währt nicht lang. Gegen 3.30 Uhr wacht Florian mit starken krampfartigen Bauchschmerzen auf. Sie lassen erst nach einer für ihn endlosen Zeit wieder nach. Seltsam, denkt Florian, habe ich etwas Verdorbenes gegessen? Er dreht sich langsam auf die andere Seite und zieht die Beine an. Jetzt geht es schon besser, er schläft wieder ein. Bis 4.00 Uhr. Wieder diese Schmerzen. Wellenförmig werden sie stärker und lassen dann kurzzeitig nach. Kalter Schweiß tritt Florian auf die Stirn. Außerdem macht sich leichte Übelkeit bemerkbar. Ich sollte einmal zur Toilette gehen, vielleicht sind es nur starke Blähungen, überlegt er und geht in gekrümmter Haltung Richtung Bad. Nach erfolgloser „Mission" trifft er im Flur auf seine Freundin Bea. Sie ist aufgewacht und schaut nun entsetzt in sein fahles, graues Gesicht. „Was ist mit dir los?", fragt sie, „du bist ganz blass". Der Entschluss, zum Krankenhaus zu fahren, fällt rasch.

In der Ambulanz angekommen, treffen die beiden auf einen müden diensthabenden Arzt, der mit kleinen Augen die Erstuntersuchung vornimmt. Die Nachtschwester ist ebenfalls anwesend. Beide nehmen gemeinsam die Informationen auf, die Florian ihnen mitteilt: Nein, der Blinddarm ist schon vor einem halben Jahr entfernt worden, das kann es nicht sein. Pommes mit Mayonnaise habe er gegessen. Magenprobleme, nein, noch nie gehabt. Verdauung – das letzte Mal gestern Morgen. Auch sonst gibt es keine Probleme, die schon länger andauern. Die Schmerzen sind akut und mitten in der Nacht aufgetaucht. Sie kommen jetzt in unregelmäßigen Abständen, sind aber kaum zu ertragen. Sie lassen sich kaum lokalisieren, die Nieren scheinen nach der Erstuntersuchung aber nicht der Grund zu sein.

Der Arzt nimmt zunächst Blut ab und bittet um eine Urinprobe, außerdem legt er einen venösen Zugang und verordnet Infusionen mit Buscopan® und Tramal® gegen die Schmerzen und zum Ausgleich des Flüssigkeitshaushaltes. Außerdem soll Florian Weber nüchtern bleiben. Ihm selbst ist das alles mittlerweile egal, sein einziger Wunsch ist es, die Schmerzen nicht mehr ertragen zu müssen. Zusammengekrümmt liegt er im Bett und rührt sich nur, wenn dies unbedingt nötig ist. Es wird subfebrile Temperatur mit 37,2 °C festgestellt, der kalte Schweiß steht ihm immer noch auf der Stirn, der Blutdruck liegt bei 100/60, der Puls beträgt 104. →

Florian kann sich kaum auf seine Umgebung konzentrieren, er antwortet fahrig, ist mit sich selbst beschäftigt und zeigt in Schmerzattacken erste Anzeichen einer Hyperventilation. Er äußert große Angst und Unsicherheit. Obwohl sich viele Menschen um ihn kümmern, ist die Situation aus Florians Sicht total außer Kontrolle geraten. Er fühlt sich hilflos, ratlos und ausgeliefert. „Zunächst", sagt der Arzt, „bringen wir Sie auf die Station. Dort informieren wir die diensthabende Schwester und dann sehen wir weiter." Ist mir egal, denkt Florian, Hauptsache irgendjemand hilft mir. Um 6.30 Uhr wird er in ein Zweibettzimmer gebracht."

Arbeitsvorschlag 4: Kugellager

Der Lehrende bereitet fünf Fragen zum Thema „Erfahrungen der Lernenden zu Aufnahmesituationen im Krankenhaus" vor. Hierbei fragt er eigene Erfahrungen als Patient ab oder stellt eine Aufnahmesituation in den Mittelpunkt, die die Lernenden im Rahmen ihrer Ausbildung miterlebt haben.

Der Lehrende bereitet bei einer Gruppengröße von 20 Personen zwei Stuhlkreise vor. Im inneren Kreis zeigen die Sitzflächen von 10 Stühlen nach außen. Den äußeren Stuhlkreis mit 10 Stühlen lässt er so anordnen, dass sich jeweils zwei Lernende gegenübersitzen. Die Lernenden setzen sich und der Lehrende erläutert zum Einstieg in die Methode (☞ 10.11) das Thema:

„Ich gehe davon aus, dass Sie die Aufnahmesituation im Krankenhaus schon einmal selbst als Patient erlebt oder die Aufnahme eines nahen Verwandten/Freundes begleitet haben. Es geht bei den folgenden Fragen ausschließlich um den Zeitraum vom Betreten des Krankenhauses bis zur Ankunft auf der Station. Ich möchte Sie bitten, Ihrem aktuellen Gesprächspartner Fragen zu beantworten. Vorschläge für inhaltliche Fragen sind:

1. Wie sind Sie zum Krankenhaus gelangt?
2. Welche Person ist Ihnen im Gedächtnis geblieben und warum?
3. Welche Gefühle und Ängste haben Sie in dieser Situation verspürt?
4. Was war für Sie in dieser Situation besonders wichtig?
5. Worüber haben Sie sich geärgert?

Um einen Gesprächspartnerwechsel herbeizuführen, rotiert der Außenkreis nach jeder Frage um zwei Plätze nach rechts. Der Lehrende kann außerdem festlegen, welcher Partner die Frage zuerst beantwortet. Hierzu können zur Auflockerung folgende Vereinbarungen dienen:

1. Es beginnt derjenige, der die dunkleren Augen hat.
2. Es beginnt derjenige, der die größeren Schuhe trägt.
3. Es beginnt derjenige mit den meisten Buchstaben im Vor- und Nachnamen.
4. Es beginnt derjenige, der den längsten Anfahrtsweg zur Schule hat.
5. Es beginnt derjenige, der kleiner ist.

Arbeitsvorschlag 5: Blitzlicht

Der Lehrende bittet die Gruppe, nach dem „Kugellager" ihre Plätze im Klassenraum wieder einzunehmen. Er visualisiert auf der Tafel oder auf einem Flipchart die Frage: „Welche Aussage meiner Gesprächspartner ist mir am deutlichsten im Gedächtnis geblieben?". Dann bittet er die Lernenden, mit einem Satz auf die Frage zu antworten. Die Lernenden sprechen der Reihe nach im Uhrzeigersinn, sie reichen dabei einen „Sprechstein" weiter, um zu symbolisieren, wer von ihnen an der Reihe ist. Die Gruppe kommentiert oder bewertet die Aussagen nicht, der Sprechende darf ungehindert aussprechen. Das Blitzlicht (☞ 9.2) hat an dieser Stelle die Funktion, der Gruppe transparent zu machen, welche Inhalte aus dem Kugellager für die Lernenden besonders wichtig waren.

Arbeitsvorschlag 6: Lehrervortrag zum Thema „Arbeits- und Geschäftsprozesse im Krankenhaus"

Der Lehrende bereitet einen 15-minütigen Vortrag mit folgenden Inhalten (📖 5, S. 179ff.) vor:

- Begriffsabgrenzung
- Arbeits- und Geschäftsprozesse
- Schlüssel- bzw. Kernprozesse im Krankenhaus
- Prozessdarstellung (Flussdiagramm) mit Vorgaben zu Verantwortung, Zielen und Messkriterien
- Flussdiagramm als Visualisierungsinstrument
- Prozessoptimierung.

Arbeitsvorschlag 7: Gruppenarbeit in vier Gruppen, Aufnahmeprozess darstellen

Die Lernenden kennen durch den Lehrervortrag die Grundsätze zur Prozessdarstellung. Der Lehrende gibt ihnen die Aufgabe, den Weg des Patienten vom Betreten des Krankenhauses bis zur Ankunft im Patientenzimmer in Form eines Flussdiagramms zu visualisieren. Der Arbeitsauftrag hierzu lautet:

> Visualisieren Sie den Weg des Patienten vom Betreten des Krankenhauses bis zur Ankunft im Patientenzimmer. Stellen Sie den Prozess in Form eines Flussdiagramms dar. Folgende Vorgehensweise bietet sich an:
>
> 1. Legen Sie ein Flipchart-Papier auf einen Tisch, an dem alle Gruppenmitglieder Platz finden
> 2. Bestimmen Sie einen Moderator und zwei Personen, die kleine Karten (rechteckig, 5x8 cm) mit Folienstiften Größe F beschriften
> 3. Finden Sie eine Überschrift/einen Namen für den Prozess, den Sie beschreiben wollen und notieren Sie ihn mit einem Marker gut lesbar oben auf dem Flipchart
> 4. Benennen Sie nun zunächst den ersten und den letzten Schritt des Prozesses, den Sie beschreiben wollen. Dies ist wichtig, um Anfang und Ende definitiv festzulegen
> 5. Achten Sie darauf, stets Tätigkeiten/Aktionen zu formulieren. Beispiel: Patient betritt das Krankenhaus. Pförtner begrüßt den Patienten usw.
> 6. Schreiben Sie nun Karte für Karte auf, welche Prozessschritte aufeinander folgen und legen Sie diese zunächst in der für Sie logischen Reihung auf das Flipchart
> 7. Manchmal geschehen Dinge gleichzeitig, dann legen Sie die entsprechenden Karten nebeneinander auf das Flipchart

8. Wenn Sie sicher sind, dass Sie alle Prozessschritte gefunden haben, schauen Sie noch einmal nach, ob die Reihenfolge wirklich stimmt
9. Nun kleben Sie die Karten in dieser endgültigen Reihenfolge auf das Flipchart
10. Verbinden Sie die Karten mit Pfeilen
11. Schauen Sie auf das Gesamtwerk und schreiben Sie links neben die Prozessschritte, in welchen Räumlichkeiten diese stattfinden
12. Auf der rechten Seite der Prozessschritte notieren Sie, welchen Personen der Patient dort begegnet, bzw. wer sich um ihn kümmert (Berufsgruppen)
13. Abschließend markieren Sie die Stellen in Ihrem Prozess rot, an denen Ihnen aufgefallen ist, dass es dort stets zu Problemen im Aufnahmeprozess kommt. Alles, was besonders gut klappt, kennzeichnen Sie grün
14. Wählen Sie eine Person aus, die das Ergebnis im Plenum präsentiert. Sie haben für diese Gruppenarbeit 45 Minuten Zeit.

Ergebnisvorstellung

Der Lehrende bittet die Gruppen, ihre Ergebnisse nacheinander vorzustellen. Insgesamt sollte dieser Schritt nicht länger als 25 Minuten dauern. Anschließend reflektiert die gesamte Gruppe im Unterrichtsgespräch, welche Bedürfnisse der Patient im Laufe dieses Prozesses haben könnte und durch welche Maßnahmen die Aufnahmesituation optimal zu gestalten wäre. Um die Ideen zu visualisieren, kann der Lehrende sie an der Tafel oder auf einem Flipchart notieren.

Arbeitsvorschlag 8: Lehrervortrag zum Thema „Modelle / Theorien der Pflege"

Der Lehrende bereitet einen 10-minütigen Vortrag mit folgenden Inhalten (🕮 2, S. 39ff.) vor:

- Metatheorien
- Theorien großer, mittlerer und geringer Reichweite
- Interaktionstheorien
- Bedürfnistheorien
- Humanistische Theorien
- Pflegeergebnistheorien.

Da das Thema Pflegemodelle an dieser Stelle im Rahmen einer Vertiefung bearbeitet werden soll, ist es für die Lerneinheit nötig, dass den Lernenden eine Theorie bereits umfänglich bekannt ist und sie mit ihr in Schule und Praxis bereits Erfahrungen gesammelt haben. An dieser Stelle wird davon ausgegangen, dass die Lernenden mit dem Lebensmodell nach Roper, Logan und Tierney vertraut sind.

Arbeitsvorschlag 9: Gruppenarbeit in drei Gruppen, Modelle / Theorien der Pflege

Die Lernenden erhalten den Auftrag, sich in drei Arbeitsgruppen vertieft mit einer Pflegetheorie zu befassen. Zur Auswahl stehen hier die Theorien von D. Orem, H. Peplau und C. Roy. Für den ersten Teil der Gruppenarbeit gilt folgender Arbeitsauftrag:

> Lesen Sie die Informationen zu der von Ihnen gewählten Theorie und visualisieren Sie die Schwerpunkte auf einem Flipchart. Als Leitfaden können Sie folgende Vorgaben nutzen: Stellen Sie die Theoretikerin vor. Erläutern Sie die Grundaussagen der Theorie. Erläutern Sie Besonderheiten, die an dieser Theorie auffallen. Informationen hierzu finden Sie in: „Pflege heute", 3. Auflage, S. 39ff. Legen Sie fest, welche Person die Ergebnisse im Plenum vorstellt. Sie haben für diese Gruppenarbeit 30 Minuten Zeit.

Ergebnisvorstellung

Die Lernenden stellen nacheinander die wesentlichsten Aspekte der von ihnen gewählten Theorie vor. Direkt im Anschluss an die Vorstellungen klärt die Gruppe Verständnisfragen. Im Unterrichtsgespräch können abschließend Gemeinsamkeiten und Besonderheiten der Theorien aufgezeigt werden.

Arbeitsvorschlag 10: Partnerarbeit „Erstellen einer Anamnese"

Die Lernenden erhalten den Auftrag, in den bestehenden drei Arbeitsgruppen eine Anamnese zum Fallbeispiel zu erstellen. Dies geschieht innerhalb der Arbeitsgruppen in Partnerarbeit. Sie erstellen die Anamnese unter Berücksichtigung des Pflegemodells, welches soeben bearbeitet wurde. Für den zweiten Teil der Gruppenarbeit gilt folgender Arbeitsauftrag:

> Lesen Sie noch einmal in Ruhe das Fallbeispiel von Florian Weber. Schauen Sie in der von Ihnen bearbeiteten Pflegetheorie nach, welche Punkte die Pflegetheoretikerin in einer Anamnese besonders hervorheben würde. Erstellen Sie anhand des Pflegemodells eine Anamnese für den Patienten Florian Weber. Ermitteln Sie anschließend in Form von Stichpunkten, welche Pflegeprobleme und Ressourcen sich entsprechend aus der Anamnese ergeben. Tragen Sie anschließend die Ergebnisse im Plenum in Form eines Unterrichtsgespräches vor. Sie haben für diese Partnerarbeit 45 Minuten Zeit.

Ergebnisvorstellung

Der Lehrende bittet die Lernenden der ersten Gruppe um die Vorstellung einer erstellten Anamnese. Die anderen Gruppenmitglieder ergänzen das Ergebnis. Der Lehrende visualisiert an der Tafel die wesentlichsten Ergebnisse zur ersten Anamnese. Er bittet nun Gruppe zwei und drei, ihre Anamnesen vorzustellen und verfährt ebenso wie bei Gruppe eins. Anhand der visualisierten Ergebnisse lassen sich anschließend Gemeinsamkeiten und Besonderheiten der verschiedenen Theorien nebeneinander betrachten.

Arbeitsvorschlag 11: Lehrervortrag und Unterrichtsgespräch, Pflegediagnosen/NANDA

Der Lehrende bereitet einen 10-minütigen Vortrag mit folgenden Inhalten (🕮 2, S. 85ff.) vor:

- Pflegeprobleme und Ressourcen erfassen
- Pflegediagnosen stellen
- Generelle und individuelle Probleme unterscheiden
- Pflegediagnosen im Pflegeprozess
- Pflegediagnostik und Pflegediagnose
- NANDA
- Bestandteile einer Pflegediagnose
- Pro und Kontra Pflegediagnose.

Im Unterrichtsgespräch sammelt der Lehrende, bezogen auf das Fallbeispiel, mit den Lernenden mögliche Pflegediagnosetitel. Sie beleuchten diese daraufhin, ob alle Bestandteile einer Pflegediagnose vorhanden sind. Lernende können hierzu die von ihnen ermittelten stichpunktartigen Pflegeprobleme aus der Partnerarbeit als Anregung nutzen.

Arbeitsvorschlag 12

Der Lehrende visualisiert den Satzanfang „Das nehme ich heute mit..." an der Tafel. Anschließend verfährt er weiter, wie unter Arbeitsvorschlag 5 erläutert.

6.6.2 Arbeitsvorschläge Dienstag: „Den Dingen auf den Grund gehen"

Arbeitsvorschlag 1: Blitzlicht

Der Lehrende visualisiert den Satzanfang „Meine aktuelle Wetterlage ist..." an der Tafel und erläutert kurz anhand eines Beispiels, wie dieser Satz enden könnte. Beispiel: „Meine aktuelle Wetterlage ist diesig, da ich mich noch sehr müde fühle". Anschließend verfährt er weiter, wie unter Arbeitsvorschlag 5 (Montag) erläutert (☞ 9.2).

Arbeitsvorschlag 2: Bilanzierungsabfrage

Der Lehrende hat die Plakate der Bilanzierungsabfrage (☞ 9.1) vom Montag an einen gut zugänglichen Ort im Klassenraum platziert. Er bittet die Lernenden, die Plakate am heutigen Tag um die Aspekte zu ergänzen, die für sie noch wichtig sind. Es werden wieder maximal zwei Karten pro Farbe und Person verteilt. Lernende müssen nichts ergänzen, erhalten aber die Möglichkeit dazu. Wie am Montag kommt jeder Lernende einzeln an die Präsentationswand, ergänzt seine Erwartungen und Befürchtungen und hängt seine Karten um, die in Erfüllung gegangen sind.

Arbeitsvorschlag 3: Lehrervortrag, Vorstellen der anstehenden Tagesthemen

Der Lehrende stellt die Themen und den konkreten Ablauf des Tages vor. Das Plenum klärt anschließend offene Fragen und der Lehrende geht auf Zusammenhänge zwischen dem geplanten Verlauf und den mit Hilfe der Bilanzierungsabfrage ermittelten Erwartungen und Befürchtungen ein.

Arbeitsvorschlag 4: Fallbeispiel Teil II

Der Lehrende führt den **zweiten Teil des Fallbeispiels** ein:

„Sr. Jutta hat aus den Aufnahmeinformationen eine Anamnese und einen Pflegeplan erstellt. Es ist mittlerweile 8.30 Uhr. Florian Webers Zustand hat sich trotz Schmerzmedikation kaum gebessert. Er fühlt sich nun wie in Watte gepackt und benebelt, eine Besserung der Schmerzen ist aber kaum eingetreten. Er hat außerdem 3-mal schwallartig erbrochen. Die Temperatur ist mit 37,5 °C fast gleich bleibend, Blutdruck 95/60, Puls 120. Sr. Jutta informiert den Arzt. Gemeinsam besprechen sie mit Florian Weber das weitere Vorgehen. Zur Diagnostik müssen noch einige Untersuchungen durchgeführt werden, bevor ein Entschluss zur weiteren Behandlung getroffen werden kann. "

Arbeitsvorschlag 5: Brainstorming per Zurufabfrage, Clustern, Checkliste erstellen

Schritt I: Brainstorming (☞ 10.9)

Der Lehrende visualisiert und erläutert die Frage „Welche Vorbereitungen können bereits vor der Ankunft eines Patienten getroffen werden?“. Er fordert die Lernenden auf, spontan Antworten zuzurufen. Die Zurufe sollten keine Schlagworte sein, sondern Kurzsätze. Er bittet ein oder zwei Lernende, die Co-Moderation zu übernehmen und die Zurufe auf Karten gut lesbar zu notieren. Während der Sammlung kommentiert oder diskutiert die Gruppe die Beiträge nicht. Der Lehrende pinnt die beschrifteten Karten zunächst unsortiert an.

Schritt II: Clustern (☞ 10.9)

Der Lehrende ordnet nun nacheinander die Karten Themenkomplexen zu, d.h. er pinnt inhaltlich zusammengehörige Karten untereinander oder zumindest nah beieinander. Dabei bestimmen die Lernenden per Zuruf die Zuordnung. Im Zweifelsfall entscheidet derjenige, der den Beitrag geleistet hat. Sind so genannte Cluster (Themenklumpen) entstanden, fragt der Lehrende die Lernenden noch einmal, ob die Zuordnung nun stimmig ist. Abschließend sucht die Gruppe zu den gebildeten Themenkomplexen Kurzsätze als Überschriften, die in Form von ovalen Karten über dem Cluster angebracht werden. Wenn die Lernenden die Themenkomplexe nach Prioritäten ordnen wollen, fällt die Entscheidung per Mehrpunktabfrage. Regeln: Cluster zählen (z.B. 8), diese Anzahl durch zwei dividieren, entsprechend erhält jeder Lernende vier Klebepunkte und darf diese auf die für ihn wichtigsten Cluster kleben, hierbei gilt: Jeder Lernende darf maximal zwei seiner Punkte auf ein Cluster kleben. Der Lehrende zählt die Bewertungen aus und nummeriert die Cluster ihrer Priorität nach durch.

Schritt III: Maßnahmenkatalog bzw. hier Checkliste erstellen

Der Lehrende bereitet ein Plakat mit einer 4-spaltigen Tabelle auf einer zweiten Pinnwand vor. Die Gesamtüberschrift übernimmt er vom Plakat mit den Clustern. Die Überschriften der Tabellenspalten lauten folgendermaßen:

- Spalte I: Nummer
- Spalte II: Vorbereitung/Tätigkeit
- Spalte III: Wer ist zuständig?
- Spalte IV: Zeitpunkt.

Der Lehrende pinnt die nach Priorität geordneten Clusterüberschriften in der vereinbarten Reihenfolge in die zweite Spalte. Die erste Spalte dient zur Nummerierung. Sind alle Karten angepinnt, erarbeitet das Plenum, wer die einzelnen Tätigkeiten durchführt (Spalte III) und zu welchem Zeitpunkt dies optimal geschieht (Spalte IV). Das Ergebnis kann der Lehrende anschließend mit einer Digitalkamera fotografieren und den Lernenden als Ausdruck aushändigen.

Arbeitsvorschlag 6: Lehrervortrag zum Thema „Verdauungssystem, Ernährung und Stoffwechsel"

Der Lehrende bereitet einen 10-minütigen Vortrag vor. Wichtig ist hier, „nur" einen Überblick zu geben, Details erarbeiten die Lernenden in den anschließenden Gruppenarbeiten selbst. Inhalte (📖 4, S. 290ff.) sollten sein:

- Mechanische und chemische Verdauung
- Verdauungstrakt vom Mund zum After
- Flüssigkeitsumsatz
- Feinbau des Verdauungstraktes
- Peritoneum
- Gefäßversorgung.

Arbeitsvorschlag 7: Gruppenpuzzle

Teil I

Der Lehrende bildet fünf Arbeitgruppen mit jeweils vier Personen (☞ 10.7). Er teilt diese Gruppen ein, indem er jeweils vier rote, blaue, grüne, gelbe und weiße Moderationskarten verteilt. Anschließend bittet er die Lernenden, folgenden Satz auf den Karten zu vermerken:

- Rot: Ich bin Experte für das Thema Mundhöhle und Rachenraum
- Blau: Ich bin Experte für das Thema Speiseröhre und Magen
- Grün: Ich bin Experte für das Thema Leber und Galle
- Gelb: Ich bin Experte für das Thema Pankreas
- Weiß: Ich bin Experte für das Thema Dünn- und Dickdarm, Rektum und Stuhlentleerung.

Die Lernenden erhalten folgenden Arbeitsauftrag:

1. Setzen Sie sich in Ihrer Expertengruppe zusammen.
2. Lesen Sie die Informationen zu Ihrem Thema:
   - Rot: Biologie, Anatomie, Physiologie, 5. Auflage, S. 294–297
   - Blau: Biologie, Anatomie, Physiologie, 5. Auflage, S. 298–301
   - Grün: Biologie, Anatomie, Physiologie, 5. Auflage, S. 303–307
   - Gelb: Biologie, Anatomie, Physiologie, 5. Auflage, S. 308–310
   - Weiß: Biologie, Anatomie, Physiologie, 5. Auflage, S. 301–302, 311–313.

3. Besprechen Sie in der Expertengruppe Fragen und Unklarheiten zum Thema. Überlegen Sie gemeinsam, wie Sie Ihren Mitschülern den Inhalt Ihres Textes so erläutern, dass auch sie einen umfassenden Einblick erhalten. Sie bekommen alle im zweiten Schritt dieser Gruppenarbeit die Aufgabe, den Inhalt Ihres Textes Lernenden der anderen Gruppen zu erläutern. Machen Sie sich Notizen zum Thema und überlegen Sie, in welcher Reihenfolge Sie die Informationen an die Lernenden weitergeben wollen.

Sie haben für diese Gruppenarbeit 40 Minuten Zeit.

Teil II

Der Lehrende bittet die Lernenden, nach Ablauf der Zeit neue Gruppen zu bilden. Jede soll so zusammengesetzt sein, dass jede Farbe nur einmal vorkommt. Es bilden sich auf diesen Weise vier neue Gruppen mit je fünf Lernenden. Die Lernenden erhalten nun folgenden **Arbeitsauftrag:**

Stellen Sie einander in der Expertenreihenfolge rot, blau, grün, gelb, weiß die Inhalte Ihrer erarbeiteten Texte vor. Sie dürfen hierbei Ihre Notizen, aber auch das Buch zur Hand nehmen. Während der Experte redet, hören zunächst alle anderen ruhig zu. Anschließend stellen die Zuhörer Fragen. Der Experte antwortet. Wenn Unklarheiten bestehen, können Sie die Antworten auch gemeinsam im Buch nachschlagen. Nacheinander erläutern die Experten ihre Inhalte, so dass nach einem Durchlauf alle Themen besprochen sind.

Sie haben für den zweiten Teil der Gruppenarbeit 50 Minuten Zeit, d.h. jeder Experte darf maximal 10 Minuten referieren.

Der Lehrende unterstützt während der gesamten Gruppenarbeit die Lernenden. Nach Abschluss der Gruppenarbeit bittet er die Lernenden, in den Gruppenkonstellationen zu verbleiben und sich entsprechend im Klassenraum einen Platz zu suchen.

Arbeitsvorschlag 8: Großer Preis

Der Lehrende bereitet eine Folie mit folgenden Kategorien vor (☞ 10.8):

Mund, Rachen, Speiseröhre	Überblickwissen: Magen	Leber, Galle, Pankreas	Dünn-, Dickdarm, Rektum, Stuhl
100	100	100	100
200	200	200	200
300	300	300	300
400	400	400	400
500	500	500	500
600	600	600	600

Tab. 6.11: Kategorien zum Großen Preis.

Er legt die Folie auf und stellt die Kategorien und die Spielregeln des „Großen Preises“ vor. Die vier Gruppen ziehen Lose, auf denen eine Nummer zur Reihenfolge steht. Die erste Gruppe darf sich nun eine Kategorie aussuchen. Der Lehrende liest die entsprechende Frage vor. Ein Mitglied dieser Gruppe darf die Frage beantworten, die anderen Mitglieder nehmen Ergänzungen vor. Ist die Antwort richtig, bekommt die Gruppe die Punkte, ist die Antwort falsch, darf die darauf folgende Gruppe die Antwort geben. Ist diese Antwort richtig, erhält sie die Punkte. Ist die Antwort wieder falsch, bekommt keine Gruppe die Punkte und der Lehrende selbst gibt die richtige Antwort. Die erspielte Punktezahl notiert jede Gruppe auf Karten und heftet sie untereinander an eine Pinnwand. Die Sieger lassen sich so anschließend leicht ermitteln. Folgende Fragen werden vorgeschlagen:

Mund, Rachen, Speiseröhre	**Überblickwissen: Magen**	**Leber, Galle, Pankreas**	**Dünn-, Dickdarm, Rektum, Stuhl**
Wie sind die Zähne entsprechend der Zahnformel durchnummeriert? 📖 4, Kap. 18.2.2	Wie heißen die drei großen Arterien, die die Bauchorgane versorgen? 📖 4, Kap. 18.1.6	Welche Aufgaben hat die Leber? 📖 4, Kap. 18.6	Aus welchen Abschnitten besteht der Dünndarm? 📖 4, Kap. 18.5.1
Welche Aufgaben erfüllt die Zunge? 📖 4, Kap. 18.2.3	Wie sind die Wandschichten des Verdauungstraktes aufgebaut? 📖 4, Kap. 18.1.4	Über welche beiden Gefäße gelangt Blut in die Leber? 📖 4, Kap. 18.6.1	Welche Besonderheiten tragen zur Oberflächenvergrößerung der Dünndarmschleimhaut bei? 📖 4, Kap. 18.5.3
Nennen Sie die drei großen paarigen Speicheldrüsen. 📖 4, Kap. 18.2.4	Wie heißen die verschiedenen Magenabschnitte? 📖 4, Kap. 18.4.1	Joker 300 Punkte	Wie heißen die einzelnen Abschnitte des Dickdarms? 📖 4, Kap. 18.8
Welche Maßnahmen umfasst die Kariesprophylaxe? 📖 4, Kap. 18.2.2	Joker 400 Punkte	Was ist Bilirubin? 📖 4, Kap. 18.6.5	Der Volksmund bezeichnet den Appendix häufig als Blinddarm. Warum ist dies nicht ganz korrekt? 📖 4, Kap. 18.8.1
Welche Reize regen den Speichelfluss an und können zur Soor- und Parotitisprophylaxe eingesetzt werden? 📖 4, Kap. 18.2.4	Welche Substanzen werden von den Zellen der Magenschleimhaut produziert? 📖 4, Kap. 18.4.4	Welche Funktion haben Gallensäuren? 📖 4, Kap. 18.6.5	Joker 500 Punkte
Joker 600 Punkte	Welche Organe des Bauchraumes liegen retroperitoneal? 📖 4, Kap. 18.1.5	Welche Hormone werden von den Langerhans-Inseln gebildet? 📖 4, Kap. 18.6.8	Wie werden Fette von der Dünndarmschleimhaut aufgenommen? 📖 4, Kap. 18.7.3

Tab. 6.12: Fragen zum Großen Preis.

Arbeitsvorschlag 9: Lehrervortrag zum Thema „Akutes Abdomen, paralytischer und mechanischer Ileus"

Der Lehrende bereitet einen 20-minütigen Vortrag mit folgenden Inhalten (📖 2, S. 772f.) vor:

- Krankheitsentstehung, Symptome, Befund und Diagnostik
- Behandlungsstrategie
- Pflege, Unterstützung bei den ATL und Krankenbeobachtung
- Erkrankungen des Dünn- und Dickdarms
- Ileus, Krankheitsentstehung, mechanischer und paralytischer Ileus, Symptome und Untersuchungsbefund, Diagnostik, Behandlungsstrategie, Pflege, Krankenbeobachtung, Dokumentation, Prognose.

Arbeitsvorschlag 10: Unterrichtsgespräch, Ergänzung der Pflegeplanung Florian Weber

Der Lehrende bittet die Lernenden zur Frage: „Welche pflegerischen Maßnahmen müssen bei einem solchen Krankheitsbild abgeleitet werden?" Stellung zu nehmen. Die Lernenden sammeln Pflegeprobleme, Ziele und entsprechende Maßnahmen und ergänzen ihre am Montag begonnenen Pflegepläne um diese Aspekte.

Arbeitsvorschlag 11: Lehrervortrag, Fallbeispiel Teil III

Nach Abschluss des Unterrichtsgespräches und der Erarbeitungen zum Pflegeplan liest der Lehrende eine Kurzsequenz aus dem **Fallbeispiel (Teil III)** vor, um die Sichtweise des Patienten für die kommende Gruppenarbeit wieder deutlich zu machen.

„Florian Weber hat im Lauf des Morgens einige Untersuchungen über sich ergehen lassen müssen, z.B. eine Röntgenaufnahme im Stehen, und das, obwohl er sich kaum auf den Beinen halten kann. Aber vor allem das Kontrastmittel, das er vorher einnehmen sollte, hat ihm zu schaffen gemacht. Alles, was auch nur schluckweise in seinen Magen gelangt, kommt auch postwendend wieder heraus. Sehr unangenehm, weil die körperliche Anstrengung die Schmerzen verstärkt und peinlich ist es auch, denn Sr. Jutta hat schon zweimal das Bett frisch beziehen müssen. Nach Auswertung der Röntgenaufnahme hat das Behandlungsteam festgestellt, dass er an einem Darmverschluss leidet. Ein Ileus. Nun soll ihm vor der nötigen OP noch eine Magensonde gelegt und ein Klistier verabreicht werden. Florian Weber hat Angst vor diesen Maßnahmen und vor allem: „Klistier" ist das nicht ein Einlauf? Das wird doch hoffentlich nicht Sr. Jutta durchführen."

Arbeitsvorschlag 12: Strukturierungsaufgabe

Der Lehrende bittet die Lernenden, vier Gruppen zu bilden. Je zwei Gruppen erhalten die gleiche Aufgabe. Gruppe 1 und 2 bereitet selbständig das Legen einer Magensonde vor. Gruppe 3 und 4 bereitet selbständig das Durchführen eines Reinigungseinlaufes vor. Der **Arbeitsauftrag** lautet folgendermaßen:

Lesen Sie das entsprechende Kapitel in „Pflege heute" zu ihrem Thema intensiv durch.
Gruppe 1 und 2: Magensonde: Seite 733ff., Pflege bei Gastroduodenalsonden, Indikation, Kontraindikation, Sondenarten, Legen einer Gastroduodenalsonde, Vorbereitung, Durchführung, Pflege bei liegender Sonde, Entfernen und/oder Wechseln der Magensonde
Gruppe 3 und 4: Reinigungseinlauf: Seite 740ff., Darmeinläufe und Klistiere, Reinigungseinlauf, Vorbereitung des Raumes und der Materialien, Durchführung, Aufbereitung des Irrigatorsystems, Schwenkeinlauf, Darmspülung, Digitale Ausräumung
Gehen Sie in den Praxisraum und bereiten Sie die jeweilige Tätigkeit vor (Raum, Material). Überlegen Sie, welche Informationen der Patient vorab benötigt
Besprechen Sie die Durchführungsschritte einzeln in Ihrer Gruppe und bereiten Sie sich darauf vor, die Tätigkeit im Plenum vorzuführen. Sie haben für diese Gruppenarbeit 30 Minuten Zeit.

Arbeitsvorschlag 13: Plenum, Ergebnisvorstellung, Praktische Übung

Der Lehrende bittet die Gruppen, nacheinander die Tätigkeiten „Legen einer Magensonde" und „Reinigungseinlauf" vorzuführen (🕮 2, S. 753ff.). Durch die zweimalige Durchführung und Vorstellung der Ergebnisse prägt sich der Handlungsablauf ein. Der Lehrende stellt zwischendurch Fragen zum Thema. Beispiele:

- Welche Komplikationen können auftreten?
- Welche Informationen braucht der Patient?
- Welche Wirkungsmechanismen hat eine Darmspülung?
- Welche Sondenarten gibt es?

Fragen werden direkt im Praxisraum geklärt – entweder die Gruppen beantworten die Fragen selbst oder der Lehrende gibt kurze Informationsinputs.

Arbeitsvorschlag 14: Kopfkino

Der Lehrende bittet die Lernenden, sich in einem Stuhlkreis um vier aneinander geschobene Tische zu setzen. Auf diesen Tischen liegen vom Lehrenden vorbereitete Karten. Bei einer Gruppengröße von 20 Personen sind mindestens 30 Karten nötig. Die Lernenden erhalten nun den Auftrag, anhand der vorgegebenen Wörter eine Geschichte zu erfinden (☞ 10.10). Einer beginnt die Geschichte mit einem Wort, das er danach umdreht. Wer weiter weiß, fährt fort. Auf diese kreative Art wiederholen die Gruppenmitglieder die Tagesinhalte.

Auf den Karten sind ausschließlich Adjektive (Eigenschaftswörter) verzeichnet. Dies kann der Lehrende vorbereiten oder er bittet die Lernenden, die Wörter des Tages aufzuschreiben. Als Variation oder Ergänzung der Wortkarten können Postkarten oder Bildmaterialien hinzukommen.

Vorschläge für Adjektive: mechanisch, chemisch, ausgekleidet, peristaltisch, gleitfähig, verdaut, resorbiert, eingedickt, wellenförmig, ringförmig, angespannt, reibungsarm, sauerstoffreich, härter als Knochen, durchnummeriert, fadenförmig, sackartig, vorverdaut, scharf, autonom, s-förmig, ängstlich, uninformiert, alleingelassen, umsorgt, nüchtern, gereinigt, entlastet, anästhesierend, desinfiziert, blass, fiebrig, gesund.

6.6.3 Arbeitsvorschläge Mittwoch: „Hand in Hand behandeln"

Arbeitsvorschlag 1: Einpunktabfrage „Wo wohne ich?"

Der Lehrende erklärt das Vorgehen und verteilt an alle Lernenden einen Klebepunkt. Bei dieser Einpunktabfrage punkten die Lernenden unter der Fragestellung „Wo wohne ich?" in das Zimmer, in das sie sich im übertragenen Sinne zurückziehen würden (☞ 9.5). Die Gruppe kommentiert oder diskutiert das Ergebnis nicht weiter, es dient ausschließlich als visualisiertes Stimmungsbild.

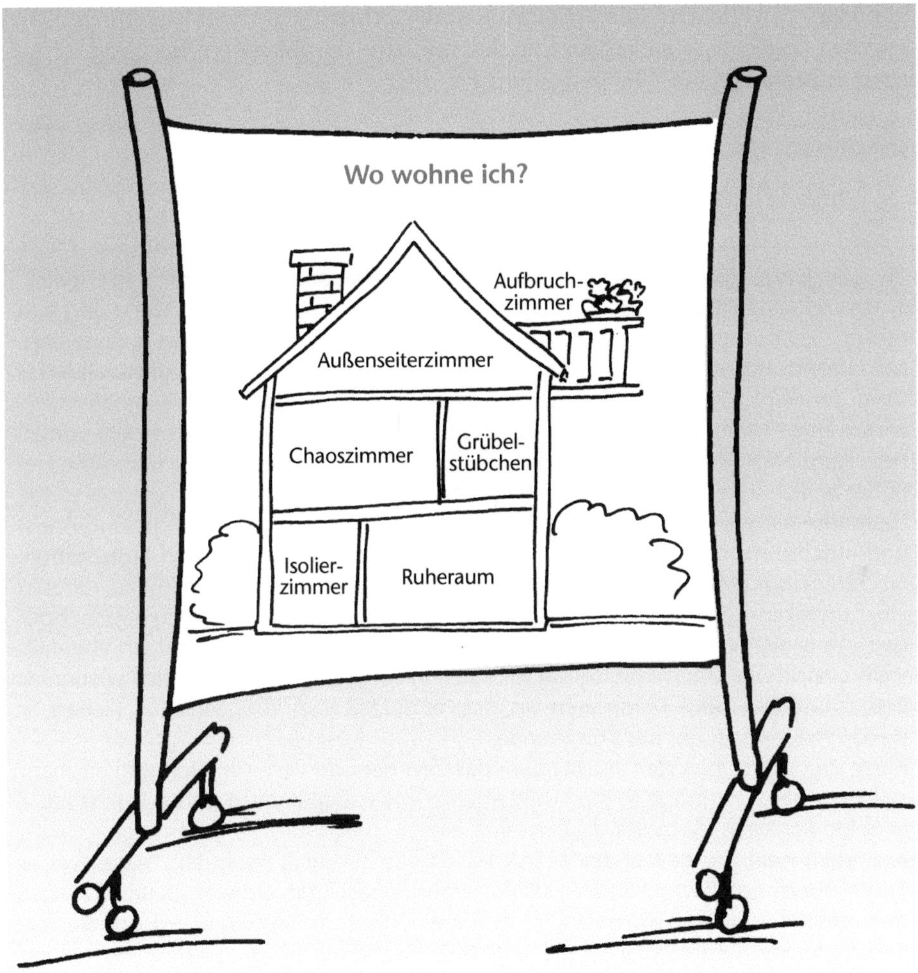

Abb. 6.4: Punktabfrage: „Wo wohne ich?"

Arbeitsvorschlag 2: Bilanzierungsabfrage

Der Lehrende bittet die Lernenden, die Plakate der „Bilanzierungsabfrage" auch am heutigen Tag nach dem bereits gewohnten Verfahren zu ergänzen bzw. Karten umzuhängen und ihre Entscheidung kurz zu erläutern.

Arbeitsvorschlag 3: Lehrervortrag, Vorstellung der anstehenden Tagesthemen

Der Lehrende stellt die Themen und den konkreten Ablauf des Tages vor. Das Plenum klärt anschließend offene Fragen und der Lehrende geht auf Zusammenhänge zwischen dem geplanten Verlauf und den mit Hilfe der Bilanzierungsabfrage ermittelten Erwartungen und Befürchtungen ein.

Arbeitsvorschlag 4: Lehrervortrag, Geschichte vorlesen

Der Lehrende liest den Lernenden die folgende Geschichte vor (📖 6):

„Ein junger Mann aus einem kleinen, abseits gelegenen Dorf aus einem Entwicklungsland wird infolge einer politischen Umwälzung in seinem Heimatland und aufgrund des Zusammentreffens verschiedener zufälliger Umstände aus seiner gewohnten Umgebung herausgerissen und mit dem Flugzeug in ein hoch industrialisiertes Land gebracht. Dort verlässt er gemeinsam mit vielen anderen den Flughafen und wird wenige Minuten später beim Überqueren einer stark befahrenen Straße von einem Auto angefahren. Er verliert das Bewusstsein. Als er wieder zu sich kommt, befindet er sich in einem Zimmer, gemeinsam mit anderen Menschen, die alle weiße Hautfarbe haben. Er hat starke Schmerzen. Er hat in dieser neuen Umgebung Angst und möchte nach Möglichkeit das Zimmer verlassen. Er bemüht sich aufzustehen. Nachdem ihm dies gelungen ist, stürzt eine weiß gekleidete Frau auf ihn zu, redet in einer unbekannten Sprache auf ihn ein und bemüht sich, ihn wieder zu Bett zu bringen. Als er sich verzweifelt wehrt, ruft diese Frau etwas und es kommt ein ebenfalls weiß gekleideter Mann, mit dessen Hilfe sie ihn dann gegen seinen Willen wieder ins Bett bringt. Der junge Mann sieht ein, dass es derzeit nicht möglich ist zu fliehen. Er wartet voller Angst auf das Kommende.
Kurze Zeit später betreten zwei Frauen das Zimmer und verteilen Nahrung an manche Personen. Der junge Mann erhält ebenso wie einige andere nichts. Zuerst hatte er keine konkrete Vorstellung über seine jetzige, merkwürdige Lebenslage gehabt. Nachdem man ihn gewaltsam am Verlassen des Zimmers gehindert hatte, war er schon überzeugt davon, dass er sich in einer feindseligen Umwelt befindet. Diese theoretische Annahme wurde durch die ungewohnte Umgebung und durch die Verletzung bei dem Autounfall nahe gelegt. Noch hatte man ihm, soweit er es gesehen hat, absichtlich nichts Böses getan. Dass man ihm jedoch keine Nahrung gab, während andere neben ihm Essen bekamen, wird von ihm als ein absichtlich feindseliger Akt erlebt. Aufgefallen ist ihm, dass auch einige weiße Personen in diesem Zimmer kein Essen erhalten haben. Er erblickt in ihnen zumindest teilweise Leidensgenossen und verfolgt voller Spannung ihr Verhalten. Ihm fällt auf, dass diejenigen, die kein Essen erhalten haben, um vieles gespannter, ängstlicher, nervöser wirken als die Personen, denen man Nahrung gab. Gemeinsam mit den bisherigen Erlebnissen festigt das in ihm die Vorstellung, dass ihn ein unangenehmes, →

von feindseligen Menschen zugefügtes Geschick erwartet. Kurze Zeit später erscheint ein Mann und schiebt das Bett eines der Weißen, die keine Nahrung erhalten haben, hinaus. Während des Hinausschiebens ist deutlich die große Unruhe auf dem Gesicht des Mannes zu sehen. Auch dieses Ereignis bestärkt die Gewissheit, dass die Personen ohne Essen einem unangenehmen Schicksal zugeführt werden. Die Beobachtung passt sehr gut in die bisher entwickelten theoretischen Annahmen. Bald darauf sieht der junge Mann, wie vor dem Gangfenster des Zimmers ein leeres Bett vorbei geschoben wird. Es entsteht in ihm die Vermutung, dass es sich hierbei um das Bett des vor kurzem hinausgeschobenen weißen Mannes handelt. Als später wieder ein Mann aus dem Zimmer abtransportiert wird, erwartet er bereits, dass bald darauf ein leeres Bett am Gangfenster vorbeigeführt werden wird.
Tatsächlich trifft die aus seiner Theorie abgeleitete Vorhersage ein. Es wird ein Bett vorbeigeführt und voller Schrecken sieht er, dass auf einer Seite des Bettes ein großer Blutfleck ist. Nun scheint es ihm bewiesen, dass die Personen, die kein Essen erhalten haben, hinausgebracht und dort – wie man aufgrund des Blutes sieht – umgebracht werden. Die leeren Betten werden dann irgendwo anders hintransportiert. Voller Schreck versucht der junge Mann einen neuen Fluchtversuch, der wieder durch eine Frau und einen zur Hilfe herbeigeholten Mann verhindert wird. Nachdem er einige Zeit voller Schrecken starr gelegen ist, regt sich doch wieder so etwas wie Hoffnung in ihm. Vielleicht waren es andere Betten, die am Fenster vorbeigeführt wurden. Er denkt nach, wie er Sicherheit darüber erlangen könnte, ob es die Betten der Hinausgebrachten sind, die man kurze Zeit später am Gangfenster vorbeirollen sieht. Um dies festzustellen, reißt er ein Stück seines Betttuches ab und wickelt dieses Stoffstück um die seitliche Begrenzung des Bettes seines Nachbarn, der ebenfalls kein Essen erhielt.
Einige Zeit später wird dieser abgeholt und kurz darauf sieht er am Gangfenster das Bett mit dem darum gewickelten weißen Stoffstreifen. Nun ist es für ihn zur Gewissheit geworden, dass die Personen, die kein Essen erhalten haben, woanders hingebracht und dort ermordet werden. Er wird noch einige Überlegungen darüber anstellen, aus welchem Grund man so vorgehen könnte. Je nach seiner Erfahrung würde er vielleicht an Menschenopfer oder Hass der Weißen gegenüber anderen Menschen, vielleicht auch an Kannibalismus denken. Als schließlich sein Bett herausgerollt wird, hat er mit seinem Leben abgeschlossen. Er wird in einen kleinen Raum gebracht, wo wieder weiß gekleidete Frauen und Männer sind. Sie wenden sich ihm zu und hantieren mit fremdartigen Geräten. Schließlich spürt er einen merkwürdigen Geruch und wird schläfrig. Sein letzter Gedanke ist, dass der Tod nicht schmerzhaft zu sein scheint."

Im Unterrichtsgespräch besprechen Lernende, wie es zu diesem Verlauf kommen konnte. Sie besprechen die Wichtigkeit der Themen „empathisch sein" und „Informationen weitergeben" anhand der Geschichte. Das Plenum sammelt Vorschläge zu Maßnahmen, die einer solchen Entwicklung vorbeugen könnten.

Arbeitvorschlag 6: Fallbeispiel Teil IV: Gruppenarbeit in vier Gruppen, Prozess Station – OP-Station darstellen

Der Lehrende liest eine Kurzsequenz zum Fallbeispiel vor, bevor die Lernenden den Arbeitsauftrag erhalten. **Fallbeispiel Teil IV:**

„Es ist später Vormittag. Nachdem Florian Weber das Legen der Magensonde überstanden hat, kommt zunächst die Visite mit unglaublich vielen Ärzten und Gesundheits- und Krankenpflegern in das Zimmer. Sie alle machen betroffene Gesichter angesichts Florians Anblick und murmeln verschiedene Dinge, die kaum zu verstehen sind: „OP dann um 13.00 Uhr ... Anästhesie muss noch aufklären ... Stoma? – Das sehen wir intraoperativ ... über diese Möglichkeit müssen wir ihn auch noch aufklären ... Ursachen können vielfältig sein, die Röntgenaufnahme zeigt Spiegel, sonst ist nichts auszumachen." Und ohne viele Worte, die direkt an Florian Weber gerichtet wären, ist das Zimmer wieder leer, dafür haben sich umso mehr Fragen aufgetan: „Was soll das heißen, Spiegel in der Röntgenaufnahme und Stoma?" Glücklicherweise öffnet sich die Zimmertür erneut und der Anästhesist Dr. Sedativ begrüßt Florian. Er klärt ihn über mögliche Risiken, OP-Verläufe und die anschließende Behandlung auf. Er erklärt ihm auch, was ein Stoma ist und warum dies evtl. für einen bestimmten Zeitraum nötig sein wird. Florian Weber fühlt sich nun besser informiert, aber das, was er gehört hat, beunruhigt ihn trotzdem. Er fühlt sich sehr unsicher, als er die Formulare unterschreibt. Andererseits ist er froh, dass ihm nun endlich geholfen wird. Um 12.00 beginnen somit die Vorbereitungen für die OP und pünktlich um 13.00 Uhr kommt Sr. Jutta mit den Worten ins Zimmer: „So, Herr Weber, ich bringe Sie jetzt zum OP!"

An dieser Stelle üben die Lernenden noch einmal die Prozessdarstellung, indem sie sie aus dem Blickwinkel des Patienten erstellen. Die Lernenden kennen die Grundsätze hierzu bereits durch den Arbeitsvorschlag 7 am Montag. Sie erhalten nun die Aufgabe, den Weg des Patienten Florian Weber zum OP und zurück, in Form eines Flussdiagramms zu visualisieren.

Der **Arbeitsauftrag** hierzu lautet:

Visualisieren Sie den Weg von Florian Weber von der Station über den OP und zurück zur Station. Stellen Sie den Prozess in Form eines Flussdiagramms dar. Folgende Vorgehensweise bietet sich an:

Hinweis an Lehrende:
Sie können die Schritte 1–12 aus dem Arbeitsvorschlag 7 am Montag übernehmen. Ab Schritt 13 ändert sich der Fokus, entsprechend. Fügen Sie folgende Schritte in diesen Arbeitsauftrag neu ein:

13. Abschließend markieren Sie die Stellen in Ihrem Prozess rot, an denen Ihnen aufgefallen ist, dass Patienten hier besondere Betreuung benötigen. Dies kann sich auf pflegerische Maßnahmen, auf den Informationsfluss oder auch einfach auf Begleitung und „für den Patienten da sein" beziehen
14. Sammeln Sie zu den rot markierten Stellen Gründe: Warum kommt es gerade hier zu besonderem Betreuungsbedarf? Finden Sie anschließend Lösungen, um den Patienten in dieser Situation optimal zu betreuen
15. Wählen Sie eine Person aus, die das Ergebnis im Plenum präsentiert. Sie haben für diese Gruppenarbeit 30 Minuten Zeit.

Ergebnisvorstellung

Der Lehrende bittet eine Gruppe, ihre Ergebnisse vorzustellen. Die anderen Gruppen fügen aus ihren Ergebnissen das hinzu, was den Prozess der ersten Gruppe ergänzt. Gemeinsam reflektieren die Lernenden im Unterrichtsgespräch, welche Bedürfnisse der Patient im Verlauf hat und durch welche Maßnahmen der Prozess optimal zu gestalten wäre. Um die Ideen zu visualisieren, kann der Lehrende sie an der Tafel oder auf einem Flipchart notieren.

Arbeitsvorschlag 7: Gruppenarbeit in zwei Gruppen, Exkursion vorbereiten und durchführen

Der Lehrende hat im Rahmen der Vorbereitung die Exkursion (☞ 10.3) mit den Bereichen im Krankenhaus abgesprochen. Der Lehrende wählt gemeinsam mit den Lernenden ein von den Lernenden erstelltes Flussdiagramm als Wegweiser für die Exkursion aus. Bei einer Gruppengröße von 20 Personen empfiehlt es sich, die Exkursion in zwei Gruppen und mit zwei Lehrenden durchzuführen. **Gruppe 1** begibt sich mit folgendem **Arbeitsauftrag** auf die Exkursion:

> Nehmen Sie ein Klemmbrett, Papier und einen Kugelschreiber mit auf die Exkursion. Ermitteln Sie während der Exkursion, welche Maßnahmen und Tätigkeiten zur prästationären und präoperativen Vorbereitung gehören und notieren Sie diese. Ziehen Sie hierzu eigene Erfahrungen aus Ihren Praxiseinsätzen heran. Interviewen Sie außerdem Personen vor Ort, die Ihnen Antworten auf offene Fragen geben können. Notieren Sie Fragen und Antworten.

Gruppe 2 erhält folgenden **Arbeitsauftrag:**

> Nehmen Sie ein Klemmbrett, Papier und einen Kugelschreiber mit auf die Exkursion. Ermitteln Sie während der Exkursion, welche Maßnahmen und Tätigkeiten zur intra- und postoperativen Pflege gehören und notieren Sie diese. Ziehen Sie hierzu eigene Erfahrungen aus Ihren Praxiseinsätzen heran. Interviewen Sie außerdem Personen vor Ort, die Ihnen Antworten auf offene Fragen geben können. Notieren Sie Fragen und Antworten.

Die Exkursion sollte so geführt sein, wie der Prozess sich aus Sicht des Patienten darstellt. Das bedeutet: Start im Zimmer bzw. auf der Station, Weg zur, OP-Schleuse, OP-Vorraum, OP, OP-Schleuse, Aufwachraum, Weg zur Station und schließlich Station. Wenn die Lernenden das Flussdiagramm detailliert erstellt haben, wird sich dieser Weg automatisch daraus ergeben. Alle Berufsgruppen auf diesem Weg sollten über die Exkursion informiert und darauf vorbereitet (OP-Kleidung, Zeit für Fragen etc.) sein.

Arbeitsvorschlag 8: Gruppenarbeit in vier Gruppen, Lernlandkarte/ Mind Map erstellen

Die Lernenden erstellen eine Lernlandkarte in Form einer Mind Map (☞ 10.12) zu den Themen prästationäre und präoperative Pflege sowie zu den intra- und postoperativen pflegerischen Maßnahmen. Der Lehrende bittet die Gruppen 1 und 2 der Exkursion, sich noch einmal zu teilen, um vier arbeitsfähige Kleingruppen zu erhalten. Der **Arbeitsauftrag** für die **Gruppen 1a und 1b** lautet:

Lesen Sie die Informationen zum Thema prästationäre und präoperative Pflege. Nutzen Sie hierzu die von Ihnen während der Exkursion gesammelten Informationen. Weitere Informationen hierzu finden Sie in: „Pflege heute", 3. Auflage, S. 494–500 (13.1–13.1.3). Erarbeiten Sie aus den Informationen eine Mind Map auf Folie, es soll eine strukturierte Übersicht über die durchzuführenden Maßnahmen entstehen. Wählen Sie eine Person, die das Ergebnis im Plenum vorstellt. Sie haben für diese Gruppenarbeit 45 Minuten Zeit.

Der **Arbeitsauftrag** für die **Gruppen 2a und 2b** unterscheidet sich nur in Punkt eins: Lesen Sie die Informationen zum Thema intra- und postoperative Pflege. Nutzen Sie hierzu die von Ihnen während der Exkursion gesammelten Informationen. Weitere Informationen hierzu finden Sie in: „Pflege heute", 3. Auflage, S. 500–507 (13.1.4–13.2.6).

Ergebnisvorstellung

Der Lehrende bittet die Lernenden, jede Mind Map in maximal 10 Minuten vorzustellen. Hierbei stellen zunächst die Gruppen 1a und b ihre Ergebnisse vor. Die Gruppe bearbeitet Fragen und fügt Ergänzungen hinzu. Anschließend stellen die Gruppen 2a und b die Ergebnisse vor. Das Vorgehen gleicht dem vorherigen.

Arbeitsvorschlag 9: Lehrervortrag zum Thema „Wunddrainagen, Verbandswechsel, Nahtmaterial entfernen"

Der Lehrende bereitet einen 15-minütigen Vortrag mit folgenden Inhalten (🕮 2, S. 507ff.) vor:

- Wunddrainagen: Gummilasche, Silikon-Kurzdrain, Penrose-Drainage, Easy-Flow-Drain, Robinson-Drainage, Redon-Saugdrainage, Spül-Saugdrainage
- Umgang mit Drainagen
- Verbandswechsel bei operativen Wunden
- Entfernung von Nahtmaterial.

Arbeitsvorschlag 10: Partnerarbeit, Pflegeplan ergänzen

Der Lehrende weist an dieser Stelle auf das Fallbeispiel Florian Weber hin und bittet die Lernenden, die am Montag begonnenen und am Dienstag ergänzten Pflegeplanungen um die aktuellen Aspekte in Bezug auf die anstehende Operation zu erweitern. Hierbei berücksichtigen die Lernenden auch mögliche Ängste und Befürchtungen des Patienten. Sie können die Ergebnisse aus der Prozessdarstellung und der

Exkursion zu Rate ziehen. Die Lernenden erhalten für diese Partnerarbeit 25 Minuten Zeit.

Ergebnisvorstellung

Im Unterrichtsgespräch stellen die Lernenden die ermittelten Probleme, Ziele und Maßnahmen vor. Sie gleichen Ergebnisse ab und können Ergänzungen hinzufügen.

Arbeitsvorschlag 11: Praktische Übung, Umgang mit Stomamaterialien

Lernende sollen am eigenen Körper erfahren können, wie es sich „anfühlt" im Alltag einen Stomabeutel zu tragen. Der Lehrende fragt nach, ob sich Freiwillige auf das Experiment einlassen, vom heutigen Tag bis Donnerstag ca. 10:00 Uhr einen Stomabeutel zu tragen. Sie sollen am nächsten Tag den anderen von ihren Erfahrungen berichten.

Die Lernenden kleben den Freiwilligen unter Anleitung des Lehrenden verschiedene Stomasysteme an entsprechende Stellen auf den Bauch (einteilige geschlossene Systeme, einteilige offene System und Systeme mit Basisplatte, Rastring und Beutel). Um eine Schwere der Beutel zu simulieren, können die Lernenden diese z.B. mit Reis füllen. Der Lehrende geht an dieser Stelle noch nicht auf Details zur Stomaauswahl, Pflege etc. ein. Er leitet lediglich die Lernenden an, die freiwilligen Patienten zu informieren, den Raum und die Materialien vorzubereiten und die Materialien fachgerecht zu benutzen. Es geht darum, Handgriffe zu üben und Abläufe deutlich zu machen. Achtung: Da dies eine sehr extreme Erfahrung für die freiwilligen Stomaträger sein kann, muss klar sein, dass sie den Versuch jederzeit abbrechen können. Sie erhalten Hinweise, wie die Materialien fachgerecht zu entfernen sind.

Arbeitsvorschlag 12: Einpunktabfrage „Wo wohne ich?"

Der Lehrende verfährt ebenso wie am Morgen. Er verteilt allerdings andersfarbige Klebepunkte, damit Unterschiede zum Morgen deutlich werden. Der Lehrende stellt das Ergebnis vor, interpretiert es aber nicht. Das visualisierte Stimmungsbild der Gruppe bildet den Abschluss des Tages.

6.6.4 Arbeitsvorschläge Donnerstag: „Zurück zur Selbstständigkeit"

Arbeitsvorschlag 1: Blitzlicht

Der Lehrende visualisiert folgende Satzanfänge an der Tafel:
- Zu meiner Person möchte ich sagen, ...
- Zu dieser Gruppe möchte ich sagen, ...
- Zum Thema der Woche möchte ich sagen, ...
- Zur Atmosphäre möchte ich sagen, ...

Dann bittet er die Lernenden, jeden der Satzanfänge zu ergänzen. Anschließend führt die Gruppe das Blitzlicht (☞ 9.2) wie unter Arbeitsvorschlag 5 (Montag) erläutert, durch.

Arbeitsvorschlag 2: Bilanzierungsabfrage

Der Lehrende bittet die Lernenden, die Plakate der Bilanzierungsabfrage (☞ 9.1) auch am heutigen Tag nach dem bereits gewohnten Verfahren zu ergänzen bzw. Karten umzuhängen und ihre Entscheidung kurz zu erläutern.

Arbeitsvorschlag 3: Lehrervortrag, Vorstellen der anstehenden Tagesthemen

Der Lehrende stellt die Themen und den konkreten Ablauf des Tages vor. Das Plenum klärt anschließend offene Fragen und der Lehrende geht auf Zusammenhänge zwischen dem geplanten Verlauf und den mit Hilfe der Bilanzierungsabfrage ermittelten Erwartungen und Befürchtungen ein.

Arbeitsvorschlag 4: Unterrichtsgespräch, Bericht der freiwilligen „Stomaträger"

Der Lehrende gibt den freiwilligen „Stomaträgern" die Möglichkeit, von ihren Erfahrungen in der Freizeit, in der Nacht und am Morgen zu berichten. Lernende reflektieren gemeinsam, welche Bedeutung es für Patienten haben kann, mit einem Stoma zu leben.

Arbeitsvorschlag 5: Lehrervortrag zum Thema „Stomatherapie und Stomapflege"

Der Lehrende bereitet einen 20-minütigen Vortrag mit folgenden Inhalten (🕮 2, S. 742ff.) vor:

- Ziele und Aufgaben der Stomatherapie
- Enterostomaarten
- Präoperative Pflege
- Postoperative Pflege.

Arbeitsvorschlag 6: Praktische Übung, Entleeren und Entfernen der Stomamaterialien

Der Lehrende bittet die Freiwilligen, sich für die Praxisübungen noch einmal zur Verfügung zu stellen. Unter Anleitung des Lehrenden bereiten die Lernenden die Entleerung eines Stomabeutels, das Auswechseln eines Beutels mit Rastring und das fachgerechte Entfernen der einteiligen Systeme, bzw. der Basisplatten vor und führen dies, ebenfalls unter Anleitung, durch.

Arbeitsvorschlag 7: Blitzlicht „Ich fühle mich jetzt ..."

Der Lehrende bittet die Lernenden zurück in den Klassenraum und visualisiert den Satzanfang „Ich fühle mich jetzt ..." an der Tafel. Anschließend führt die Gruppe das Blitzlicht (☞ 9.2), wie unter Arbeitsvorschlag 5 (Montag) erläutert, durch.

Nachdem jeder gesprochen hat, reflektieren die Gruppenmitglieder im Unterrichtsgespräch noch einmal gemeinsam, wie sie sich in ihren Rollen gefühlt haben und was bei dieser Übung für sie besonders deutlich geworden ist.

Arbeitsvorschlag 8: Gruppenarbeit in vier Gruppen, Vorbereitung auf das Expertengespräch

Der Lehrende unterteilt die Gruppe in arbeitsgleiche Kleingruppe und erteilt den folgenden **Arbeitsauftrag:**

> Im Anschluss an diese Gruppenarbeit ist eine Expertin zum Thema „Stoma und Stomaversorgung" eingeladen. Sammeln Sie Fragen, die sich aus Ihrer Sicht stellen und notieren Sie diese kurz und prägnant auf einem Flipchart. Notieren Sie Fragen, die Patienten einer Expertin stellen würden. Notieren Sie Fragen, die Sie als Pflegende an die Expertin haben. Bestimmen Sie eine Person aus ihrer Gruppe, die die Fragen an die Expertin richtet. Sie haben für diese Gruppenarbeit 30 Minuten Zeit.

Arbeitsvorschlag 9: Gespräch mit der Expertin zum Thema Stoma und Stomaversorgung

Der Lehrende begrüßt die Expertin, diese stellt sich und ihre Tätigkeit kurz vor. Die Lernenden sitzen in einem Stuhlkreis, die gesammelten Fragen sind im Raum ausgehängt. Die in den einzelnen Gruppen ausgewählten Lernenden richten nun nacheinander ihre Fragen an die Expertin, die beantworteten Fragen werden auf den Flipcharts abgehakt.

Zur Veranschaulichung der Thematik bringt die Stomaexpertin verschiedene Materialien, Hautpflegemittel etc., aber auch Bilder und grafische Darstellungen mit.

Inhalte, die während des 50-minütigen Gesprächs zu erarbeiten sind:

- Präoperative Stomamarkierung und Beratung
- Stomaversorgungsartikel
- Auswahl von Stomabeuteln
- Hautschutz
- Hilfsmittel
- Reinigung, Anpassung und Versorgung des Stomas
- Versorgung des Ausstreifbeutels
- Versorgungsprobleme und Komplikationen
- Ernährung
- Psychische Situation des Stomaträgers.

Arbeitsvorschlag 10: Rollenspiel

Die Lernenden führen zwei Rollenspiele durch. Sie nehmen dazu jeweils die Rolle eines Patienten und einer Gesundheits- und Krankenpflegerin ein. Der Rest der Gruppe, der Lehrende und die Expertin beobachten das Rollenspiel und machen sich zu folgenden Aspekten Notizen:

- Wie war der Raum vorbereitet?
- Lagen alle benötigten Materialien bereit?
- War der Patient jederzeit über die nun folgenden Schritte informiert?
- Hat eine individuelle Beratung stattgefunden?

Die Lernenden, die sich bereit erklären die Rolle des Patienten zu übernehmen, bekommen folgende Information:

Rollenspiel 1: Der Patient ist 37 Jahre alt und hat aufgrund eines Morbus Crohn seit zwei Monaten eine Ileostomaanlage am rechten Mittelbauch erhalten. Bisher hat die Versorgung durch eine Basisplatte mit Rastring und einem Ausstreifbeutel gut funktioniert. Seit zwei Wochen allerdings zeigen sich an den Rändern des Ileostomas Hautschädigungen. Der Patient ist sehr selbständig im Umgang mit dem Stoma, aber nun weiß er keinen Rat mehr und bittet die Gesundheits- und Krankenpflegerin um Hilfe.

Rollenspiel 2: Die Patientin ist 67 Jahre alt und hat aufgrund einer Sigmaresektion vor einer Woche ein temporäres Sigmoidstoma am linken Unterbauch erhalten. Die Patientin möchte lernen, die Versorgung des Stomas in Zukunft selbst zu übernehmen. Sie sieht zwar jeden Tag den Pflegekräften zu, braucht aber trotzdem noch ganz konkrete Anleitung. Außerdem ist ihr eines besonders unangenehm: Sie leidet momentan unter starken Blähungen und weiß nicht, wie sie damit umgehen soll. Sie bittet eine Gesundheits- und Krankenpflegerin um Hilfe.

Die Gesundheits- und Krankenpflegerin sowie der Patient des jeweiligen Rollenspiels bereiten sich innerhalb von 10 Minuten auf ihre Rollen vor. Beide dürfen sich eine Person aussuchen, die ihnen bei der Vorbereitung auf die Rolle hilft. Raum und Materialien können ebenfalls vorbereitet werden. Die restliche Gruppe bespricht den Beobachtungsauftrag, begibt sich in den Praxisraum und arrangiert die Plätze so, dass alle das Rollenspiel gut beobachten können. Die Teilnehmer führen Rollenspiel 1 durch, anschließend reflektieren die Rollenspieler zunächst selbst die Situation, bevor die Gruppe Feedback gibt. Das Plenum klärt offene Fragen, die Lernenden können die Expertin zu Rate ziehen. Das Verfahren wiederholt sich mit dem zweiten Rollenspiel. Für jedes Rollenspiel sind insgesamt 30 Minuten Zeit eingeplant.

Arbeitsvorschlag 11: Collagearbeit in 4 Gruppen, Thema „Ausscheiden, Scham, Kontinenz, Ekel"

Das Thema „Stoma und Stomaversorgung" hat sowohl für die Betroffenen als auch für die Gesundheits- und Krankenpfleger besondere Brisanz. Die Versorgung eines Stomas und insbesondere die Versorgung eines Ileostomas hat auch immer etwas damit zu tun, wie Lernende damit umgehen können, wenn die Themen Ausscheiden, Scham, Kontinenz und vielleicht auch Ekel aufeinander treffen. Die Lernenden machen sich im Rahmen der Collagearbeit ihre Gefühle und Einstellungen bewusst.

Der Lehrende bittet die Lernenden vier Gruppen zu bilden und sich mit den notwendigen Materialien zur Erstellung einer Collage (☞ 10.1) zu versorgen. Der **Arbeitsauftrag** lautet:

Erstellen Sie eine Collage zum Thema „Ausscheiden, Scham, Kontinenz, Ekel". Nutzen Sie hierzu Bilder und Texte aus den Zeitschriften. Versehen Sie das Plakat zusätzlich mit eigenen Zeichnungen und Bemerkungen. Verdeutlichen Sie hierbei auch, wie die Mitglieder Ihrer Gruppe zu diesem Thema stehen und inwiefern die eigene Einstellung zur „Versorgung eines Stomas" wichtig ist. Wählen Sie eine Person, die das Ergebnis anschließend im Plenum vorstellt. Sie haben für diese Gruppenarbeit 60 Minuten Zeit.

Ergebnisvorstellung

Der Lehrende bittet jeweils einen Lernenden jeder Gruppe, das Ergebnis vorzustellen. Das Plenum bespricht Gemeinsamkeiten und Besonderheiten der Plakate. Die folgenden Fragen lassen sich im Unterrichtsgespräch behandeln:

- Wie gehe ich damit um, wenn für mich eine pflegerische Maßnahme unangenehm ist?
- Wie gehe ich mit Schamgefühlen des Patienten um?
- Wie ist der Blick der Gesellschaft auf die Thematik?

Arbeitsvorschlag 12: Blitzlicht

Der Lehrende beendet den Tag, wie er begonnen hat, mit einem Blitzlicht (☞ 9.2) zu den Satzanfängen:

- Zu meiner Person möchte ich sagen, ...
- Zu dieser Gruppe möchte ich sagen, ...
- Zum Thema der Woche möchte ich sagen, ...
- Zur Atmosphäre möchte ich sagen, ...

6.6.5 Arbeitsvorschläge Freitag: „Wie geht es daheim weiter?"

Arbeitsvorschlag 1: Einpunktabfrage „Ich fühle mich heute morgen..."

Der Lehrende erklärt das Vorgehen und verteilt an alle Lernenden einen Klebepunkt. Bei dieser Einpunktabfrage punkten die Lernenden unter der Fragestellung „Wie fühle ich mich heute morgen ...?", neben einen Gewichtheber, in den sie sich im übertragenen Sinne versetzen könnten. Die Gruppe kommentiert und diskutiert das Ergebnis nicht. Es dient ausschließlich als visualisiertes Stimmungsbild der Gruppe.

Arbeitsvorschlag 2: Bilanzierungsabfrage

Der Lehrende bittet die Lernenden, die Plakate der Bilanzierungsabfrage (☞ 9.1) auch am heutigen Tag nach dem bereits gewohnten Verfahren zu ergänzen bzw. Karten umzuhängen und ihre Entscheidung kurz zu erläutern.

Arbeitsvorschlag 3: Lehrervortrag, Vorstellen der anstehenden Tagesthemen

Der Lehrende stellt die Themen und den konkreten Ablauf des Tages vor. Das Plenum klärt anschließend offene Fragen, der Lehrende geht auf Zusammenhänge zwischen dem geplanten Verlauf und den mit Hilfe der Bilanzierungsabfrage ermittelten Erwartungen und Befürchtungen ein.

Arbeitsvorschlag 4: Lehrervortrag, Fallbeispiel Teil V

Der Lehrende führt den **V Teil des Fallbeispiels** ein:

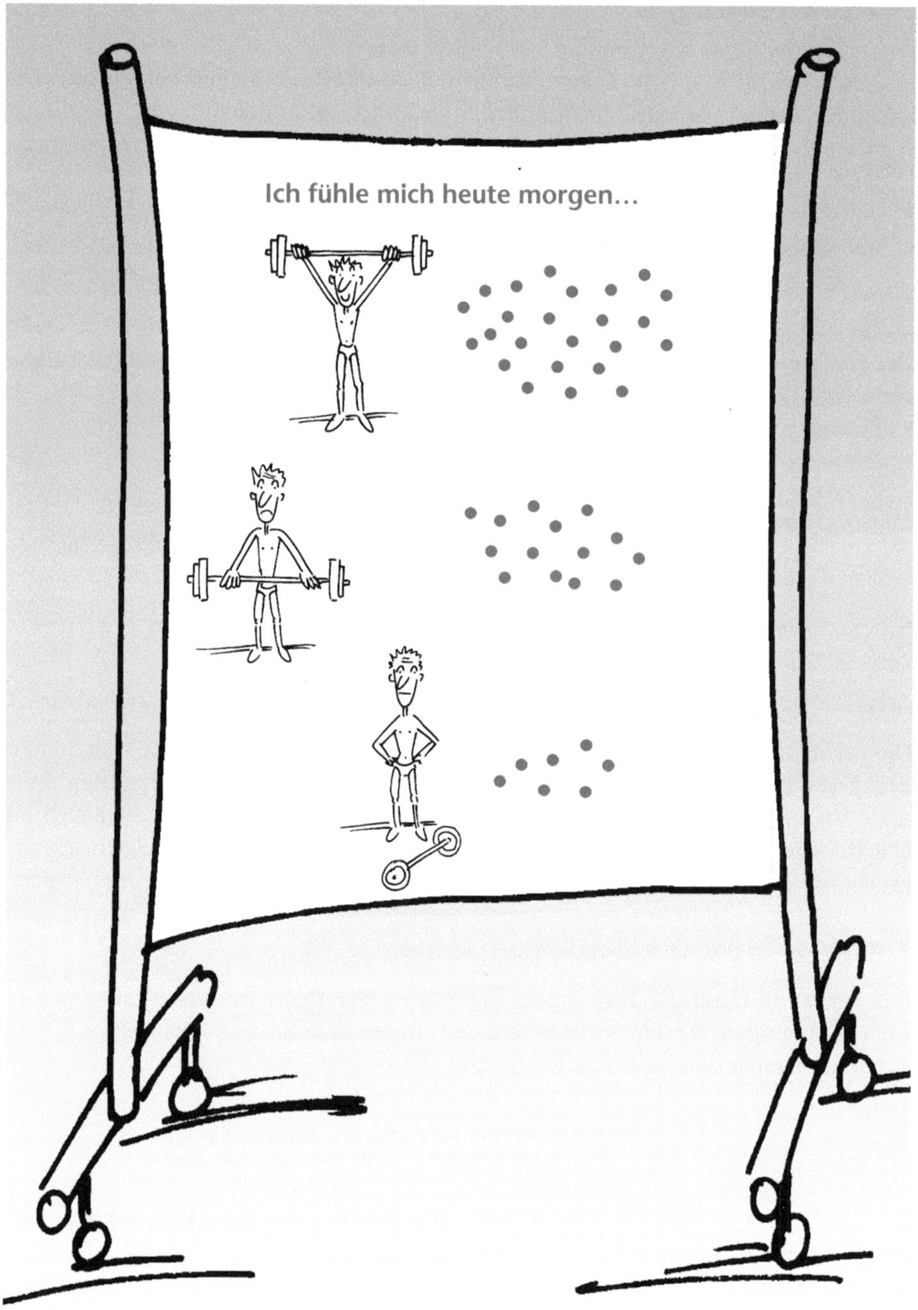

Abb. 6.5: Punktabfrage: „Gewichtheber."

„Als Florian Weber aus der Narkose erwacht, empfindet er zunächst Erleichterung darüber, dass die Schmerzen nun zwar nicht fort sind, sich aber in einem erträglichen Maß halten. Es ist eindeutig Wundschmerz, den er spürt, und dies ist im Gegensatz zu den Schmerzen zuvor so gut wie gar nichts. Die Ärzte erklären ihm im Verlauf der Woche, dass es nach seiner Appendix-Entfernung vor einigen Monaten zu Verwachsungen im Bauchraum gekommen wäre. Daraufhin hätten sich die Darmschlingen verklebt und es sei zum mechanischen Ileus gekommen. Der Darm selbst habe an einer Stelle Schädigungen davongetragen, so dass der Chirurg ein doppelläufiges Enterostoma zur Entlastung anlegen musste. In einigen Wochen könne dieses Stoma dann in einer zweiten OP wieder zurückverlegt werden. Die lange Narbe, die nun seinen Bauch vom Schambein bis zum Bauchnabel ziert, macht Florian weniger Sorgen. Aber nächste Woche steht die Entlassung an und was wird seine Freundin zu diesem Beutel auf seinem Bauch sagen? Nicht dass sie nicht schon Bescheid wüsste, aber wie soll er damit nur umgehen? Er nimmt sich vor, die Gesundheits- und Krankenpflegerinnen um Rat zu fragen und sich außerdem zu erkundigen, wie er sich bis zur Rückverlegung des Stomas verhalten soll, um Komplikationen zu vermeiden. Irgendwie wird es schon gehen, es wird ja nicht immer so bleiben müssen. Und die riesige Packung Schokolade, die ihm ein wohlwollender Besucher mitgebracht hat, wird er an Sr. Jutta verschenken, sie hat ihm oft mit Rat und Tat zur Seite gestanden und soviel er weiß, ist Schokolade gut für die Nerven und für ihn zunächst einmal sowieso tabu."

Arbeitsvorschlag 5: Lehrervortrag zum Thema „Intensivtherapie nach chirurgischen Eingriffen, Postoperative Schmerztherapie"

Der Lehrende bereitet einen 20-minütigen Vortrag mit folgenden Inhalten (🕮 2, S. 505f., S. 513f.) vor:

- Postoperative Schmerzbehandlung: Ursachen, systemische und lokale medikamentöse Schmerztherapie, ergänzende Maßnahmen, Schmerzbeobachtung, Verhaltensbeobachtung, Physiologische Reaktionen
- Intensivtherapie: Intensivtherapie nach abdominalchirurgischen Eingriffen, postoperative Störungen und deren Therapie.

Zusätzlich greift er offene Themen und Erwartungen aus der Bilanzierungsabfrage auf, die aus Sicht der Lernenden noch nicht berücksichtigt wurden. Die Lernenden bestimmen also die Inhalte im Laufe der Woche, der Lehrende greift heute die Themen auf, die einer Vertiefung bedürfen.

Arbeitsvorschlag 6: Partnerarbeit, Pflegeplanung vervollständigen

Der Lehrende bittet die Lernenden, in Partnerarbeit die im Laufe der Woche entstandene und nach und nach ergänzte Pflegeplanung zu vervollständigen. Ein besonderer Fokus soll hierbei auf der Entlassungsvorbereitung liegen. Hierzu gehört insbesondere auch die Anleitung des Betroffenen zur Versorgung seines Stomas und Beratung zu den Themen „Ernährung" und „gesundheitsfördernde Maßnahmen". Der Lehrende kann den Arbeitsauftrag an der Tafel visualisieren. Die Lernenden haben für diese Aufgabe 55 Minuten Zeit.

Ergebnisvorstellung

Im Unterrichtsgespräch stellt die Gruppe die ermittelten Pflegeprobleme, Ressourcen, Ziele und Maßnahmen vor und bespricht sie. Die Lernenden erhalten die Möglichkeit, ihre Pflegeplanungen zu ergänzen.

Arbeitsvorschlag 7: Fish-bowl – Hineinsehen, aber nicht mitreden können

Um diesen Arbeitsvorschlag umzusetzen, bedarf es einer längeren Vorbereitungsphase durch den Lehrenden. Es geht bei dieser Methode darum, Einstellungen, Meinungen und Gefühle anderer zu erfahren (☞ 10.6). In diesem Fall geht es konkret darum, diese von Patienten zu erfahren. In der Vorbereitung ist es also notwendig, mindestens 5, maximal 10 Patienten zu bitten, von ihren Erfahrungen zu berichten. Sie alle sollten im Rahmen ihrer Behandlung eine abdominalchirurgische Operation erlebt haben. Passend für das Thema wären natürlich auch Betroffene mit einer Stomaanlage. Hier gilt natürlich, wie in der Praxis sonst auch, der Patient wird vorab umfassend informiert, worum es geht und er nimmt selbstverständlich freiwillig teil.
Um die Methode durchzuführen, gehen Sie folgendermaßen vor:

1. Der Lehrende begrüßt die Patienten und stellt die Ziele der Methode vor
2. Er bittet sie, in einem Stuhlkreis in der Mitte des Raumes Platz zu nehmen. Die Stühle sind so angeordnet, dass die Patienten sich ansehen können
3. Entsprechend der Anzahl der Patienten setzen sich Lernende in einem zweiten Stuhlkreis um diese herum
4. Die Lernenden, die nun übrig sind, nehmen so im Raum Platz, dass sie die Situation beobachten können, diese aber nicht stören
5. Die direkten Teilnehmerinnen und Teilnehmer der Fish-bowl stellen sich einander vor
6. Die Lernenden stellen den Patienten nun Fragen, die sie innerhalb ihres Gesprächskreises beantworten können. Hierbei gilt die Regel: Jeder darf etwas sagen, aber niemand ist gezwungen, auf die Frage zu antworten. Ziel ist es, dass die Patienten sich aus ihrer Sicht über die Dinge unterhalten. Die Lernenden spielen sozusagen „Mäuschen" und lauschen einem Gespräch unter Betroffenen, das sie sonst in dieser Form nicht miterleben würden.
   Folgende Fragen können gestellt werden:
   - „Wie haben Sie die Aufnahmesituation im Krankenhaus erlebt?"
   - „Inwiefern sind Sie auf die Operation vorbereitet worden?"
   - „Wussten Sie bereits vor der Operation, was danach auf Sie zukommen würde?"
   - „Wie haben Sie die Situation erlebt, als Sie in der „OP-Schleuse" waren?"
   - „Wie haben Sie die Situation erlebt, als Sie wieder wach wurden?"
   - „Was würden Sie sich wünschen, wenn Sie den Krankenhausaufenthalt rückblickend betrachten?"
   - „Was ist Ihnen besonders positiv in Erinnerung geblieben?"
   - Zum Abschluss: „Wie empfinden Sie die Situation, hier ihre Erlebnisse zu erzählen?"

Die Patienten beantworten die Fragen in ihrer Gruppe ungestört; sobald der Lehrende merkt, dass die wesentlichsten Dinge gesagt sind (Unterhaltung wird „langsamer/verliert an Elan"), gibt er die nächste Frage in die Gruppe.

7. Die Lernenden im Außenkreis und die Beobachter hören zu. Sie schauen und hören in das „Aquarium" hinein, dürfen sich aber nicht einmischen.
8. Nach Beantwortung der letzten Frage bedankt sich der Lehrende zunächst bei den Patienten und bittet sie dann, ihre Plätze mit den Lernenden des Außenkreises zu tauschen. Die Lernenden, die nun im Innenkreis sitzen, beantworten folgende Fragen:

- Zum Einstieg: „Wie empfanden Sie die Situation den Patienten bei der Schilderung ihrer Erlebnisse zuzuhören?"
- „Was hat Sie an den Aussagen der Patienten besonders beeindruckt?"
- „Welche Aussagen waren für Sie neu?"
- „Worauf werden Sie in Zukunft bei Ihrer Arbeit im Krankenhaus achten, nachdem Sie die Antworten der Patienten gehört haben?"

9. Die Lernenden beantworten die Fragen. Es gelten die gleichen Regeln wie für die Befragung der Patienten.

Sind alle Fragen beantwortet, bedankt sich der Lehrende bei allen Teilnehmern der Fish-bowl. Es ist günstig, wenn sich dieser Methode eine Pause für die Lernenden anschließt. Bei Bedarf und Lust beiderseits können sich die Lernenden im Rahmen der Pause noch weiter mit den Patienten austauschen. Ist dies nicht gewünscht, schließt die Methode hiermit ab. Es ist besonders wichtig, dass diese Form des Abschlusses vorab allen Beteiligten klar ist. Dies sollte der Lehrende also bereits im Rahmen der Zielvorstellung mitteilen.

Arbeitsvorschlag 8: Lehrervortrag zum Thema „Strukturlegeplan"

Der Lehrende bereitet einen 10-minütigen Vortrag vor. Er erläutert den Lernenden, welche Materialien sie benötigen, welche Phasen aufeinander folgen und welche Regeln zu beachten sind, um einen Strukturlegeplan (☞ 10.14) zu erstellen.

Phase 0: Der Lehrende stellt das Thema für den Strukturlegeplan vor. Hier: Dinge, die bedacht werden müssen, um Florian Weber im Rahmen des Krankenhausaufenthaltes optimal zu versorgen.

Phase 1: Der Lehrende hat für insgesamt vier Gruppen einen gleichen Satz Karten vorbereitet, auf denen Begriffe und/oder Bilder visualisiert sind, die im Laufe der Woche thematisiert wurden. Hierzu bieten sich in diesem Fall z.B. die Handlungsarten für Kompetenzaspekte aus der 360°-Analyse (☞ 4.7) an. Sie können in Kurzform auf Karten notiert sein. In jedem Fall finden die Lernenden als Startbedingung eine Unordnung (Chaos) vor.

Phase 2: Die Lernenden bringen Begriffe und Bilder in eine Struktur. Es ist erlaubt, eigene Begriffe oder Bilder den schon vorhandenen Karten hinzuzufügen.

Phase 3: Die Lernenden präsentieren ihre Ergebnisse im Plenum.

Der Lehrende kann die Erstellung eines Strukturlegeplans als Lernerfolgskontrolle einsetzen. Ist dies gewünscht, informiert er die Lernenden natürlich vorab. Dies gilt auch für die Kriterien, die der Lehrende zur Bewertung heranzieht.

Arbeitsvorschlag 9: Gruppenarbeit in vier Gruppen, Strukturlegeplan erstellen

Nachdem der Lehrende das Verfahren vorgestellt hat, erhalten die Lernenden einen **Arbeitsauftrag** mit folgenden Inhalten:

> Nehmen Sie ein Packpapier, die vorgefertigten Karten, Marker, Klebstoff und Schere sowie eine Pinnwand mit in den Gruppenarbeitsraum. Pinnen Sie das leere Packpapier an die Pinnwand und schreiben Sie das Thema „Dinge, die bedacht werden müssen, um den Patienten Florian Weber im Rahmen des Krankenhausaufenthaltes optimal zu versorgen" auf das Packpapier. Verteilen Sie die Karten mit den Begriffen und Bildern zunächst für alle sichtbar auf einem großen Tisch. Erstellen Sie aus den Karten eine visualisierte Struktur oder ein Bild, indem Sie die Karten in eine für Sie logische Abfolge oder Hierarchisierung bringen. Beziehungen können Sie durch ein- oder beidseitige Pfeile sowie Zeichen verdeutlichen. Überlegen Sie, wer das Arbeitsergebnis im Plenum vorstellt. Sie haben für diese Arbeitsaufgabe 90 Minuten Zeit.

Ergebnisvorstellung

Die Gruppen stellen nacheinander ihre Arbeitsergebnisse vor. Hierbei werden Unterschiede und Gemeinsamkeiten der Präsentationen deutlich. Zudem erfolgt eine vertiefende Wiederholung der Inhalte der gesamten Woche.

Arbeitsvorschlag 10: Reflexion des Unterrichts per Punktabfrage

Der Lehrende bereitet ein Plakat mit folgenden Sätzen und entsprechenden Visualisierungen vor:

- „Welches Produkt hat die Gruppe erarbeitet?"
- „Wie habe ich mich in der Gruppe gefühlt?"
- „Wie hoch ist mein Lernzuwachs?"
- „Wie ist mein Verhältnis zur Leitung?"
- „Wie waren die äußeren Bedingungen?"

Entsprechend der Fragen erhält jeder Lernende fünf Klebepunkte. Der Lehrende bittet, jede Aussage einzeln zu bepunkten. Es entsteht ein differenziertes Meinungsbild, das die Gruppe allerdings nicht weiter kommentiert oder analysiert. Es wird aber für alle sichtbar bis zum Abschluss im Raum platziert.

Arbeitsvorschlag 11: Abschließende Betrachtung der Bilanzierungsabfrage

Der Lehrende bittet die Lernenden, die Plakate der Bilanzierungsabfrage (☞ 9.1) nun rückblickend auf die gesamte Woche nach dem bereits gewohnten Verfahren zu ergänzen bzw. Karten umzuhängen und ihre Entscheidung kurz zu erläutern. Im Unterrichtsgespräch reflektiert die Gruppe anschließend das entstandene „Schlussbild".

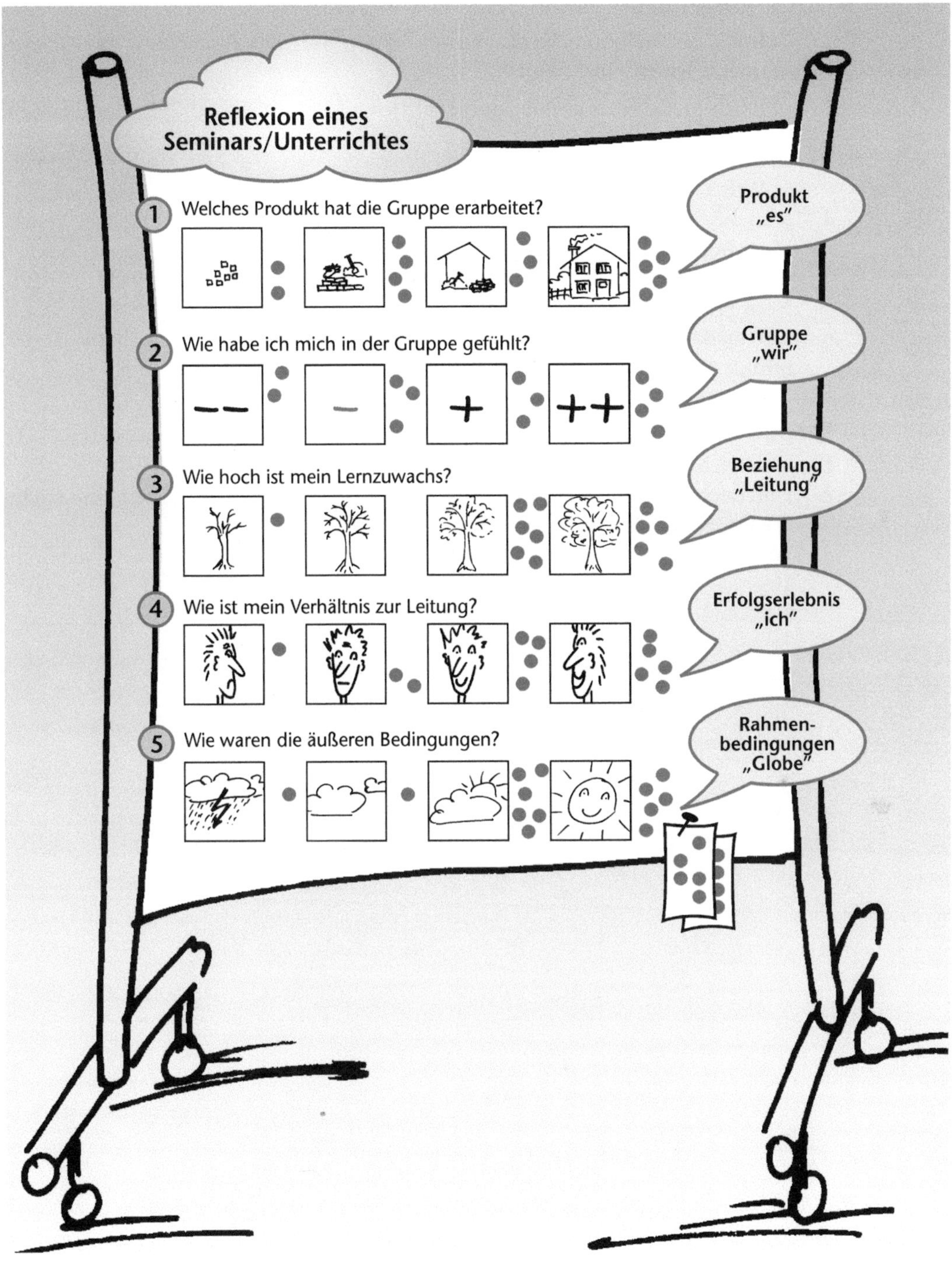

Abb. 6.6: Punktabfrage: „Reflexion des Unterrichts" .

Literaturnachweis

1. Cohn, R., in: Stalmann, F.: Lust an der Erkenntnis – Die Psychologie des 20. Jahrhunderts. Piper, München 1989
2. Fischer, B.; Klare, T.; Koch, F.; Schwerdt, C.: Pflege heute. 3. Aufl., Urban & Fischer Verlag, München 2004
3. Greving, L. Paradies: Unterrichts-Einstiege, Ein Studien und Praxisbuch. 5. Aufl., Cornelsen Verlag, Berlin 2000
4. Menche, N.: Biologie, Anatomie, Physiologie. 5. Aufl., Urban & Fischer Verlag, München 2003
5. Offermann, C.: Selbst- und Qualitätsmanagement für Pflegeberufe. 1. Aufl., Hans Huber Verlag, Bern 2002
6. Universität Freiburg: http://www.medpsych.uni-freiburg.de/OL/body_01_00.html, 2.11.2004

Vertiefende Literatur

1. Unterricht Pflege, Schwerpunkt: Moderationsprozess. 4/1999, Heft 4
2. Unterricht Pflege, Lernerfolgskontrollen im handlungsorientierten Unterricht. 9/2004, Heft 1, Teil 2
3. Wallenwein, G. F.: Spiele: Der Punkt auf dem I. 3. Aufl., Beltz Verlag, Weinheim 1999

Lernsituation: „Pflege eines Menschen in seiner letzten Lebensphase"

Sandra Herrgesell

7.1 Gesetzliche Herleitung der Lernsituation

In diesem Kapitel wird dargestellt, aus welchen gesetzlichen Bestimmungen die Lernsituation abgeleitet ist. Zu diesem Zweck werden die Ausbildungs- und Prüfungsverordnung für den Beruf der Altenpflegerin und des Altenpflegers, die Materialien des Kuratoriums Deutsche Altershilfe (KDA) sowie die Rahmenrichtlinien der einzelnen Bundesländer herangezogen. Inhalte, die für die vorgestellte Lernsituation relevant sind, sind jeweils fett gedruckt.

Die Stundentafel, die als Anlage zur geltenden Ausbildungs- und Prüfungsverordnung gilt, sieht vor, dass die Pflege eines Menschen in seiner letzten Lebensphase im Lernbereich 1, „Aufgaben und Konzepte in der Altenpflege", innerhalb des Lernfelds 1.3, „Alte Menschen personen- und situationsbezogen pflegen", zu verorten ist. Das entsprechende Teillernfeld wird dort „Pflege und Begleitung sterbender alter Menschen" genannt.

Auf der Grundlage dieser Stundentafel hat das KDA 2002 unter dem Titel „Bundeseinheitliche Pflegeausbildung – Materialien für die Umsetzung der Stundentafel" im Auftrag des Bundesministeriums für Familie, Senioren, Frauen und Jugend einen Vorschlag zur Gestaltung des Unterrichts vorgelegt. Nachfolgend werden die in diesem Zusammenhang relevanten Lernfelder und Inhalte vorgestellt.

Quelle	Kuratorium Deutsche Altershilfe, 2002 Bundeseinheitliche Altenpflegeausbildung Materialien zur Umsetzung der Stundentafel http://www.kda.de/files/curriculum/curric-kda.pdf (30.10.2004)
Lernbereich	1. Aufgaben und Konzepte in der Altenpflege
Lernfelder	1.3 Alte Menschen personen- und situationsbezogen pflegen
Zielformulierungen	„Pflegediagnostik, Planung, Pflegeinterventionen, Anleitung und Supervision, Evaluation bei Problemen und Beeinträchtigungen des alten Menschen, insbesondere Umgang mit sterbenden Menschen, Umgang mit Angehörigen und Freunden"
Vorgegebene Inhalte	• Prinzipien und Ziele der Hospizbewegung • Kulturelle und religiöse Aspekte der Pflege Sterbender • Pflegeinterventionen (z. B. Bedürfnisse Sterbender erkennen und wahren, Gespräche mit Sterbenden und ihren Angehörigen und Freunden, pflegerische Hilfestellungen bei körperlichen, psychischen und situativen Begleiterscheinungen des Sterbeprozesses, Versorgung des Verstorbenen, Trauerbegleitung und Unterstützung der Angehörigen und Freunde)

Fortsetzung auf nächster Seite

Vorgegebene Inhalte	• Pflegerelevante Grundlagen der Geriatrie (klinischer Tod und Hirntod, unsichere und sichere Todeszeichen, Pflichten und Grenzen ärztlichen Handelns) • Pflegerelevante Grundlagen der Pharmakologie (Analgetika, Infusionstherapie) • Rechtliche und ethische Aspekte (Patiententestament, Patientenverfügung, Erbrecht)
Ausbildungsjahr / Zeitrichtwerte	Keine Angabe / Gesamtstundenzahl von 720 Stunden für das Lernfeld, ein Zeitrichtwert für das Teillernfeld ist nicht angegeben
Beteiligte Fachgebiete	• Pflegewissenschaft • Psychologie • Geriatrie • Pharmakologie • Rechtskunde • Philosophie (Ethik)

Tab. 7.1: Relevante Inhalte der Materialien des KDA.

Über diese Empfehlungen des KDA hinaus erarbeiten zahlreiche Bundesländer eigene Richtlinien und Rahmenlehrpläne, bzw. haben diese Richtlinien bereits erarbeitet.

Im Folgenden wird exemplarisch die Verankerung der Inhalte für die Lernsituation am Beispiel des Rahmenlehrplans des Landes Nordrhein-Westfalen aufgezeigt, da dieser Rahmenlehrplan sehr ausführlich ist und ihm die Rahmenlehrpläne der anderen Bundesländer inhaltlich ähneln. Um die Lernsituation fächerübergreifend zu gestalten, wurden Inhalte aus zwei Lernbereichen, vier Lernfeldern und zwei Teillernfeldern zusammengeführt. Die jeweils ausgewählten Inhalte sind farbig markiert.

Quelle	Ministerium für Gesundheit, Soziales, Frauen und Familie Ausbildung und Qualifizierung in der Altenpflege Arbeitshilfe für Theorie und Praxis http://www.altenpflege-lernfelder.de/pdf/rahmenrichtlinien/nrw/richtlinien_altenpflegeausbildung_nrw.pdf (30.08.2004)	
Lernbereich	1 Aufgaben und Konzepte in der Altenpflege	
Lernfelder	1.1 Theoretische Grundlagen in das altenpflegerische Handeln einbeziehen	1.3 Alte Menschen personen- und situationsbezogen pflegen
Teil-Lernfelder	1.1.3 Grundlagen der Ethik in das altenpflegerische Handeln einbeziehen	1.3.11 Sterbende alte Menschen pflegen und begleiten
Zielformulierungen	„Die Schülerinnen und Schüler reflektieren den Zusammenhang von philosophischen, religiösen und anthropologischen Orientierungen und Ethik. Sie	• „Die Schülerinnen und Schüler sehen die Begleitung Sterbender als abhängig von eigenen Haltungen gegenüber Sterben und Tod sowie geprägt von religiösen, gesellschaftlichen und kulturellen

Ziel-formulierungen	kennen Modelle, die in ethischen Entscheidungssituationen herangezogen werden können"	Einflüssen. Je nach Bedarf und Möglichkeiten kommunizieren sie mit dem sterbenden alten Menschen und seinen Angehörigen verbal und nonverbal und vermitteln dabei Nähe und Begleitung. Körperliche und psychische Bedürfnisse des Sterbenden erkennen sie und erfüllen sie im Rahmen ihrer Möglichkeiten angemessen. Sie begleiten Pflegebedürftige und Bezugspersonen im Trauerprozess und gestalten Räume zum Abschiednehmen. • Nach dem Eintritt des Todes versorgen sie den Verstorbenen, begleiten und trösten Angehörige und leiten notwendige administrative Tätigkeiten ein. Sie setzen sich unter rechtlichen und ethischen Gesichtspunkten mit besonderen Problemfragen im Zusammenhang mit Sterben und Tod auseinander"
Vorgegebene Inhalte **Relevante Inhalte für die Lernsituation**	• Ethik und ihre Bezüge zur Philosophie, Religion und Anthropologie • Ethische Prinzipien • Modelle ethischer Entscheidungsfindung, z. B. Nijmwegener Fallbesprechung	• Sterben und Tod in unterschiedlichen Kulturen und Religionen • Ethische Fragen, z. B. Euthanasie, Sterbehilfe in der Vergangenheit und Gegenwart, Töten auf Verlangen • Kommunikation und Interaktion mit sterbenden Menschen und ihren Bezugspersonen • Trauer- und Sterbeprozess • Pflegerisch-physische Unterstützung Sterbender, z. B. Körperpflege, Ernährung und Flüssigkeitszufuhr, Lagerung, Atemunterstützung • Versorgung des Leichnams unter Berücksichtigung der jeweiligen Kultur und Religion • Administrative Tätigkeiten • Patientenverfügung, Nottestament • Hospizidee, Hospizarbeit
Ausbildungsjahr / Zeitrichtwert	1/80/20 Stunden	3/720/40 Stunden
Beteiligte Fachgebiete	• Berufsethik • Glaubens- und Lebenskunde	• Berufsethik • Glaubens- und Lebenskunde • Pflege • Rechtskunde

Fortsetzung auf nächster Seite

Konkrete Inhalte für die Lernsituation	5 Arbeitsschritte zur Lösung eines ethischen Problems	• Trauerarbeit, Trauer in unserer Gesellschaft, Trauerphasen, Traueraufgaben nach Worden, pflegerische Interventionen • Klientenzentrierte Gesprächsführung nach Rogers • Rechtliche Grundlagen • Bedürfnisse Sterbender (körperlich, sozial, psychisch, religiös) • Sprache der Sterbenden • Umgang mit der Situation im Team • Gestaltung der Sterbeumgebung • Todeszeichen und Maßnahmen nach Todeseintritt
Lernbereich	4 Altenpflege als Beruf	
Lernfelder	4.3 Mit Krisen und schwierigen sozialen Situationen umgehen	4.4 Die eigene Gesundheit erhalten und fördern
Zielformulierungen	„Die Schülerinnen und Schüler identifizieren berufliche Situationen, in denen sie besonderen Konflikten und Belastungen ausgesetzt sind. Sie nehmen Spannungen und Befindlichkeiten aufmerksam wahr und nutzen sie als Anlass zur systematischen Reflexion. Sie analysieren Konsequenzen tabuisierter und unausgesprochener Konflikt- und Problemlagen sowohl im Hinblick auf die Pflegebedürftigen als auch im Hinblick auf die eigene Person und setzen Präventions- und Lösungsstrategien gezielt ein"	„Die Schülerinnen und Schüler gehen wertschätzend mit der eigenen Gesundheit um. Sie sorgen für ein ausgewogenes Verhältnis von Anforderung und Entspannung. Sie vermeiden gesundheitsgefährdendes Verhalten in beruflichen und privaten Handlungsfeldern. Sie setzen gezielt Strategien zur Kompensation unvermeidbarer beruflicher Belastungen ein. Sie erkennen Zeichen von Überlastung und nehmen frühzeitig entsprechende Unterstützungsangebote wahr"
Teil-Lernfelder	Keine benannt	Keine benannt
Vorgegebene Inhalte **Relevante Inhalte für die Lernsituation**	• Berufstypische Konflikte und Befindlichkeiten • Individuelle und soziale Konflikte • Konfliktanalyse, Konfliktvermeidungs- und Lösungsstrategien • Konfliktgespräch • Berufsanspruch und Berufswirklichkeit, Berufsideale und Rahmenbedingungen	• Gesundheitsförderung (...) • Stressprävention und -bewältigung • Stresstheorien • Entspannungs- und Ausgleichsprogramme • Kollegiale Beratung und Supervision • Selbsterfahrung

Vorgegebene Inhalte	• Gefährdungen helfender Berufe, z.B. Helfer-Syndrom, Burn-out- und Cool-out-Phänomene • Mobbing • Sexuelle Belästigung am Arbeitsplatz • Spannungen in der Pflegebeziehung • Sympathie und Antipathie • Macht und Ohnmacht • Ekel und Scham • Gewalt in der Pflege (...)	
Ausbildungsjahr/ Zeitrichtwert	3/80 Stunden	1/60 Stunden
Beteiligte Fachgebiete	• Arbeitsbelastungen und Methoden zur Bearbeitung • Kommunikation und Gesprächsführung • Pflegewissenschaft • Psychologie	• Arbeitsbelastungen und Methoden zur Bearbeitung • Hygiene • Psychologie • Rechtskunde
Konkrete Inhalte für die Lernsituation	Sterbebegleitung angesichts institutioneller Rahmenbedingungen	Meditationsübungen

Tab. 7.2: Relevante Inhalte aus der Rahmenrichtlinie des Landes NRW.

Um die hier entwickelte Lernsituation auf ein möglichst für alle Bundesländer geltendes Fundament zu stellen, erfolgt an dieser Stelle eine tabellarische Darstellung des aktuellen Standes der curricularen Entwicklung in den einzelnen Bundesländern. Inhalte, die im Rahmenlehrplan von NRW nicht aufgeführt sind, werden hier aufgegriffen, um sie ggf. gezielt in die Lernsituation einbinden zu können. Die ausgewählten Inhalte sind auch hier farbig gekennzeichnet.

Die in der Tabelle 7.3 präsentierten Ergebnisse stützen sich auf eine umfangreiche Internetrecherche sowie eine vom DBfK herausgegebene Synopse bzgl. der Aktivitäten der einzelnen Bundesländer zur curricularen Entwicklung des Altenpflegesetzes und des Krankenpflegegesetzes: http://www.dbfk.de/download/synopselogo2004–07–19.pdf (30.08.2004). Dennoch erhebt diese Darstellung keinen Anspruch auf Vollständigkeit.

Die einzelnen Rahmenlehrpläne können im Internet bei den zuständigen Ministerien angefordert bzw. eingesehen werden.

Bundesland (Stand 10/2004)	Zusätzliche Inhalte	Stand der Dinge/Anmerkungen
Baden-Württemberg		Schulversuchslehrpläne bekannt, Laufzeit bis voraussichtlich 31.07.2006, innerhalb des Lehrplanes werden konkrete Angaben (Inhalte, Zeitrichtwerte) nicht gemacht. Das Teillernfeld „Sterbebegleitung" ist Bestandteil des Lernfelds „Alte Menschen personen- und situationsbezogen pflegen"
Bayern		Vorläufige Lehrplanrichtlinien für die Berufsfachschule für Altenpflege bekannt, Lernbereich „Aufgaben und Konzepte in der Altenpflege", Lernfeld 1.3 „Alte Menschen personen- und situationsbezogen pflegen", Teillernfeld „Pflege sterbender Menschen", Zeitrichtwert 10 Stunden
Berlin		Empfehlende Ausbildungsrichtlinie des Landes NRW soll übernommen werden
Brandenburg		Verwendet die Materialien des Landes Nordrhein-Westfalen, des KDA und des Landes Saarland
Bremen		Verwendet die Materialien des KDA
Hamburg	• Anzeichen des Todes • Schmerz- und Betäubungsmittel • Nichtmedikamentöse Schmerzlinderung • Bewusstseinszustände	Bildungsplan bekannt, Lernbereich I, „Pflegen kranker Menschen", Lernfeld 5, „Sterbende pflegen und begleiten", empfohlen für das Ausbildungsjahr 2, Zeitrichtwert 70 Stunden
Hessen	• Geschichte des Todes und der Veränderungen im Umgang mit Tod und Sterben • Gesellschaftliche Rituale • Vom Sterben leben (Leichenbestatter, Grabreden, posthume „Gedächtnisangebote") Gesellschaftlicher Umgang mit Trauer und Trauernden • Mein eigener Tod und der Tod der Anderen – wie will ich selbst sterben, wo und wie will ich bestattet sein?	Entwurf eines Rahmenlehrplans bekannt, Lernbereich „Aufgaben und Konzepte in der Altenpflege", Lernfeld 1.3, „Alte Menschen personen- und situationsbezogen pflegen", Teillernfeld „Pflege sterbender alter Menschen"
Mecklenburg-Vorpommern		Verwendet die Materialien des KDA

Bundesland (Stand 10/2004)	**Zusätzliche Inhalte**	**Stand der Dinge / Anmerkungen**
Niedersachsen		Rahmenrichtlinien bekannt, Lernfeld „Alte Menschen personen- und situationsbezogen pflegen", 720 Stunden, Teillernfeld „Pflege sterbender alter Menschen"
Nordrhein-Westfalen		☞ Tab. 7.2
Rheinland-Pfalz		Wird derzeit erarbeitet (Abschluss voraussichtlich 12/2004)
Saarland	• Anlässe, Möglichkeiten und Verfahren der psychischen Unterstützung Leidender • Situationen, Orte, Begleitung und Probleme des Sterbens • Gesellschaftlicher, individueller und beruflicher Umgang mit dem Tod	Lernzielorientiertes Curriculum bekannt, Lernfeld 12, „Unterstützung in psychischen und physischen Grenzsituationen", empfohlen für das Ausbildungsjahr 3, Zeitrichtwert 60 Stunden
Sachsen	• Klinischer Tod • Biologischer Tod • Todeszeichen	Erprobungslehrplan bekannt, Lernfeld „Alte Menschen personen- und situationsbezogen pflegen", Teillernfeld „Den alten Menschen im Sterbeprozess begleiten", Zeitrichtwert 12 Stunden
Sachsen-Anhalt		Planungs- und Gestaltungshilfe bekannt, Rahmenrichtlinien werden erarbeitet, es soll der Ausbildungsrahmenlehrplan des Saarlands übernommen werden, die Inhalte gemäß der schulrechtlich geregelten Ausbildung im Land Sachsen-Anhalt angepasst werden
Schleswig-Holstein		Rahmenrichtlinien bekannt, Lernfeld 1.3, „Alte Menschen personen- und situationsbezogen pflegen", 1.3.16 „Pflege sterbender alter Menschen", empfohlen für das Ausbildungsjahr 3
Thüringen		Wird derzeit erarbeitet, Abschluss voraussichtlich 12/05

Tab. 7.3: Zusätzliche Inhalte aus den Richtlinien der anderen Bundesländer.

Aus den Richtlinien wird an dieser Stelle die Empfehlung abgeleitet, die Lernsituation innerhalb des 3. Ausbildungsjahres zu unterrichten, da die Lernenden bereits Erfahrungen im Umgang mit Tod und Sterben gemacht haben sollten und in ihrer beruflichen Identität zu diesem Zeitpunkt gefestigter sind als während des 1. und 2. Ausbildungsjahres.

Es folgt abschließend eine grafische Darstellung der gesetzlichen Herleitung der Lernsituation am Beispiel Nordrhein-Westfalens.

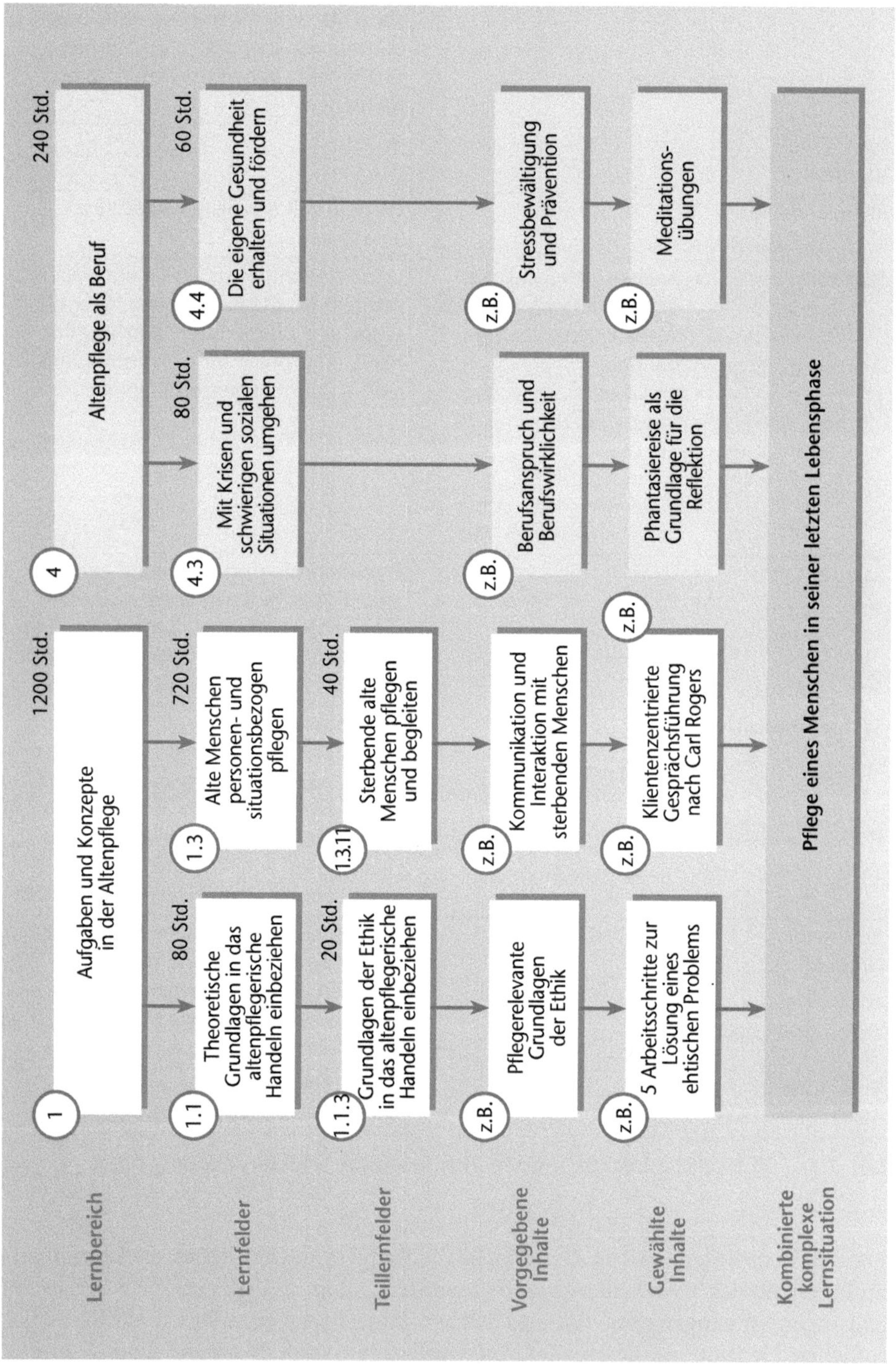

Abb. 7.1: Gesetzliche Herleitung der Lernsituation im Überblick.

7.2 Didaktische Konstruktion der Lernsituation

Der Titel der hier vorgestellten Lernsituation lautet: „Pflege eines Menschen in seiner letzten Lebensphase". Darin sind unterschiedliche vollständige, d. h. die Schritte Planung, Durchführung und Evaluation beinhaltende, berufliche Handlungen enthalten. In der Tab. 7.4 wird für die Lernsituation ein Qualifikationsprofil (☞ 4.7) erstellt. Es wäre auch möglich, für alle enthaltenen vollständigen beruflichen Handlungen ein solches Profil zu erstellen, z. B. für die „Planung, Durchführung und Evaluation der Versorgung der Verstorbenen" oder die „Planung, Durchführung und Evaluation der Kommunikation und Interaktion mit Bezugspersonen". Die Analyse würde dann konkreter, aus Platzgründen wird hier jedoch darauf verzichtet.

Zur Konkretisierung und zur Erweiterung des Blickwinkels, der sich durch die gesetzliche Herleitung ergibt, werden weitere Kompetenzaspekte der Lernsituation anschließend mit Hilfe einer 360°-Analyse (☞ 4.7) erschlossen (Tab. 7.5).

Die Ergebnisse beider Analysen werden zum Abschluss dieses Kapitels dazu dienen, die für die Lernsituation benötigte berufliche Handlungskompetenz (☞ 3.1, ☞ 4.7) zu formulieren (Tab. 7.6).

Handlungsarten / Handlungsschritte	Kognitives Handeln	Sozialkommunikatives Handeln	Gegenständlich – materielles Handeln	Emotionales Handeln
Planung	• Pflegestandards einbeziehen • Pflegeplanung anpassen • Religiöse Bedürfnisse erheben und in die Pflegeplanung einbeziehen	• Teamgespräche durchführen • Gespräche mit Bezugspersonen führen • Interdisziplinäre Zusammenarbeit fördern	Pflegerische Hilfsmittel b. B. zusammenstellen	Eigene Rolle und Einstellung zu Tod und Sterben reflektieren
Durchführung	• Bezugswissenschaften einbeziehen • Komplikationen vermeiden • Pflegeplanung zur Orientierung nutzen • Pflegebedürftigenorientierte Sprache wählen	• Bezugspersonen begleiten • Teambesprechungen durchführen	• Unterstützende und/oder lindernde pflegerische Maßnahmen durchführen • Wohnumfeld b. B. an veränderte Bedürfnisse anpassen	• Eigene Bedürfnisse und Ängste reflektieren • Mit eigenen Gefühlen, z. B. Macht und Ohnmacht, reflektiert umgehen

Fortsetzung auf nächster Seite

Handlungsarten / Handlungsschritte	Kognitives Handeln	Sozialkommunikatives Handeln	Gegenständlich – materielles Handeln	Emotionales Handeln
	• Sich mit ethischen und rechtlichen Fragen auseinander setzen • Zeichen des herannahenden oder eingetretenen Todes erkennen	• Verbal und nonverbal mit dem Pflegebedürftigen und seinen Bezugspersonen kommunizieren und interagieren	• Verstorbene versorgen • Umgebung des Verstorbenen unter Wahrung seiner religiösen Bedürfnisse gestalten	• Einfühlendes Verstehen für die Bedürfnisse des Pflegebedürftigen und seiner Bezugspersonen zeigen
Evaluation	• Pflegerische Situation gedanklich nachvollziehen • Pflegeplanung auswerten • Administrative Tätigkeiten durchführen	Gespräche mit Bezugspersonen und Helfern führen	Dokumentation ausheften und ggf. archivieren	Eigene Rolle und Gefühle reflektieren

Tab. 7.4: Qualifikationsprofil.

Anforderungen durch	Beispielhafte Beantwortung	Handlungsarten für Kompetenzaspekte
Orientierung am Pflegebedürftigen Was sind die Bedürfnisse, Ängste, Gefühle des Pflegebedürftigen?	• **Bedürfnisse:** Der Pflegebedürftige möchte, dass seine Angelegenheiten, z. B. der Nachlass, geregelt sind. Er erwartet, dass seine Privatsphäre respektiert wird, seine religiösen Bedürfnisse erfüllt werden und er den größtmöglichen Frieden hat • **Ängste:** Der Pflegebedürftige hat Angst davor, alleine zu sterben. Er fürchtet sich vor lebensverlängernden Maßnahmen • **Gefühle:** Der Pflegebedürftige fühlt sich hilflos	• Offene und verdeckte Ängste wahrnehmen • Einfühlendes Verstehen zeigen, nonverbal kommunizieren • Ruhige Atmosphäre schaffen • Interdisziplinäre Zusammenarbeit fördern • Religiöse Bedürfnisse einschätzen • Erfüllung religiöser Bedürfnisse ermöglichen • Rechtliche Grundlagen kennen • Eigene Einstellung zu Tod und Sterben reflektieren • Komplikationen unter Berücksichtigung der aktuellen Probleme und Ressourcen des Pflegebedürftigen vermeiden

Anforderungen durch	Beispielhafte Beantwortung	Handlungsarten für Kompetenzaspekte
Orientierung am Lernenden Was sind die Erfahrungen, Befürchtungen und Wünsche der Lernenden und was benötigen sie aus Sicht des Lehrerteams?	• **Erfahrungen:** Die Lernenden verfügen im 3. Ausbildungsjahr bereits über unterschiedlich ausgeprägte Erfahrungen im Umgang mit Tod und Sterben • **Befürchtungen:** Die Lernenden bringen eigene Einstellungen und Ängste im Umgang mit Tod und Sterben mit. Sie befürchten, im Alltag in den Pflegeeinrichtungen keine Zeit für eine angemessene Sterbebegleitung zu haben • **Wünsche:** Die Lernenden wünschen sich eine Klärung ihres eigenen Standpunktes, sie wünschen sich Strategien für die Bewältigung derartiger Situationen	• Eigene Rolle, Haltung und Werte reflektieren • Dialogische Haltung zur Überbrückung kultureller und religiöser Unterschiede einnehmen
Orientierung an der Pflegewissenschaft Welche Erkenntnisse/Inhalte aus der Pflegewissenschaft können in die Thematik der beruflichen Handlung einfließen?	**Handlungswissen** Anpassung der Pflegeplanung auf der Grundlage des Pflegeprozesses und des hausintern verwendeten Pflegemodells	• Bedeutung der AEDL „Tod und Sterben" kennen und entsprechend handeln • Aktualisieren der Pflegeplanung • Beziehungsaufbau zum Pflegebedürftigen und zu den Bezugspersonen zulassen • Eigene Gefühle reflektieren
Orientierung an den Bezugswissenschaften Welche Erkenntnisse/Inhalte können in die Thematisierung der beruflichen Handlung einfließen?	**Handlungswissen** • Grundlagen der Kommunikation und Interaktion • Methoden zur Stressbewältigung • Rechtliche Grundlagen • Ethische Grundlagen	• Einfühlendes Verstehen zeigen • Konstruktiv mit den eigenen Ängsten und mit dem Stress umgehen • Grundlegende rechtliche Aspekte kennen • Sich mit ethischen Fragestellungen aktiv auseinander setzen • Verstorbene unter Berücksichtigung ihres religiösen und kulturellen Hintergrundes versorgen

Fortsetzung auf nächster Seite

Anforderungen durch	Beispielhafte Beantwortung	Handlungsarten für Kompetenzaspekte
Orientierung an der Zukunft Wie wird diese Handlung zukünftig aussehen?	**Entwicklungstendenzen** • Wachsende Bedeutung der Sterbebegleitung in den stationären Pflegeeinrichtungen und im ambulanten Bereich im Zuge der Einführung des Pflegeversicherungsgesetzes • Zunehmender Ausbau des Hospiz-Gedankens und der Palliativmedizin • Veränderte Klientel im Hinblick auf kulturelle und religiöse Bedürfnisse durch die demographische Entwicklung	• Eigene Gefühle im Zusammenhang mit Tod und Sterben aushalten können • Eigene Gesundheit fördern und Möglichkeiten zur Stressbewältigung anwenden • Reflektiert mit den eigenen Werten umgehen • Toleranz und Verständnis den Werten und religiösen Bedürfnissen der Pflegebedürftigen gegenüber aufbringen

Tab. 7.5: 360°-Analyse.

Im Folgenden werden die Ergebnisse aus dem Qualifikationsprofil und den Kompetenzaspekten den Teilkompetenzen zugeordnet, und die angestrebte berufliche Handlungskompetenz wird formuliert.

Für die Lernsituation ausgewählte Ergebnisse sind **gekennzeichnet**.

Fachkompetenz	Sozialkompetenz	Personalkompetenz	Methodenkompetenz
• **Pflegestandards einbeziehen** • **Pflegeplanung anpassen** • **Religiöse Bedürfnisse erheben und in die Pflegeplanung einbeziehen** • Pflegerische Hilfsmittel b.B. zusammenstellen • **Bezugswissenschaften einbeziehen** • **Komplikationen unter Berücksichtigung der aktuellen Ressourcen und Probleme des Pflegebedürftigen vermeiden** • Pflegeplanung zur Orientierung nutzen	• **Teamgespräche durchführen** • **Gespräche mit Bezugspersonen führen** • Interdisziplinäre Zusammenarbeit fördern • Pflegebedürftigenorientierte Sprache wählen • **Verbal und nonverbal mit dem Pflegebedürftigen und seinen Bezugspersonen kommunizieren und interagieren** • **Einfühlendes Verstehen für die Bedürfnisse des Pflegebedürftigen und seiner Bezugspersonen zeigen**	• **Eigene Rolle und Einstellung zu Tod und Sterben reflektieren** • **Sich aktiv mit ethischen Fragestellungen auseinander setzen** • **Eigene Bedürfnisse und Ängste reflektieren** • **Reflektiert mit eigenen Gefühlen, z.B. Macht und Ohnmacht, umgehen**	• **Teamgespräche durchführen** • **Umgebung des Verstorbenen unter Wahrung seiner religiösen Bedürfnisse gestalten**

Fachkompetenz	Sozialkompetenz	Personalkompetenz	Methodenkompetenz
• **Sich mit rechtlichen Fragestellungen auseinander setzen** • **Unterstützende und/ oder lindernde pflegerische Maßnahmen durchführen** • Wohnumfeld an veränderte Bedürfnisse anpassen • **Verstorbene unter Berücksichtigung ihres religiösen und kulturellen Hintergrundes versorgen** • **Zeichen des herannahenden oder eingetretenen Todes erkennen**	• Offene und verdeckte Ängste wahrnehmen • **Ruhige Atmosphäre schaffen** • **Dialogische Haltung zur Überbrückung kultureller und religiöser Unterschiede einnehmen** • **Toleranz und Verständnis den Werten und spirituellen Bedürfnissen des Pflegebedürftigen gegenüber aufbringen** • **Beziehungsaufbau zum Pflegebedürftigen und seinen Bezugspersonen zulassen**	• **Konstruktiv mit den eigenen Ängsten und mit dem Stress umgehen** • **Eigene Gefühle im Zusammenhang mit Tod und Sterben aushalten können** • **Eigene Gesundheit fördern und Möglichkeiten zur Stressbewältigung anwenden** • **Reflektiert mit den eigenen Werten umgehen**	
Berufliche Handlungskompetenz: Einen Menschen in seiner letzten Lebensphase unter Einbeziehung seiner Bezugspersonen, Wahrung seiner Intimsphäre, Berücksichtigung seiner psychischen, körperlichen, sozialen und religiösen Bedürfnisse so versorgen, dass Komplikationen von ihm abgewendet werden, und er den größtmöglichen Frieden findet. Die Pflege so durchführen, dass die eigenen Ängste und Bedürfnisse dabei reflektiert und aufgearbeitet werden.			

Tab. 7.6: Konkretisierung der benötigten beruflichen Handlungskompetenz.

7.3 Wissensstruktur der Lernsituation

Als Strukturierungshilfe für die Themen und Inhalte dieser Lernsituation wird die themenzentrierte Interaktion von Ruth Cohn verwendet. Sie geht davon aus, dass jede Gruppeninteraktion, und somit auch jeder Unterricht, drei Faktoren enthält:

- Das ICH (die Persönlichkeit)
- Das WIR (die Gruppe)
- Das ES (das Thema).

Diese drei Faktoren lassen sich bildlich als Eckpunkte eines Dreiecks darstellen und in eine Kugel einbetten, welche die Umgebung bildet, in der sich die Gruppe trifft (📖 2).

Mit Hilfe dieser einfachen Struktur, die sich mit den Beziehungen der drei Faktoren innerhalb einer bestimmten Umgebung befasst, lassen sich Unterrichtssituationen unter allen wichtigen Aspekten betrachten.

Übertragen auf die hier vorgestellte Lernsituation lassen sich die Themen und Inhalte den einzelnen Faktoren zuordnen, so dass sich Schwerpunkte für die einzelnen Tage der Unterrichtswoche herausbilden.

Die Struktur bietet sich für die Lernsituation „Begleitung eines Menschen in seiner letzten Lebensphase" an, weil die Persönlichkeitsentwicklung und Selbstreflexion (Ich) der Lernenden einen entscheidenden Schritt auf dem Weg zu einer professionellen Sterbebegleitung darstellt. Daher bildet die Auseinandersetzung mit dem Ich auch den Auftakt der Woche. Darüber hinaus ist der Aufbau einer vertrauensvollen Beziehung (Wir) zum Sterbenden und seinen Bezugspersonen ein wichtiger Aspekt. Es lassen sich weiterhin fachliche Aspekte dem Es zuordnen, z. B. der Umgang mit den Bedürfnissen der Sterbenden. Auch die Sterbebeziehung ist durch eine spezifische Umgebung geprägt, dazu gehören mittelbar die Gesellschaft und unmittelbar die Institution und das Sterbezimmer.

Die folgende Wissensstruktur symbolisiert diesen Zusammenhang und die zugehörigen Themen und Inhalte.

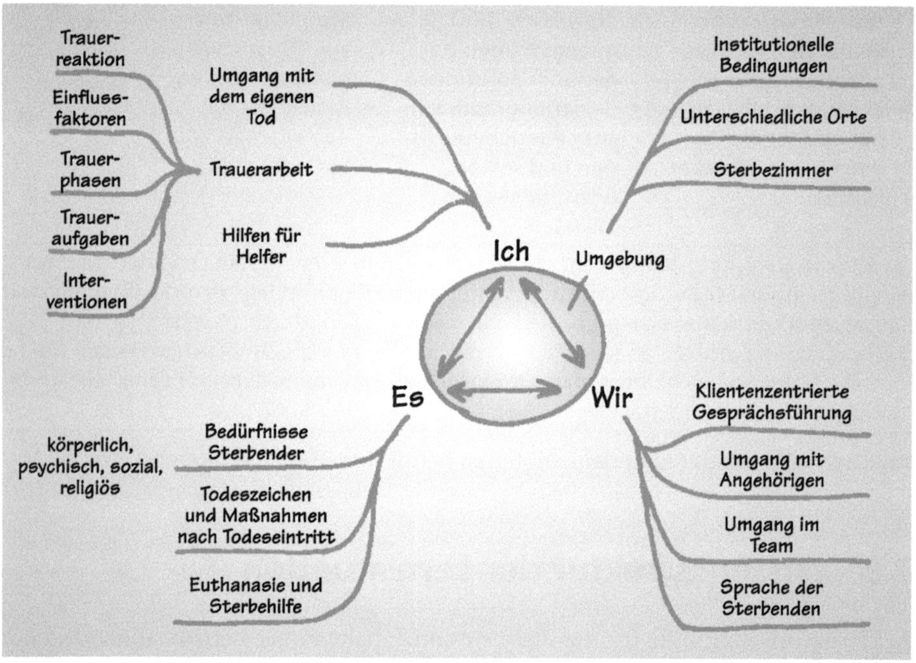

Abb. 7.2: Wissensstruktur der Lernsituation.

7.4 Wochenplan

		Mo	Di	Mi	Do	Fr
Pflegewissenschaftliche Ebene	**Übergeordnete Handlungsstruktur**	Ich	Wir	Es	Umgebung	Ich-Wir-Es-Umgebung
	Thema/ Motto	Eigener Tod und Tod anderer Menschen	Aufbau einer vertrauensvollen Beziehung zum Sterbenden und seinen Bezugspersonen	Berücksichtigung psychischer, körperlicher, sozialer und religiöser Bedürfnisse Sterbender	Auswirkung der Umgebung: mittelbar (Gesellschaft) und ummittelbar (Institution und Sterbezimmer)	Verknüpfung und Lernerfolgskontrolle mit Hilfe der Erstellung eines Pflegeplans
	Fächer-integrative Inhalte	• Umgang mit dem eigenen Tod • Trauerarbeit (Trauerreaktion, Trauer in unserer Gesellschaft, beeinflussende Faktoren, Kennzeichen, Phasen, Aufgaben, pflegerische Interventionen)	• Klientenzentrierte Gesprächsführung (Echtheit, Empathie, positive Wertschätzung) • Umgang mit Angehörigen • Sprache der Sterbenden • Umgang mit der Situation im Team	• Bedürfnisse Sterbender (körperlich, psychisch, sozial, religiös) • Todeszeichen und Maßnahmen nach Eintritt des Todes • Euthanasie und Sterbehilfe	• Gestaltung der Sterbeumgebung • Sterben angesichts institutioneller Rahmenbedingungen • Sterben an unterschiedlichen Orten • Gestaltung des Sterbezimmers	• Erstellung eines Pflegeplans anhand eines Fallbeispiels
	Modell/ Konzept	• Trauerphasen (nach Spiel/Bowlby) • Traueraufgaben nach Worden	Klientenzentrierte Gesprächsführung nach Carl Rogers	Bedürfnisorientierte Sterbebegleitung	Pflegestandarderstellung	Pflegeplanerstellung

Fortsetzung auf nächster Seite

		Mo	Di	Mi	Do	Fr
	Geschäfts- und Arbeitsprozesse	Erscheinen im Zusammenhang mit dieser Lernsituation unpassend				
Berufsfelddidaktische Ebene	**Kompetenzen**	**Personalkompetenz** • Eigene Rolle und Einstellung zu Tod und Sterben, sowie Bedürfnisse, Gefühle und Ängste reflektieren • Reflektiert mit den eigenen Werten umgehen • Eigene Gesundheit fördern und Möglichkeiten zur Stressbewältigung anwenden	**Sozialkompetenz** • Gespräche mit Bezugspersonen führen • Verbal und nonverbal mit den Pflegebedürftigen und ihren Bezugspersonen kommunizieren und interagieren • Einfühlendes Verstehen zeigen • Offene und verdeckte Ängste wahrnehmen • Beziehungsaufbau zu den zu Pflegebedürftigen und ihren Bezugspersonen zulassen **Personalkompetenz** • Eigene Gesundheit fördern und Möglichkeiten zur Stressbewältigung anwenden	**Fachkompetenz** • Bezugswissenschaften einbeziehen • Sich mit rechtlichen Fragen auseinander setzen • Unterstützende und / oder lindernde pflegerische Maßnahmen durchführen • Verstorbene unter Berücksichtigung ihres religiösen und kulturellen Hintergrundes versorgen • Zeichen des herannahenden Todes erkennen **Sozialkompetenz** • Dialogische Haltung zur Überbrückung kultureller und religiöser Unterschiede einnehmen • Toleranz und Verständnis gegenüber den Werten und religiösen Bedürfnissen der Pflegebedürftigen aufbringen	**Fachkompetenz** • Pflegestandards einbeziehen • Sich aktiv mit ethischen Fragestellungen auseinander setzen • Sozialkompetenz • Teamgespräche durchführen **Methodenkompetenz** • Umgebung des Verstorbenen unter Wahrung seiner religiösen Bedürfnisse gestalten **Personalkompetenz** • Eigene Gesundheit fördern und Möglichkeiten zur Stressbewältigung anwenden	**Fachkompetenz** • Pflegeplanung anpassen • Komplikationen unter Berücksichtigung der aktuellen Ressourcen und Probleme des zu Pflegenden vermeiden **Personalkompetenz** • Eigene Gesundheit fördern und Möglichkeiten der Stressbewältigung anwenden

		Mo	Di	Mi	Do	Fr
Berufsfelddidaktische Ebene	**Handlungsleitende Prinzipien (☞ 4.3)**	Ganzheitliches Lernen ermöglichen	Dialogische Haltung fördern	• Viele Lerntypen ansprechen • Wissenschaftliches Arbeiten fördern	Lebensweltbezug herstellen	Vernetztes Denken fördern
	Methoden und Sozialformen (Die Medien sind den einzelnen Artikulationen zu entnehmen. Immer werden Moderationsmaterialien, Flipchart und OHP gebraucht.)	• Impulsplakate • Lehrervortrag • Sprechmühle • Gruppenarbeit • Blitzlicht • Meditationsübung • Erinnerungsgarten malen • Geschichte vorlesen • Provokation • Vernissage • Reflexions-Runde nach TZI • Punktabfrage	• Impulsplakate • Geschichte vorlesen • Lehrervortrag • Selbsterfahrungsübungen • Meditationsübungen • Partnerarbeit • Gruppenarbeit • Blitzlicht • Rollenspiel • Reflexionsrunde nach TZI • Punktabfrage	• Impulsplakate • Lehrervortrag • Gruppenarbeit • Mind Map • Exkursion • Meditationsübung • Pro- und Kontra-Diskussion • Geschichte vorlesen • Reflexionsrunde nach TZI • Punktabfrage	• Impulsplakate • Lehrervortrag • Bild malen • Meditationsübung • Standarderstellung • Phantasiereise • Diskussion • Killerphrasenspiel • Spiel: „Was ich an Dir mag" • Gruppenarbeit • Partnerarbeit • Reflexionsrunde nach TZI • Punktabfrage	• Impulsplakate • Lehrervortrag • Fallbeispiel • Gruppenarbeit • Film zeigen • Reflexionsrunde nach TZI • Punktabfrage

Tab. 7.7: Wochenplan zur Übersicht über die Lernsituation.

7.5 Artikulationsschemata

7.5.1 Artikulation Montag: „Ich – Eigener Tod und Tod anderer Menschen“

Zeit	Phasen	Methoden und Sozialformen	Zieldimensionen	Medien und Materialien
'15	Einstieg	Impulsplakate, Einzelarbeit, Plenum	• Lernende können in Ruhe ankommen und sich orientieren • Lehrender erhält ein Stimmungsbild der Gruppe • Lernende fühlen sich von den Impulsen angesprochen	Packpapier, Moderationsmarker und/oder Ölkreiden, vorbereitete Plakate ☞ Arbeitsvorschlag 1
'20	Einstieg	• Lehrervortrag: Vorstellen der Wissensstruktur und der übergeordneten Ziele • Plenum: Klären von Fragen und Abgleich mit den Erwartungen der Lernenden • Vorstellen des Tagesablaufs	• Lernende erhalten einen Überblick über die Lernsituation und den Tagesablauf • Erwartungen der Lernenden werden in der kommenden Woche berücksichtigt, offene Fragen sind geklärt	OHP, Kopien für die Lernenden, eine Kopie der Wissensstruktur in DIN A0, die während der Woche hängen bleiben kann ☞ Arbeitsvorschlag 2
'45	Einstieg/ Übergang zur Erarbeitung	Sprechmühle (☞ 9.7) zu den Erfahrungen der Lernenden im Umgang mit Tod und Sterben, Partnerarbeit	• Lernende haben die Möglichkeit, sich in kleinem Rahmen über ihre Erfahrungen zum Thema Tod und Sterben auszutauschen • Lernende öffnen sich für das Thema, erste inhaltliche Ergebnisse werden produziert • Lernende üben das aktive Zuhören	CD-Player, Musik ☞ Arbeitsvorschlag 3

Zeit	Phasen	Methoden und Sozialformen	Zieldimensionen	Medien und Materialien
'10	Erarbeitung	Blitzlicht (☞ 9.2): „Welche Aussage eines meiner Gesprächspartner hat mich am meisten beeindruckt?"	Ergebnisse der Sprechmühle werden ausgewertet	Vorbereitetes Plakat ☞ Arbeitsvorschlag 4
15 Min. Pause				
'10	Erarbeitung	Meditationsübung	Lernende entspannen sich, wenden Möglichkeiten zur Stressbewältigung an und fördern die eigene Gesundheit	CD-Player, Musik
'80	Erarbeitung	Erinnerungsgarten malen und in Form eines Wanderplenums vorstellen	Lernende reflektieren und visualisieren ihre Erfahrungen im Umgang mit Tod und Sterben	Stifte und Papier ☞ Arbeitsvorschlag 5
30 Min. Pause				
'10	Erarbeitung	Geschichte vorlesen	Lernende finden einen Einstieg in das Thema Trauer	Geschichte ☞ Arbeitsvorschlag 6
'80	Erarbeitung	Einzelarbeit, Gruppenarbeit, Vernissage: „Was hilft mir, wenn ...?"	• Lernende reflektieren ihre Erfahrungen, Werte und Bedürfnisse im Umgang mit Trauer, tauschen sich in der Gruppe aus und visualisieren ihre Ergebnisse • Lernende erhalten Hilfestellung, um die eigenen Gefühle aushalten zu können	Packpapier, Stifte, Moderationsmaterialien ☞ Arbeitsvorschlag 7
15 Min. Pause				
'5	Erarbeitung	Lied „Der Weg" von Herbert Grönemeyer zur Einstimmung	Lernende finden sich nach der Pause wieder in das Thema ein	CD-Player, CD „Mensch" von Herbert Grönemeyer ☞ Arbeitsvorschlag 8

Fortsetzung auf nächster Seite

Zeit	Phasen	Methoden und Sozialformen	Zieldimensionen	Medien und Materialien
'25	Erarbeitung	Lehrervortrag: Trauerphasen, Traueraufgaben, Hilfe für Helfer, Plenum	Lernende erhalten einen Überblick über die fachlichen Hintergründe der Trauerarbeit und tauschen sich über die Inhalte im Plenum aus	OHP, Folien ☞ Arbeitsvorschlag 9
'30	Sicherung	Provokation (☞ 9.4), Einzelarbeit, Diskussion, Plenum	Lernende positionieren sich und ihre Einstellung zum Thema Tod und Sterben	☞ Arbeitsvorschlag 10
'15	Sicherung	Reflexionsrunde nach TZI (☞ 9.6)	• Lernende reflektieren den heutigen Tag • Der Lehrende erhält einen Überblick über die Gruppenstimmung und Einstellung zum Thema	Plakat mit TZI-Struktur und Leitfragen ☞ Arbeitsvorschlag 11
'5	Sicherung	Lehrervortrag: Zusammenfassung der Ergebnisse des Tages	Lehrende und Lernende lassen den Tag noch einmal Revue passieren	Sprache, Ergebnisplakate des Tages
'10	Sicherung	Punktabfrage: „Wo wohne ich?" (☞ 9.5)	Lernende symbolisieren ihre momentane Gefühlslage in Bezug auf das Thema, eine Grundlage für die Visualisierung von Veränderungen im Lauf der Woche ist geschaffen	Plakat ☞ Arbeitsvorschlag 12

Tab. 7.8: Artikulation Montag.

7.5.2 Artikulation Dienstag: „Wir – Aufbau einer vertrauensvollen Beziehung zu Sterbenden und ihren Bezugspersonen"

Zeit	Phasen	Methoden und Sozialformen	Zieldimensionen	Medien und Materialien
'15	Einstieg	Impulsplakate vervollständigen, Einzelarbeit, Plenum	Lernende ergänzen ihre Aussagen vom Vortag, Entwicklungstendenzen werden sichtbar	Plakate vom Vortrag, Moderationskarten und Stifte ☞ Arbeitsvorschlag 1
'5	Einstieg	• Lehrervortrag: Vorstellen des Tagesablaufs • Plenum: Klärung offener Fragen	Lernende erhalten einen Überblick über den heutigen Tagesablauf	Plakat mit dem Tagesablauf
'10	Erarbeitung	Geschichte vorlesen	Lernende stimmen sich auf das Thema Aufbau einer Beziehung zum Sterbenden und seinen Bezugspersonen ein	☞ Arbeitsvorschlag 1
'15	Erarbeitung	Lehrervortrag zum Thema „Klientenorientierte Gesprächsführung"	Lernende erhalten einen Überblick über die Grundlagen der klientenzentrierten Gesprächsführung	Folien ☞ Arbeitsvorschlag 2
'45	Erarbeitung	• Übungen zum Thema „Zuhören als Bestandteil des einfühlenden Verstehens" • Partnerarbeit	• Lernende werden für die Umsetzung der theoretischen Grundlagen sensibilisiert • Lernende üben die Grundlagen des aktiven Zuhörens und des einfühlenden Verstehens	☞ Arbeitsvorschlag 3
15 Min. Pause				
'30	Erarbeitung	Übungen zum Thema „Positive Wertschätzung"	Lernende vertiefen die Grundlagen der klientenzentrierten Gesprächsführung, üben sich in Toleranz	☞ Arbeitsvorschlag 4
'50	Erarbeitung	Übungen zum Thema „Echtheit"	Lernende vertiefen die Grundlagen der klientenzentrierten Gesprächsführung	Moderationskarten, Nadeln, Stellwände ☞ Arbeitsvorschlag 5

Fortsetzung auf nächster Seite

Zeit	Phasen	Methoden und Sozialformen	Zieldimensionen	Medien und Materialien
'10	Erarbeitung	Meditationsübung	Lernende entspannen sich, wenden Möglichkeiten zur Stressbewältigung an und fördern die eigene Gesundheit	CD-Player, Musik, ausgewählte Übung
30 Min. Pause				
'25	Erarbeitung	Partnerarbeit: „Wie verhalte ich mich, wenn ...?"	• Lernende üben zusammenfassend die Grundlagen der klientenzentrierten Gesprächsführung an konkreten Beispielen • Lernende üben den Umgang mit unterschiedlichen Emotionen der Sterbenden	☞ Arbeitsvorschlag 6
'10	Erarbeitung	Blitzlicht (☞ 9.2) zur Auswertung der Partnerarbeit	Ergebnisse der Partnerarbeit werden benannt	☞ Arbeitsvorschlag 7
'10	Erarbeitung	Lehrervortrag zum Thema „Umgang mit Angehörigen eines Sterbenden"	Lernende gewinnen einen Einblick in die theoretischen Grundlagen des Umgangs mit Angehörigen von Sterbenden	OHP, Folien
'25	Erarbeitung	Übung: Nähe und Distanz – „Die Faust"	Lernende sensibilisieren sich für den Umgang mit Nähe und Distanz	☞ Arbeitsvorschlag 9
'10	Erarbeitung	Lehrervortrag: „Die Sprache der Sterbenden"	Lernende erhalten einen Überblick über die theoretischen Grundlagen der Kommunikation und Interaktion mit Sterbenden	OHP, Folien ☞ Arbeitsvorschlag 10
'10	Erarbeitung	Meditationsübung	Lernende entspannen sich, wenden Möglichkeiten der Stressbewältigung an und fördern die eigene Gesundheit	CD-Player, Musik, ausgewählte Übung
15 Min. Pause				

Zeit	Phasen	Methoden und Sozialformen	Zieldimensionen	Medien und Materialien
'65	Erarbeitung	Rollenspiel: „Der sterbende Bewohner und das Team"	Lernende reflektieren und üben das Miteinander im Team	☞ Arbeitsvorschlag 11
'15	Sicherung	Reflexionsrunde nach TZI (☞ 9.6)	• Lernende reflektieren den heutigen Tag • Der Lehrende erhält einen Überblick über die Gruppenstimmung und Einstellung der Lernenden zum Thema	TZI-Plakat ☞ Arbeitsvorschlag 11 (Montag)
'5	Sicherung	Lehrervortrag: Zusammenfassung des heutigen Tages	Lehrende und Lernende lassen den heutigen Tag Revue passieren	Sprache
'5	Sicherung	Punktabfrage: „Wo wohne ich?" (☞ 9.5)	Lernende symbolisieren ihre Grundeinstellung zum Thema, Veränderungen werden sichtbar	Plakat ☞ Arbeitsvorschlag 12 (Montag)

Tab. 7.9: Artikulation Dienstag.

7.5.3 Artikulation Mittwoch: „Es – Berücksichtigung körperlicher, psychischer, sozialer und religiöser Bedürfnisse Sterbender"

Zeit	Phasen	Methoden und Sozialformen	Zieldimensionen	Medien und Materialien
'15	Einstieg	Impulsplakate vervollständigen, Einzelarbeit, Plenum	Lernende ergänzen ihre Aussagen vom Vortag, Entwicklungstendenzen werden sichtbar	Plakate vom Vortag, Moderationskarten und Stifte ☞ Arbeitsvorschlag 1 (Montag)
'10	Einstieg	• Lehrervortrag: Vorstellen des Tagesablaufs • Plenum: Klärung offener Fragen	Lernende erhalten einen Überblick über den Tagesablauf	Plakat mit dem Tagesablauf

Fortsetzung auf nächster Seite

Zeit	Phasen	Methoden und Sozialformen	Zieldimensionen	Medien und Materialien
'75	Erarbeitung	Arbeitsteilige Gruppenarbeit (☞ 10.13): „Welche Bedürfnisse haben Sterbende?“	• Lernende erarbeiten die unterschiedlichen Bedürfnisse Sterbender und Maßnahmen, um mit diesen Bedürfnissen umzugehen • Lernende erhalten den theoretischen Hintergrund zum Umgang mit den körperlichen, psychischen, sozialen und religiösen Bedürfnissen Sterbender • Lernende beziehen die Bezugswissenschaften ein, lernen die rechtlichen Aspekte der Sterbebegleitung und den Umgang mit Tod und Sterben in unterschiedlichen Religionen kennen	Arbeitsvorschläge, Plakate, Stifte ☞ Arbeitsvorschlag 1
15 Min. Pause				
'45	Erarbeitung	Auswertung der Gruppenarbeit, Plenum	Lernende tauschen die Ergebnisse ihrer Gruppenarbeiten aus und ergänzen sich ggf.	Erarbeitete Plakate ☞ Arbeitsvorschlag 2
'35	Erarbeitung	Lehrervortrag: Todeszeichen und Maßnahmen nach Eintritt des Todes	Lernende lernen die theoretischen Grundlagen zum Erkennen des Todes kennen	OHP, Folien ☞ Arbeitsvorschlag 3
30 Min. Pause				
'90	Erarbeitung	Exkursion (☞ 10.3): Besuch eines Bestattungsunternehmens	• Lernende verlieren Berührungsängste • Lernende setzen sich mit den eigenen Gefühlen und Ängsten auseinander	☞ Arbeitsvorschlag 4
15 Min. Pause				
'10	Erarbeitung	Meditationsübung	Lernende entspannen sich, bauen Stress ab und fördern die eigene Gesundheit	CD-Player, Musik, ausgewählte Übung

Zeit	Phasen	Methoden und Sozialformen	Zieldimensionen	Medien und Materialien
'10	Erarbeitung	Lehrervortrag zum Thema Euthanasie und Sterbehilfe	Lernende erhalten eine theoretische Grundlage für die anschließende Diskussion	OHP, Folien ☞ Arbeitsvorschlag 5
'50	Erarbeitung	Pro- und Kontra-Diskussion zum Thema Euthanasie und Sterbehilfe	• Lernende üben eine dialogische Haltung ein, diskutieren konstruktiv • Lernende setzen sich aktiv mit ethischen Fragen auseinander	Plakate, Stifte ☞ Arbeitsvorschlag 5
'15	Sicherung	Reflexionsrunde nach TZI (☞ 9.6)	• Lernende reflektieren den heutigen Tag • Der Lehrende erhält einen Überblick über die Gruppenstimmung und Einstellung der Lernenden zum Thema	TZI-Plakat ☞ Arbeitsvorschlag 11, Montag
'5	Sicherung	Lehrervortrag: Zusammenfassung des heutigen Tages	Lehrende und Lernende lassen den heutigen Tag Revue passieren	Sprache
'5	Sicherung	Punktabfrage: „Wo wohne ich?" (☞ 9.5)	Lernende symbolisieren ihre Grundeinstellung zum Thema, Veränderungen werden sichtbar	Plakat ☞ Arbeitsvorschlag 12 (Montag)

Tab. 7.10: Artikulation Mittwoch.

7.5.4 Artikulation Donnerstag: „Umgebung und Auswirkung der Umgebung – mittelbar (Gesellschaft) und unmittelbar (Institution und Sterbezimmer)"

Zeit	Phasen	Methoden und Sozialformen	Zieldimensionen	Medien und Materialien
'15	Einstieg	Impulsplakate vervollständigen	Lernende ergänzen ihre Aussagen vom Vortag, Entwicklungstendenzen werden sichtbar	Plakat vom Vortag, Moderationskarten und Stifte ☞ Arbeitsvorschlag 1 (Montag)
'10	Einstieg	• Lehrervortrag: Vorstellen des Tagesablaufs • Plenum: Klärung offener Fragen	Lernende erhalten einen Überblick über den Tagesablauf	Plakat mit dem Tagesablauf

Fortsetzung auf nächster Seite

Zeit	Phasen	Methoden und Sozialformen	Zieldimensionen	Medien und Materialien
'30	Erarbeitung	Bild malen: „In welcher Umgebung möchte ich sterben?"	Lernende visualisieren ihre Wünsche zum Thema eigenes Sterben	Papier, Stifte ☞ Arbeitsvorschlag 1
'25	Erarbeitung	Auswertung: Wanderplenum, Partnerarbeit (zwei Schüler erklären sich gegenseitig ihr Bild, alle haben dann noch Zeit, alle Bilder zu betrachten)	Lernende tauschen sich über ihre Bilder aus	Sprache ☞ Arbeitsvorschlag 1
'10	Erarbeitung	Meditationsübung	Lernende entspannen sich	CD-Player, Musik
15 Min. Pause				
'50	Erarbeitung	Standarderstellung: Gestaltung der Sterbeumgebung in Gruppenarbeit	Lernende setzen ihre Erfahrungen und Bedürfnisse ein, um einen Standard auf theoriegeleiteter Ebene zu erstellen	Folien, Folienstifte, OHP ☞ Arbeitsvorschlag 2
'10	Erarbeitung	Phantasiereise (☞ 9.3): Sterben und Tod: Rahmenbedingungen	Lernende erhalten einen Einstieg in das Unterthema und eine Grundlage für die weitere Erarbeitung	Arbeitsvorschlag, CD-Player, Musik ☞ Arbeitsvorschlag 3
'20	Erarbeitung	Diskussion im Plenum: Berufsanspruch und Berufswirklichkeit	Lernende üben eine dialogische Haltung ein und tauschen sich über ihre Erfahrungen aus	Sprache ☞ Arbeitsvorschlag 3
'10	Erarbeitung	Meditationsübung	Lernende entspannen sich, wenden Möglichkeiten der Stressbewältigung an und fördern die eigene Gesundheit	
15 Min. Pause				
'10	Erarbeitung	Killerphrasenspiel	Lernende werden dafür sensibilisiert, dass ein destruktives Umgehen mit der beruflichen Wirklichkeit nicht förderlich ist	Kärtchen ☞ Arbeitsvorschlag 4

Zeit	Phasen	Methoden und Sozialformen	Zieldimensionen	Medien und Materialien
'10	Erarbeitung	Lehrervortrag: Vorstellen der fünf Arbeitsschritte zur Lösung des ethischen Problems an dem benannten Beispiel	Lernende erhalten ein theoretisches Instrument zur Lösung ethischer Probleme	OHP, Folien ☞ Arbeitsvorschlag 5
'50	Erarbeitung	Partnerarbeit (☞ 10.13): Erarbeitung eines Beispiels zur Lösung eines ethischen Problems	• Lernende erarbeiten konstruktive Lösungsvorschläge auf der Basis der fünf Arbeitsschritte • Lernende setzen sich aktiv mit ethischen Fragestellungen auseinander	☞ Arbeitsvorschlag 6
'20	Erarbeitung	Auswertung im Plenum		☞ Arbeitsvorschlag 6
15 Min. Pause				
'20	Erarbeitung	• Spiel: „Was ich an Dir mag" • Blitzlicht (☞ 9.2)	• Lernende üben eine positive Grundeinstellung • Lernende reflektieren die Übung im Plenum	Karten, Stifte, Kreppband, Sprechstein ☞ Arbeitsvorschlag 7
'30	Erarbeitung	Gruppenarbeit: Sterben an unterschiedlichen Orten	Lernende reflektieren das Sterben an unterschiedlichen Orten	Sprache ☞ Arbeitsvorschlag 8
'20	Erarbeitung	Auswertung der Gruppenarbeit im Plenum		☞ Arbeitsvorschlag 8
'15	Sicherung	Reflexionsrunde nach TZI (☞ 9.6)	Lernende reflektieren den heutigen Tag, der Lehrende erhält einen Überblick über die Gruppenstimmung und Einstellung der Lernenden zum Thema	TZI-Plakat ☞ Arbeitsvorschlag 11 (Montag)
'5	Sicherung	Lehrervortrag: Zusammenfassung der Ergebnisse des heutigen Tages	Lehrende und Lernende lassen den heutigen Tag Revue passieren	Sprache

Fortsetzung auf nächster Seite

Zeit	Phasen	Methoden und Sozialformen	Zieldimensionen	Medien und Materialien
'5	Sicherung	Punktabfrage: „Wo wohne ich?" (☞ 9.5)	Lernende symbolisieren ihre Einstellung in Bezug auf das Thema, Veränderungen werden sichtbar	Plakat ☞ Arbeitsvorschlag 12 (Montag)

Tab. 7.11: Artikulation Donnerstag.

7.5.5 Artikulation Freitag: „Ich-Wir-Es-Umgebung – Verknüpfung und Lernerfolgskontrolle mit Hilfe der Erstellung eines Pflegeplans"

Zeit	Phasen	Methoden und Sozialformen	Zieldimensionen	Medien und Materialien
'15	Einstieg	Impulsplakate vervollständigen	Lernende ergänzen ihre Aussagen vom Vortag, Entwicklungstendenzen werden sichtbar	Plakat vom Vortag, Moderationskarten und Stifte ☞ Arbeitsvorschlag 1 (Montag)
'10	Einstieg	• Lehrervortrag: Vorstellen des Tagesablaufs • Plenum: Klärung offener Fragen	Lernende erhalten einen Überblick über den Tagesablauf	Plakat mit dem Tagesablauf
'15	Erarbeitung	Vorstellen des Fallbeispiels und Ausgabe des Arbeitsauftrages	Lernende erhalten die Instruktionen	Fallbeispiel ☞ Arbeitsvorschlag 1
'150*	Erarbeitung	Partnerarbeit: Erstellen eines Pflegeplans anhand des Fallbeispiels	Lernende setzen die während der Woche erarbeiteten Inhalte anhand eines Beispiels in einen Pflegeplan um	Folien, Folienstifte, OHP ☞ Arbeitsvorschlag 1
*** (zwischendurch 30 Minuten Pause)**				
'10	Erarbeitung	Meditationsübung	Lernende entspannen sich, wenden Möglichkeiten der Stressbewältigung an und fördern die eigene Gesundheit	
'30	Sicherung	Auswertung der Gruppenarbeit in Form eines Unterrichtsgesprächs		☞ Arbeitsvorschlag 1

Zeit	Phasen	Methoden und Sozialformen	Zieldimensionen	Medien und Materialien
10 Min. Pause				
'90		Film: „Harold and Maude!"	Lernende können das Thema abschließen und werden dafür sensibilisiert, dass der Tod ein Teil des Lebens ist	Videorekorder, Fernseher, Film ☞ Arbeitsvorschlag 2
'10				
'15	Sicherung	Reflexionsrunde nach TZI (☞ 9.6)	• Lernende reflektieren die gesamte Woche • Der Lehrende erhält einen Überblick über die Gruppenstimmung und die Einstellung zum Thema sowie ein Feedback	TZI-Plakat ☞ Arbeitsvorschlag 3
'15	Sicherung	Zusammenfassung der Woche durch die Lernenden	Lehrende und Lernende lassen die Woche noch einmal Revue passieren	Sprache
'10	Sicherung	• Punktabfrage (☞ 9.5): „Wo wohne ich?" • Zusammenfassung des Verlaufsbildes der Woche durch die Lernenden	Die Einstellung der Lernenden zum Thema und evtl. Veränderungen im Verlauf der Woche werden sichtbar	Plakat ☞ Arbeitsvorschlag 3

Tab. 7.12: Artikulation Freitag.

7.6 Arbeitsvorschläge und Arbeitsaufträge

Allgemein empfiehlt es sich, den Zeitpunkt für die Durchführung der Unterrichtswoche in den Herbst oder Winter zu legen, da für das Thema eine besinnliche Atmosphäre günstig ist, die im Hochsommer wahrscheinlich schwerer aufkommt. Es wäre auch möglich, die Lernsituation an einem anderen Ort, z.B. einem Tagungshaus, zu unterrichten, damit die Lernenden sich unabhängig von institutionellen Zwängen ganz auf das Thema einlassen können.

Ein weiterer allgemeiner Vorschlag bezieht sich auf das Ende der Lernsituation. Das Thema Tod und Sterben bringt es mit sich, dass sehr viel von „Abschied nehmen" und „Gestaltung des Abschieds" gesprochen wird. Eine intensive Unterrichtswoche zu einem Thema, das die persönlichen Ängste, Erfahrungen und Gefühle der

Lernenden anspricht und sie möglicherweise stark aufwühlt, sollte auch durch eine entsprechende Abschiedskultur geprägt sein. Einerseits wäre es möglich, am Ende eines jeden Tages ein Abschiedsritual durchzuführen (die Punktabfrage dient hierzu bereits teilweise). Andererseits könnte die Gruppe z. B. die Woche mit einem gemeinsamen Kaffeetrinken beschließen.

Diese Entscheidungen liegen im Ermessen des Lehrenden und sind im Idealfall gemeinsam mit der Lerngruppe zu treffen.

Im Folgenden finden sich alle Arbeitsvorschläge für die Lehrenden zu den in den Artikulationen beschriebenen Methoden und Übungen. Jeder Arbeitsvorschlag enthält allgemeine Handlungsempfehlungen für den Lehrenden und, falls erforderlich, die konkreten Arbeitsaufträge, die an die Lernenden während des Unterrichts auszugeben sind.

Die Lernsituation „Begleitung eines Menschen in seiner letzten Lebensphase“ enthält, nicht zuletzt aufgrund des Themas, einige kurze Übungen, die dazu dienen können, dass die Lernenden sich entspannen und auf das Thema besinnen. Diese einzelnen Meditationsübungen sind in den Arbeitsvorschlägen nicht enthalten.

Für die Gestaltung sind der Phantasie der Lehrenden keine Grenzen gesetzt. Auch was den Zeitpunkt der Meditationsübungen betrifft, sind die Angaben in den Artikulationen nur als Vorschlag zu verstehen. Wenn z. B. einzelne thematische Einheiten oder Gruppenarbeiten weniger Zeit als geplant erfordern oder wenn die Lernenden es wünschen, können Lehrende auch spontan Meditationsübungen einbauen.

Es bieten sich z. B. Übungen aus dem Buch „Atme auf“ von Peter Dyckhoff an. Dieses Buch ist auch als Hörbuch erhältlich. Es umfasst 77 ganzheitliche Übungen für Körper, Geist und Seele, die der Lehrende im Verlauf des Lernprozesses einsetzen kann, um sich selbst und den Lernenden die Gelegenheit zu geben, zu entspannen und Stress abzubauen (📖 4).

7.6.1 Arbeitsvorschläge Montag: „Ich – Eigener Tod und Tod anderer Menschen“

Arbeitsvorschlag 1: Impulsplakate

Der Lehrende bereitet Plakate vor (je nach Größe der Lerngruppe ggf. zwei pro Frage) und schreibt jeweils einen der folgenden Sätze darauf:

- Ich würde mich freuen, wenn hier ...
- Ich befürchte, dass hier ...
- Meine aktuelle Wetterlage ist ...

Er beschriftet die Plakate weiterhin mit jeweils einem Beispiel, um den Lernenden die ersten Hemmungen zu nehmen. Dann bittet er die Lernenden, diese Aussagen zu vervollständigen.

Im Anschluss daran fasst der Lehrende die Ergebnisse für das Plenum zusammen.

Diese Methode eignet sich durchgängig als Einstieg für jeden Tag der kommenden Woche. Hierzu bittet der Lehrende die Lernenden jeweils, die Plakate zu vervollständigen. Sie geben dann entsprechend ihre aktuelle Wetterlage an (hierzu wird jeden Tag ein neues Plakat angefertigt) und arbeiten weiter mit den anderen Sätzen, indem sie diese erweitern oder durchstreichen, falls neue Erwartungen oder Befürchtungen hinzugekommen bzw. alte weggefallen sind.

Arbeitsvorschlag 2: Lehrervortrag, Klärung von Fragen zum Verlauf der Woche im Plenum

Der Lehrende stellt den Wochenplan, die Wissensstruktur (☞ 7.3) sowie die übergeordneten Ziele der Unterrichtswoche vor. Bei der Darstellung der Ziele bezieht er sich auf das erarbeitete Qualifikationsprofil (☞ 7.2) Das Plenum klärt offene Fragen, anschließend geht der Lehrende auf Zusammenhänge zwischen dem geplanten Verlauf und die mit Hilfe der Impulsplakate ermittelten Erwartungen und Befürchtungen ein. Dann erklärt er den konkreten Ablauf des heutigen Tages.

Arbeitsvorschlag 3: Sprechmühle

Der Lehrende bereitet eine Liste mit **allgemeinen Fragen** vor, die in der Sprechmühle (☞ 9.7), (🕮 7) dazu dienen, zu bestimmen, wer Partner A und wer Partner B ist.
Zum Beispiel:

- Partner A ist derjenige, der den längsten Anfahrtsweg zur Schule hatte
- Partner A ist derjenige, der seinem Gegenüber länger in die Augen blicken kann ohne zu zwinkern
- Partner A ist derjenige, der die größeren Füße hat.

Als **inhaltliche Fragen** eignen sich z. B.:

- Was war die erste Erfahrung, die Sie im Umgang mit Tod und Sterben gemacht haben?
- Wie erleben Sie den Umgang mit Tod und Sterben in Altenpflegeeinrichtungen?
- Welche Erfahrungen im Umgang mit Tod und Sterben waren für Sie hilfreich?
- Was wünschen Sie sich für den Umgang mit Tod und Sterben in ihrer beruflichen Zukunft?
- Wie stehen Sie zu der Aussage: Sterben ist ein Teil des Lebens?

Zur Durchführung der Sprechmühle bittet der Lehrende die Lernenden, sich auf einer ausreichend großen freien Fläche des Raumes zu versammeln und erläutert kurz die Methode.

Dann schaltet er die Musik ein und bittet die Teilnehmer, langsam durch den Raum zu schlendern und sich in den Rhythmus der Musik einzufinden.

Nach 3–5 Minuten blendet der Lehrende die Musik aus und bittet die Lernenden, sich eine Person in ihrer direkten Nähe zu suchen. Der Lehrende nennt eine der Fragen, die entscheiden helfen, wer innerhalb der Paare Partner A und wer Partner B ist.

Dann stellt der Lehrende die erste inhaltsbezogene Frage und bittet darum, dass zunächst Partner A seine Antwort Partner B in 2–3 Minuten erläutert.

Wenn das Gespräch verebbt, lässt der Lehrende ein Signal ertönen (z. B. Klingel), und bittet die Gruppe, jetzt die Partner zu wechseln.

Nach weiteren 2–3 Minuten schaltet der Lehrende die Musik wieder ein und bittet die Teilnehmer, sich erneut durch den Raum zu bewegen. Die nächste Runde der Sprechmühle beginnt.

Arbeitsvorschlag 4: Blitzlicht

Der Lehrende bittet die Gruppe, nach der Sprechmühle ihre Plätze im Stuhlkreis wieder einzunehmen.

Dann bittet er die Lernenden, in einem Satz auf die Frage zu antworten:

„Welche Aussage eines ihrer Gesprächspartner ist ihnen am deutlichsten im Gedächtnis geblieben?"

Die Lernenden sprechen der Reihe nach im Uhrzeigersinn, sie reichen einen „Sprechstein" weiter, um zu symbolisieren, wer von ihnen an der Reihe ist.

Die Gruppe kommentiert und bewertet die Aussagen nicht. Der Sprechende kann ungestört zu Ende reden (☞ 9.2).

Arbeitsvorschlag 5: Erinnerungsgarten malen

Der Lehrende teilt folgenden **Arbeitsauftrag** an die Lernenden aus und erläutert ihn (vgl. 🕮 12, S. 121f.):

> Nehmen Sie bitte ein großes Blatt Papier (mindestens DIN A3, evtl. Packpapier), und Ölkreiden und/oder Moderationsmarker. Suchen Sie einen Platz im Raum, an dem Sie ihr Bild malen möchten. Malen Sie ihre Erinnerungen in Bezug auf Sterben, Tod und Trauer. Vertrauen Sie dabei auf Ihre Gefühle und Ihre Phantasie. Beginnen Sie mit Ihren schönen Erinnerungen. Wenn Sie wollen, pflanzen Sie nach und nach die traurigen oder unschönen Erinnerungen ein. Machen sie zwischendurch, wenn sie wollen, kurze Pausen, gehen Sie durch den Raum. Gestalten Sie Ihren Garten, nehmen Sie sich Zeit, um ihn zu verändern. Erklären Sie dann Ihren Garten, wenn Sie wollen, einer Person in Ihrer Lerngruppe, die Ihnen nahe steht. Auf ein Zeichen des Lehrenden hängen Sie nach ca. 70 Minuten Ihr Bild im Raum auf. Sie haben dann weitere 10 Minuten Gelegenheit, die Bilder der anderen Lernenden zu betrachten.

Arbeitsvorschlag 6: Geschichte vorlesen

Lesen Sie zum Einstieg in das Thema „Umgang mit Trauer" folgende Geschichte vor (🕮 13):

„Der Dachs war verlässlich, zuverlässig und immer hilfsbereit. Er war auch schon sehr alt, und er wusste fast alles. Der Dachs war so alt, dass er wusste, er würde bald sterben. Der Dachs fürchtete sich nicht vor dem Tod. Sterben bedeutete nur, dass er seinen Körper zurückließ. Und da sein Körper nicht mehr so wollte wie in früheren Tagen, machte es dem Dachs nicht allzu viel aus, ihn zurückzulassen. Seine einzige Sorge war, wie seine Freunde seinen Tod aufnehmen würden. Er hatte sie schon vorbereitet und ihnen gesagt, irgendwann einmal würde er durch den langen Tunnel gehen. Er hoffe, sie würden nicht zu traurig sein, wenn seine Zeit gekommen war. Eines Tages beobachtete der Dachs, wie der Maulwurf und der Frosch den Hügel hinunterliefen. Während er ihnen nachsah, fühlte der Dachs sich ungemein alt und müde. Nichts hätte er sich mehr gewünscht, als mit seinen Freunden umherzutollen. Doch er wusste, dass seine alten Beine es nicht erlaubten. Er schaute den beiden lange zu und freute sich, dass sie so vergnügt waren. Als er nach Hause kam, war es schon spät. Er sagte dem Mond gute Nacht und zog die Vorhänge vor der kalten Welt draußen zu. Langsam näherte er sich dem wärmenden Feuer, das tief unter der Erde auf ihn wartete. Er aß sein Abendbrot und setzte sich dann an den Schreibtisch, um einen Brief zu schreiben. Als er fertig war, ließ er sich im Schaukelstuhl neben dem Kamin nieder. Er schaukelte sanft hin und her und war bald eingeschlafen. →

Und er hatte einen seltsamen, doch wundervollen Traum, wie er ihn nie zuvor geträumt hatte. Dachs lief. Zu seiner höchsten Überraschung lief er munter dahin. Vor ihm öffnete sich ein langer Tunnel. Seine Beine trugen ihn kräftig und sicher dem Tunnel entgegen. Er brauchte keinen Spazierstock mehr, also ließ er ihn liegen. Dachs lief leicht und behände, schneller und immer schneller durch den langen Gang, bis seine Pfoten den Boden gar nicht mehr berührten. Er fühlte, wie er kopfüber stürzte, wie er hinfiel und sich überschlug, aber er tat sich überhaupt nicht weh. Er fühlte sich frei. Es war, als wäre er aus seinem Körper herausgefallen. Am folgenden Tag versammelten sich seine Freunde vor dem Eingang am Dachsbau. Sie machten sich Sorgen, weil der Dachs nicht wie sonst herausgekommen war, um ihnen einen guten Morgen zu wünschen. Der Fuchs eröffnete ihnen die traurige Nachricht. Er sagte, dass der Dachs tot sei. Dann las er ihnen den Brief vor. Darin stand nur: „Bin durch den langen Tunnel gegangen. Lebt wohl, Dachs." Alle Tiere hatten den Dachs lieb gehabt, und alle waren sehr betrübt. Besonders der Maulwurf fühlte sich allein und verlassen und furchtbar unglücklich. Abends im Bett musste der Maulwurf immer an den Dachs denken. Tränen liefen ihm über die samtene Nase hinab, bis die Bettdecke klatschnass war, die er zum Trost fest umklammert hielt. Draußen begann es zu schneien. Bald deckte eine dicke Schneeschicht die Behausungen der Tiere zu, in denen sie es die kalten Monate hindurch warm und gemütlich hatten. Der Schnee begrub das Land unter sich, aber er konnte die Traurigkeit nicht begraben, die die Freunde des Dachses erfüllte. Der Dachs war immer zur Stelle gewesen, wenn ihn einer brauchte. Die Tiere wussten nicht, wie sie jetzt ohne ihn zu Recht kommen sollten. Der Dachs hatte ihnen gesagt, sie sollten nicht traurig sein. Aber das war schwer. Als es anfing, Frühling zu werden, besuchten die Tiere einander oft und redeten von der Zeit, als der Dachs noch lebte. Der Maulwurf konnte besonders geschickt mit der Schere umgehen. Und nun erzählte er, wie der Dachs ihn einst gelehrt hatte, aus einem zusammengefalteten Bogen Papier eine Maulwurfskette auszuschneiden. Er erinnerte sich, wie sehr er sich gefreut hatte, als ihm sein Meisterstück gelungen war: eine ganze lange Kette von Maulwürfen, die sich an den Pfoten hielten. Der Frosch war ein glänzender Schlittschuhläufer. Er erinnerte sich, wie der Dachs ihm geholfen hatte, die ersten unsicheren Schritte auf dem Eis zu tun. Der Dachs hatte ihn behutsam über das Eis geführt, bis er sich sicher genug fühlte, um allein darüber hinzuflitzen. Der Fuchs dachte an die Zeit, als er ein junges Füchslein war. Und wie es ihm nicht und nicht gelingen wollte, einen ordentlichen Krawattenknoten zu binden. Schließlich hatte ihm Dachs gezeigt, wie man es machte ... Der Dachs hatte Frau Kaninchen sein Spezialrezept für Lebkuchen gegeben und ihr gezeigt, wie man Lebkuchenkaninchen backte. Frau Kaninchen war in der ganzen Gegend für ihre Kochkunst berühmt. Als sie von ihrer ersten Kochstunde bei dem Dachs erzählte, konnte sie beinah den köstlichen Duft frisch gebackener Lebkuchen schnuppern. Jedes der Tiere bewahrte eine besondere Erinnerung an den Dachs – irgendetwas, was er sie gelehrt hatte, und was sie jetzt ausnehmend gut konnten. Der Dachs hatte jedem von ihnen ein Abschiedsgeschenk hinterlassen, das sie wie einen Schatz hüteten. Mit ihren verschiedenen Gaben konnten sie alle einander helfen. Mit dem letzten Schnee schmolz auch die Traurigkeit der Tiere dahin. Sooft der Name des Dachses fiel, kam einem von ihnen eine neue Schmunzelgeschichte in den Sinn. Eines warmen Frühlingstages wanderte der Maulwurf über den Hügel, wo er den Dachs zum letzten Mal gesehen hatte. Hier wollte er dem Freund für sein Abschiedsgeschenk danken. „Danke, Dachs", sagte er leise. Er war überzeugt, dass ihn der Dachs hörte. Und – vielleicht war es auch so."

Arbeitsvorschlag 7: Vernissage zum Thema „Was hilft mir, wenn ...?"

Der Lehrende erteilt den Lernenden den folgenden **Arbeitsauftrag:**

Machen Sie sich bitte in Einzelarbeit 10 Minuten Stichpunkte zu den folgenden Fragen:
- „Wenn es mir nicht gut geht, hilft mir ..."
- „Als ich ... betrauert habe, hat mir ... geholfen"
- „Wenn ich arbeite und dort belastende Erlebnisse habe, empfinde ich es als hilfreich, wenn ..."

Bilden Sie dann vier gleich große Gruppen. Sie haben 30 Minuten Zeit, um sich auszutauschen und Ihre Ergebnisse auf Packpapier zu visualisieren. Hängen Sie ihre Plakate anschließend im Raum auf. Wandern Sie anschließend ca. 10 Minuten durch den Raum, um die Plakate der anderen Gruppen zu betrachten. Sie können die Plakate mit Klebepunkten versehen: Fragezeichen bei Unklarheiten, Blitze, wenn sie etwas kritisch sehen, „smilies" bei Zustimmung. Wählen Sie einen Sprecher aus, der der Gesamtgruppe das Ergebnis vorstellt.
Der Lehrende moderiert die anschließende Präsentation und unterstützt die Lernenden dabei, mit Hilfe der Klebepunkte Fragen und Anmerkungen gezielt abzuarbeiten (☞ 10.14).
Jede Gruppe hat 10 Minuten Zeit, um ihre Ergebnisse zu präsentieren.

Arbeitsvorschlag 8: Musikalische Einstimmung

Der Lehrende spielt den Lernenden das Lied „Der Weg" von der CD „Mensch" (Herbert Grönemeyer) vor.

Arbeitsvorschlag 9: Lehrervortrag zum Thema „Trauer"

Der Lehrende arbeitet einen 25-minütigen Vortrag zum Thema Trauer mit den folgenden Inhalten aus:
- Begriffsabgrenzung
- Trauer in unserer Gesellschaft
- Faktoren, die die Trauer beeinflussen
- Kennzeichen der Trauer, Trauerphasen (nach Spiegel und/oder nach Bowlby)
- Trauerreaktionen und pflegerische Interventionen
- Traueraufgaben nach Worden
- Hilfe für Trauernde und Umgang mit Trauernden.
  (🕮 6, S. 464ff.), (🕮 11, S. 263ff.)

Arbeitsvorschlag 10: Provokation

Der Lehrende bereitet ein Plakat mit folgendem Zitat vor: „Über den Tod zu reden heißt, Zeit zu verschwenden. Solange du lebst, bist du nicht tot, und wenn du nicht mehr lebst, bist du nur für andere tot" (🕮 9, S. 51) (☞ 9.4).

Er liest es den Lernenden vor und bittet sie, ihre Gedanken zu diesem Zitat in 10 Minuten niederzuschreiben. Anschließend leitet er eine 20-minütige Diskussion zu diesem Thema im Plenum.

Arbeitsvorschlag 11: Reflexionsrunde nach TZI

Der Lehrende führt mit der Gruppe eine Feedbackrunde durch, die nach den Basiskomponenten des Unterrichts nach Ruth Cohn strukturiert ist (☞ 9.6).

Jeder der Lernenden hat die Gelegenheit, sich zu jeder Leitfrage in einem Satz zu äußern. Auch diese Feedbackrunde verläuft im Uhrzeigersinn. Der Lehrende kann den Sprechstein einsetzen.

Mit dieser Methode beschließt der Lehrende jeden Tag der Woche.

Arbeitsvorschlag 12: „Wo wohne ich?"

Der Lehrende bereitet ein Plakat für die Punktabfrage vor (☞ 6.6, 9.5).

Er erklärt den Lernenden die Methode und bittet sie, beim Verlassen des Seminarraumes ein Kreuz in das Zimmer einzuzeichnen, in dem sie sich positionieren würden.

Diese Methode wird am Ende jedes Tages dieser Woche mit jeweils anderen Symbolen verwendet, um einen Überblick über die Veränderungen in der Gruppenstimmung in Bezug auf das Thema zu gewinnen.

7.6.2 Arbeitsvorschläge Dienstag: „Wir – Aufbau einer vertrauensvollen Beziehung zu Sterbenden und ihren Bezugspersonen"

Arbeitsvorschlag 1: „Geschichte vorlesen"

Der Lehrende liest zum Einstieg folgenden Auszug aus Momo von Michael Ende vor (📖 5, S. 15f.):

> „Konnte sie vielleicht zaubern? Wusste sie irgendeinen geheimnisvollen Spruch, mit dem man alle Sorgen und Nöte vertreiben konnte? Konnte sie aus der Hand lesen oder sonst wie die Zukunft voraussagen? Nichts von alledem. Was die kleine Momo konnte wie kein anderer, das war: zuhören. Das ist nichts Besonderes, wird nun vielleicht mancher Leser sagen, zuhören kann doch jeder. Aber das ist ein Irrtum. Wirklich zuhören können nur ganz wenige Menschen. Momo konnte so zuhören, dass dummen Leuten plötzlich sehr gescheite Gedanken kamen. Nicht etwa weil sie etwas sagte oder fragte, was den anderen auf solche Gedanken brachte, nein, sie saß nur da und hörte einfach zu, mit aller Aufmerksamkeit und Anteilnahme. Dabei schaute sie den anderen mit ihren großen, dunklen Augen an und der Betreffende fühlte, wie in ihm auf einmal Gedanken auftauchten, von denen er nie geahnt hatte, dass sie in ihm steckten. Sie konnte so zuhören, dass ratlose oder unentschlossene Leute auf einmal ganz genau wussten, was sie wollten. Oder dass Schüchterne sich plötzlich frei und mutig fühlten. Oder dass Unglückliche und Bedrückte zuversichtlich und froh wurden. Und wenn jemand meinte, sein Leben sei ganz verfehlt und bedeutungslos und er selbst nur irgendeiner unter Millionen, einer, auf den es überhaupt nicht ankommt und der ebenso schnell ersetzt werden kann wie ein kaputter Topf – und er ging hin und erzählte alles das der kleinen Momo, dann wurde ihm, noch während er redete, auf geheimnisvolle Weise klar, dass er sich gründlich irrte, dass es ihn genauso wie er war, unter allen Menschen nur ein einziges Mal gab und dass er deshalb auf seine besondere Weise für die Welt wichtig war. So konnte Momo zuhören!"

Arbeitsvorschlag 2: Lehrervortrag zum Thema „Klientenorientierte Gesprächsführung"

Der Lehrende arbeitet einen 15-minütigen Lehrervortrag zum Thema klientenzentrierte Gesprächsführung nach Carl Rogers aus. Er sollte den Schwerpunkt darauf legen, den Lernenden die Begriffe Echtheit, positive Wertschätzung und Empathie zu verdeutlichen, Techniken und Mittel der klientenzentrierten Gesprächsführung vorzustellen und kurz auf die Vermeidung von Gesprächsfehlern einzugehen (🕮 6, S. 64f.), (🕮 11, S. 61ff.).

Für vertiefendes Studium bietet sich das Buch „Klientenzentrierte Gesprächsführung, Lern- und Praxisanleitung für Personen in psychosozialen Berufen" von Sabine Weinberger an (🕮 14).

Arbeitsvorschlag 3: Übungen zum Thema „Zuhören als Bestandteil des einfühlenden Verstehens"

Der Lehrende erteilt den Lernenden den folgenden **Arbeitsauftrag** (vgl. 🕮 14, S. 50ff.):

> Bilden Sie 2er-Gruppen. Sie führen im Folgenden unterschiedliche kurze Übungen durch. Gehen Sie bitte jeweils auf ein Zeichen des Lehrenden zur nächsten Übung über. Sammeln Sie per Brainstorming Signale, die aufmerksames Zuhören ausdrücken, und zwar sowohl verbal als auch nonverbal (ca. 5 Minuten). Demonstrieren Sie sich gegenseitig verschiedene Sitzhaltungen, die Interesse oder Desinteresse ausdrücken und unterstreichen Sie dieses durch Mimik und Gestik (ca. 5 Minuten). Führen Sie ein Streitgespräch durch. Einigen Sie sich hierbei auf ein Thema, zu dem Sie unterschiedlicher Meinung sind. Das Thema kann sich auf die Inhalte der Lernsituation beziehen, aber auch ein völlig anderes, z.B. aus der Politik, sein (ca. 5 Minuten). Diskutieren Sie anschließend weiter nach folgenden Regeln: Unterbrechen Sie sich nicht gegenseitig nach den ersten 1–2 Sätzen, sondern geben Sie mit Ihren eigenen Worten zunächst sinngemäß das von Ihrem Gesprächspartner Gesagte wieder. Wenn Ihr Partner bestätigt hat, dass Sie mit Ihren Worten seine Intention wiedergegeben haben, können Sie Ihre Gegenargumente ausführen. Erfolgt keine Bestätigung, versuchen Sie es erneut (ca. 10 Minuten). Tauschen Sie sich mit Ihrem Partner darüber aus, wie Sie empfinden, wenn Sie in einem Gespräch ständig unterbrochen oder bevormundet werden, oder Sie das Gefühl haben, der andere hört Ihnen nicht richtig zu. Unterhalten Sie sich dann darüber, wie es für Sie ist, wenn Ihnen jemand einfach „nur" zuhört (ca. 15 Minuten).

Arbeitsvorschlag 4: Übungen zum Thema „Positive Wertschätzung"

Der Lehrende unterteilt die Gruppe in Kleingruppen zu je vier Lernenden.
Dann erteilt er den folgenden **Arbeitsauftrag** (vgl. 🕮 14, S. 60f.):

> Begeben Sie sich gedanklich in folgende Situation: Fr. Müller, eine 85-jährige Bewohnerin des Bereichs, in dem Sie eingesetzt sind, empfängt Sie morgens mit den Worten: „Ich bin zu nichts mehr zu gebrauchen. Nicht einmal alleine zur Toilette kann ich mehr gehen. Waschen muss ich mich lassen. Es ist mir peinlich, →

> dass ich Ihnen so zur Last falle!" Sammeln Sie zu diesem Beispiel in Ihrer Kleingruppe mögliche Erwiderungen darauf, die wenig oder keine positive Wertschätzung der Bewohnerin zum Ausdruck bringen. Sammeln Sie weiterhin mögliche Erwiderungen, die eine positive Wertschätzung verdeutlichen. Sie haben hierfür 10 Minuten Zeit. Diskutieren Sie anschließend darüber, wie Sie mit Gefühlen wie Sympathie und Antipathie in diesem Fall umgehen würden. Stellen Sie sich hierzu einerseits vor, dass Ihnen Fr. Müller sympathisch ist, und andererseits, dass sie Ihnen nicht sympathisch ist. Wie wirken sich Sympathie und Antipathie auf Ihre positive Wertschätzung aus? Welche Möglichkeiten haben Sie, mit Sympathie und Antipathie innerhalb Ihres beruflichen Umfeldes umzugehen? Sie haben hierfür 15 Minuten Zeit.

Arbeitsvorschlag 5: Übungen zum Thema „Echtheit"

Der Lehrende erteilt den Lernenden den folgenden **Arbeitsauftrag** (vgl. 📖 14, S. 65):

> Vergegenwärtigen Sie sich noch einmal die Bedeutung des Begriffs Echtheit anhand Ihrer Lehrbücher. Bilden Sie dann 2er-Gruppen. Überlegen Sie sich gemeinsam Beispiele aus Ihrem beruflichen Alltag, in denen Sie das Gefühl hatten, dass Personen nicht „echt" bzw. „authentisch" waren, d.h., dass ihre Aussagen und ihr Handeln nicht mit ihren Gedanken und Gefühlen übereingestimmt haben. Tauschen Sie sich über Situationen aus, in denen Sie sich selbst nicht authentisch verhalten haben. Was waren die Ursachen dafür? Welchen Einfluss auf Ihre Möglichkeiten sich authentisch zu verhalten haben Ihrer Meinung nach institutionelle Rahmenbedingungen? Formulieren Sie Bedingungen, die Ihrer Meinung nach notwendig sind, damit Sie sich in Ihrem beruflichen Alltag authentisch verhalten können. Schreiben Sie diese Bedingungen auf weiße Moderationskarten. Sie haben für diese Arbeit 25 Minuten Zeit.

Der Lehrende sammelt im Anschluss an die Gruppenarbeit die beschrifteten Moderationskarten ein und clustert sie an einer Stellwand. Die Ergebnisse bespricht er gemeinsam mit dem Plenum, wobei die Gruppe Fragen und Unklarheiten ausräumt und die Ergebnisse bei Bedarf vervollständigt (ca. 20 Minuten).

Arbeitsvorschlag 6: Partnerarbeit: „Wie verhalte ich mich, wenn …?"

Der Lehrende gibt den Lernenden den folgenden **Arbeitsauftrag:**

> Bilden sie 2er-Gruppen. Setzen Sie sich einander gegenüber. Stellen Sie sich vor, Sie befinden sich in der konkreten Interaktion mit einem Sterbenden. Konfrontieren Sie sich gegenseitig mit folgenden Sätzen: „Sie haben gut reden. Sie sterben ja auch nicht!" „Ich kann nicht mehr. Machen Sie doch endlich Schluss." „Ich falle Ihnen doch nur noch zur Last." „In Wahrheit ekeln Sie sich doch vor mir." „Ich wünschte, ich hätte es schon hinter mir." „Hoffentlich nehmen es meine Kinder nicht so schwer." „Ihnen wird das Lachen auch schon noch vergehen." Sie können sich auch andere Sätze überlegen, die im Umgang mit Sterbenden Ihnen gegenüber geäußert wurden. Gehen Sie folgendermaßen vor: Einer von Ihnen sagt einen →

Satz, und der andere versucht nach den Regeln der klientenzentrierten Gesprächsführung darauf einzugehen. Dann tauschen Sie, der andere sagt einen Satz und so weiter. Sie haben für diese Übung 20 Minuten Zeit.

Arbeitsvorschlag 7: Blitzlicht zur Auswertung der Partnerarbeit

Der Lehrende bittet die Gruppe nach der Partnerarbeit, ihre Plätze im Stuhlkreis wieder einzunehmen. Dann bittet er die Lernenden, in einem Satz auf die Frage zu antworten: „Welche Empfindung, die Sie während der Partnerarbeit hatten, hat Sie am meisten beeindruckt?"

Es gilt die bereits vorgestellte Vorgehensweise für ein Blitzlicht (☞ 9.2).

Arbeitsvorschlag 8: Lehrervortrag zum Thema „Umgang mit Angehörigen eines Sterbenden"

Der Lehrende arbeitet einen 10-minütigen Lehrervortrag zum Thema „Umgang mit Angehörigen eines Sterbenden" mit den folgenden Inhalten aus:

- Einbeziehung der Angehörigen in die Gestaltung der Sterbebegleitung
- Umgang mit Angehörigen während der Sterbebegleitung, wobei hier die Ängste der Angehörigen thematisiert werden (Angst vor der Ungewissheit, Angst vor dem Leiden, Angst vor Verlusten, Angst vor Versagen).

Ferner wird thematisiert, wie mit Angehörigen umgegangen werden kann, wenn der Mensch verstorben ist (wie teile ich es ihnen mit, wie kann ich Hilfestellung leisten). (🕮 6, S. 463f.), (🕮 3, S. 10)

Arbeitsvorschlag 9: Übung zum Thema „Nähe und Distanz" – Die Faust

Der Lehrende erteilt den Lernenden den folgenden **Arbeitsauftrag:**

Wählen Sie jemanden aus der Gruppe, mit dem Sie noch nicht so vertraut sind. Setzen Sie sich einander gegenüber. Schauen Sie sich schweigend in die Augen. Derjenige von Ihnen mit der größeren Schuhgröße ist Partner A, der andere ist Partner B. A schließt die Augen und ballt die rechte Hand zur Faust. Er sagt sich insgeheim: „Ich fühle mich wie diese geschlossene Faust und möchte niemanden an mich ranlassen." Denken Sie dabei an Momente, in denen Sie sich besonders verletzlich gefühlt haben. B versucht nun nach einer kurzen Weile vorsichtig, sich mit der Faust von A zu beschäftigen. Er achtet dabei auf A's Körpersprache, Bewegungen und Gesichtsausdruck. Wenn beide Partner den Eindruck haben, dass die Auseinandersetzung abgeschlossen ist (wenn z.B. die Faust geöffnet ist), tauschen sie die Rollen. Wenn Sie diese Übung abgeschlossen haben, können Sie sich über Ihre Erfahrungen austauschen. Orientieren Sie sich dabei an folgenden Fragen:

- „Wie habe ich mich in den unterschiedlichen Rollen gefühlt?"
- „Konnte ich mich öffnen oder konnte mein Partner mich öffnen?"
- „Habe ich einen neuen Aspekt an der Persönlichkeit meines Partners kennen gelernt?"
- „Was muss geschehen, damit ich mich öffnen kann?"

Die Übung sollte insgesamt nach ca. 25 Minuten abgeschlossen sein.

Arbeitsvorschlag 10: Lehrervortrag zum Thema „Die Sprache der Sterbenden"

Der Lehrende arbeitet einen 10-minütigen Lehrervortrag zum Thema „Die Sprache der Sterbenden" (z. B. Geschichten, Wortsymbole, Träume) aus (📖 8, 11, S. 257).

Arbeitsvorschlag 11: Rollenspiel „Der sterbende Bewohner und das Team"

Der Lehrende erteilt den Lernenden den folgenden **Arbeitsauftrag:**

> Bilden Sie 4er-Gruppen. Arbeiten Sie ein ca. 5-minütiges Rollenspiel aus, in dem Sie im Team über eine sterbende Bewohnerin sprechen. Überlegen Sie sich dazu ein kurzes Beispiel. Gestalten Sie Ihr Rollenspiel unter folgenden Gesichtspunkten:
> - Welche sachlichen Fragen müssen im Team geklärt werden?
> - Wie gehen Sie innerhalb des Teams mit Ihren eigenen Gefühlen um?
> - Wie können Sie sich gegenseitig entlasten?
>
> Sie haben für die Erarbeitung 35 Minuten Zeit.

Im Anschluss daran bittet der Lehrende alle Lernenden, ihr Rollenspiel dem Plenum zu präsentieren. Wenn alle Gruppen präsentiert haben, gibt er den Lernenden Gelegenheit, sich im Plenum dazu zu äußern, wie sie die Gruppenarbeit empfunden haben (☞ 10.6).

7.6.3 Arbeitsvorschläge Mittwoch: „Es – Berücksichtigung körperlicher, psychischer, sozialer und religiöser Bedürfnisse Sterbender"

Arbeitsvorschlag 1: Arbeitsteilige Gruppenarbeit „Welche Bedürfnisse haben Sterbende?"

Der Lehrende unterteilt die Lerngruppe in vier gleich große, arbeitsteilige Kleingruppen, und gibt den folgenden **Arbeitsauftrag** aus:

> Sammeln Sie zunächst per Brainstorming in Ihrer Gruppe, welche Bedürfnisse Sterbende haben könnten. Prüfen Sie Ihre Ergebnisse mittels Fachliteratur im Hinblick auf Vollständigkeit. Benennen Sie Maßnahmen, um mit diesen Bedürfnissen umzugehen. Visualisieren Sie Ihre Ergebnisse auf Folien und/oder Packpapier. Wählen Sie einen Sprecher aus, der die Ergebnisse anschließend dem Plenum präsentiert. Sie haben 75 Minuten Zeit für die Erarbeitung. Gruppenbezogene Hinweise für die Erarbeitung:
> - Gruppe 1: Erarbeiten Sie bitte die körperlichen Bedürfnisse. Literatur z. B.: „Pflege heute", „Altenpflege konkret": Sozialwissenschaften, „Altenpflege konkret": Pflegetheorie und -praxis, „Altenpflege konkret": Gesundheits- und Krankheitslehre
> - Gruppe 2: Erarbeiten Sie bitte die psychischen Bedürfnisse. Nutzen Sie die Sterbephasen nach Kübler-Ross, um Ihre Ergebnisse zu strukturieren, d. h. ordnen Sie den unterschiedlichen Phasen die entsprechenden Bedürfnisse und Maßnahmen zu. Literatur z. B.: „Pflege heute", „Altenpflege konkret": Sozialwissenschaften →

- Gruppe 3: Erarbeiten Sie bitte die sozialen Bedürfnisse. Beziehen Sie bitte in Ihre Erarbeitung rechtliche Aspekte, wie z.B. das Alterstestament, die Vorsorgevollmacht und die Patientenverfügung ein. Literatur z.B.: „Pflege heute", „Altenpflege konkret": Sozialwissenschaften
- Gruppe 4: Religiöse Bedürfnisse. Literatur z.B.: „Pflege heute", „Altenpflege konkret": Sozialwissenschaften.

Beziehen Sie bitte in Ihre Erarbeitung den Umgang mit dem Tod in den unterschiedlichen Weltreligionen ein. Sie haben für die Erarbeitung 70 Minuten Zeit.

Arbeitsvorschlag 2: Ergebnisse präsentieren

Der Lehrende bittet die Gruppen, ihre Ergebnisse der Reihe nach zu präsentieren.

Während der Präsentation fasst er die Ergebnisse z.B. in Form einer Mind Map (☞ 10.12) auf einem Plakat zusammen, wobei jede Bedürfnisgruppe einen Hauptast bildet (🕮 1).

Arbeitsvorschlag 3: Lehrervortrag zum Thema „Todeszeichen und Maßnahmen nach Eintritt des Todes"

Der Lehrende arbeitet einen 30-minütigen Vortrag zum Thema Todeszeichen und Maßnahmen nach Eintritt des Todes aus (🕮 11, S. 266f.), (🕮 6, S. 259ff.).

Arbeitsvorschlag 4: Exkursion

Der Lehrende unternimmt mit den Lernenden eine Exkursion (☞ 10.3) in ein Bestattungsunternehmen. Er bittet den Bestattungsunternehmer, der Gruppe sein Unternehmen zu zeigen und seine tägliche Arbeit zu erklären.

Die Lernenden haben Zeit und Raum, um sich alles in Ruhe anzusehen, Fragen zu stellen, Erfahrungen zu sammeln (z.B. wie es sich anfühlt, einen Sarg anzufassen). Die Teilnehmer können die Exkursion auf verschiedene Weise kurz reflektieren. Zum einen könnte die Gruppe anschließend in ruhiger Atmosphäre in ein Café gehen, um dort über das Erlebte zu sprechen und es „sacken zu lassen". Zum anderen kann der Lehrende ein Blitzlicht anwenden, in dem die Lernenden Gelegenheit haben zu äußern, wie sie den Besuch im Bestattungsunternehmen empfunden haben.

Arbeitsvorschlag 5: Lehrervortrag zum Thema „Euthanasie und Sterbehilfe", Podiumsdiskussion

Der Lehrende arbeitet einen 10-minütigen Vortrag zum Thema Euthanasie und Sterbehilfe aus (🕮 6, 11, S. 251f.).

Anschließend führt er mit den Lernenden eine Pro- und Kontradiskussion (☞ 10.2) zu dem Thema durch.

7.6.4 Arbeitsvorschläge Donnerstag: „Auswirkung der Umgebung – mittelbar (Gesellschaft) und unmittelbar (Institution, Sterbezimmer)"

Arbeitsvorschlag 1: Bild malen „In welcher Umgebung möchte ich sterben?"

Der Lehrende erteilt den Lernenden den folgenden **Arbeitsauftrag:**

> Malen Sie bitte ein Bild zum Thema: „In welcher Umgebung möchte ich sterben?" Sie haben dafür 30 Minuten Zeit. Suchen Sie sich dann einen Partner, um sich gegenseitig Ihr Bild vorzustellen. Sie haben hierzu 15 Minuten Zeit. Wandern Sie bitte im Anschluss daran noch ca. 10 Minuten durch den Raum, um die Bilder der anderen Gruppenmitglieder zu betrachten.

Arbeitsvorschlag 2: Gruppenarbeit Standarderstellung „Gestaltung der Sterbeumgebung"

Die Lerngruppe wird in vier gleich große Kleingruppen unterteilt und erhält den folgenden **Arbeitsauftrag:**

> Erarbeiten Sie einen kurzen Pflegestandard zum Thema „Gestaltung der Sterbeumgebung". Orientieren Sie sich dabei an folgender Struktur: Ziel – Material – Vorgehensweise – Hinweise.

Der Lehrende bittet anschließend eine der Gruppen, ihre Lösung im Plenum vorzustellen. Die anderen Gruppen ergänzen anhand ihrer Ergebnisse den Standard per Zuruf.

Arbeitsvorschlag 3: Phantasiereise „Sterben und Tod in der Institution Altenheim"

Der Lehrende liest den folgenden Text (☞ 9.3) vor:

„Ich habe Frühdienst. Schon wieder. Es ist eigentlich meine Spätdienstwoche und ich könnte es gut gebrauchen, wieder einmal auszuschlafen. Momentan habe ich einen Einsatz in einem Wohnbereich mit 20 Bewohnern. Davon sind 12 Bewohner in der Pflegestufe II, 5 in der Pflegestufe III und 3 in der Pflegestufe I. Wenn ich nach Hause komme, bin ich daher immer ziemlich erledigt. Silke, die Fachkraft, mit der ich heute Dienst habe, erwartet mich schon, als ich den Bereich betrete: „Wo bleibst du denn? Ich hatte schon befürchtet, du kommst auch nicht. Der Zivi ist krank und die Aushilfe ist einfach nicht gekommen. Wir müssen also nachher die Küche mit übernehmen." Sie sieht genervt aus. Ihre Stimme klingt gereizt. „Womit soll ich anfangen?", frage ich. Da ich noch nie mit ihr gearbeitet habe, weiß ich nicht, ob sie mir überhaupt etwas zutraut, obwohl ich am Ende des zweiten →

Ausbildungsjahres bin. „Versorg du bitte schon einmal die fünf Bewohner, die rechtzeitig zum Frühstück ins Restaurant müssen. Ich lagere derweil die Bettlägerigen, hänge die Sondenkost an und bereite die Medikamente vor. Dann fange ich an, die Bettlägerigen zu pflegen. Bring du bitte die „Aufsteher" ins Restaurant und kümmere dich dann um das Frühstück für die Leute, die hier bleiben. Das Essen-Reichen teilen wir uns dann, und danach geht's weiter." Mit diesen Worten entschwindet sie. Na super. Ist ja alles schnell gemacht, denke ich und mir sitzt ein Kloß in der Kehle. Silke tut mir leid. In ihrer Haut möchte ich nicht stecken. Die ganze Verantwortung. Um sie zu entlasten, möchte ich meine Sache gut machen und fange an. Der Reihe nach wende ich mich den Bewohnern zu, die am Waschbecken versorgt und dann zum Frühstück ins Restaurant gebracht werden müssen. Drei von ihnen sind an Demenz erkrankt. Ich versuche sie anzuziehen. Sie ziehen sich wieder aus. Eine von ihnen will nicht aufstehen und schimpft. Ich lasse sie noch etwas schlafen. Als ich mich der letzten dieser fünf Bewohnerinnen zuwenden möchte, stelle ich fest, dass es bereits viertel nach acht ist. Und dabei habe ich mich so beeilt. Das Frühstück steht schon in der Küche. Im Schnellverfahren wasche ich Fr. Blume. Sie merkt, dass ich hektisch bin, und wird selber nervös und ungehalten. Schnell noch das Zimmer aufgeräumt, die Vorhänge geöffnet. Dann sammele ich die fünf an Demenz erkrankten mobilen Bewohnerinnen ein und bringe sie zu ihren Plätzen im Restaurant. Haste zurück auf den Bereich und in die Küche. Wo ist nur wieder dieser Essensplan? Ich werde mir das nie merken, wer hier Pfefferminztee, Kaffee oder Milch, wer welches wie gekörnte Brötchen, wer welchen Brotaufstrich, welche Diät erhält. Finde den Plan schließlich in der hintersten Ecke einer Schublade und fange an, die Tabletts zusammenzustellen. Ich brauche viel zu lange, die Zeit rast. Silke eilt über den Flur, sieht mich an, blickt auf die Uhr. Macht ein finsteres Gesicht und sagt: „Mach nächstens bitte die Anwesenheitslampe in den Zimmern an. Ich habe keine Zeit, zu allen Klingeln alleine zu laufen." Ich werde rot. Hatte ich gar nicht gemerkt. Zuerst bekommen die Leute ihr Frühstück, die in ihrem Zimmer selbstständig essen können. Als ich das erste Tablett austrage, geht die Tür von Zimmer 112 auf. Fr. Angehörig, die Tochter von Fr. Meier, kommt heraus und sagt zu mir: „Nun hat sie es endlich geschafft." Dabei hat sie Tränen in den Augen. Ich folge ihr ins Zimmer. Fr. M. ist verstorben. Ich wusste, dass es ihr sehr schlecht ging, und auch dass keine lebensverlängernden Maßnahmen mehr ergriffen werden sollten. Aber ich hatte das im Eifer des Gefechts heute Morgen vergessen, hatte noch nicht einmal einen Blick in das Zimmer geworfen. Ich schäme mich und weiß nicht, wie ich mich jetzt verhalten soll. Und der Alltag muss weiterlaufen."

Im Anschluss daran erfolgt eine 20-minütige Diskussion im Plenum zum Thema: „Berufsanspruch und Berufswirklichkeit".

Arbeitsvorschlag 4: Killerphrasenspiel

Der Lehrende bereitet Moderationskarten vor, auf die er z.B. die folgenden Killerphrasen schreibt:

- „Das geht hier nicht."
- „Das haben wir noch nie so gemacht."
- „Dafür haben wir keine Zeit."
- „Immer diese neuen Ideen."

- „Die sollen uns erst einmal mehr Personal geben, dann können wir das auch umsetzen."

Es werden so viele Karten beschriftet, wie Lernende in der Gruppe sind. Dann werden die Lernenden gebeten, durch den Raum zu gehen und sich gegenseitig ihre Killerphrasen zu erzählen.

Arbeitsvorschlag 5: Lehrervortrag zum Thema „Vorstellen der fünf Arbeitschritte zur Lösung eines ethischen Problems"

Der Lehrende arbeitet einen 5–10-minütigen Vortrag zu den fünf Arbeitsschritten zur Lösung eines ethischen Problems aus (Problem beschreiben, Persönliche Werte klären, Werte der anderen Betroffenen nennen, Lösungen suchen und entscheiden, reflektieren). (🕮 11, S. 246ff.)

Arbeitsvorschlag 6: Partnerarbeit, Erarbeitung eines Beispiels zur Lösung eines ethischen Problems

Die Lernenden erhalten den folgenden **Arbeitsauftrag:**

> Bitte erarbeiten Sie in Partnerarbeit in Bezug auf das Fallbeispiel einen Lösungsvorschlag zum konstruktiven Umgang mit der Situation. Verwenden Sie dafür die fünf Arbeitsschritte zur Lösung eines ethischen Problems und sammeln Sie Ihre Lösungsvorschläge zu jedem der Arbeitsschritte auf Moderationskarten.

Der Lehrende wertet im Anschluss daran im Plenum die Partnerarbeit aus, indem er die Karten den jeweiligen Arbeitsschritten zuordnet.

Arbeitsvorschlag 7: Spiel „Was ich an dir mag"

Der Lehrende bittet die Lernenden, sich gegenseitig mit Kreppband leere Blätter auf den Rücken zu heften. Dann gehen die Lernenden durch den Raum und schreiben sich gegenseitig in Stichpunkten auf die leeren Blätter, was sie aneinander schätzen.

Anschließend nennt in einem Blitzlicht jeder Lernende, über welche Aussage eines seiner Mitschüler er sich am meisten gefreut hat.

Arbeitsvorschlag 8: Gruppenarbeit „Sterben an unterschiedlichen Orten"

Der Lehrende unterteilt die Gruppe in vier arbeitsteilige Kleingruppen und gibt den folgenden **Arbeitsauftrag** aus:

> - Gruppe 1: Beleuchten Sie das Sterben in einem Pflegeheim
> - Gruppe 2: Beleuchten Sie das Sterben zu Hause
> - Gruppe 3: Beleuchten Sie das Sterben in einem Krankenhaus
> - Gruppe 4: Beleuchten Sie das Sterben in einem Hospiz
> - Orientieren Sie sich dabei an folgenden Fragen: →

- Wie wirkt sich die Umgebung möglicherweise auf die Qualität des Sterbeprozesses aus, d.h. welche institutionellen Bedingungen wirken positiv, welche negativ?
- Wie können Angehörige und Bezugspersonen in dieser Umgebung eingebunden werden?
- Was steht Ihrer Meinung nach innerhalb dieser Umgebung während des Sterbeprozesses im Vordergrund?
- Wie schätzen Sie den Stellenwert des Sterbens an diesem Ort in der Gesellschaft ein?

Sie haben für die Erarbeitung 30 Minuten Zeit.

Der Lehrende wertet anschließend die Ergebnisse der Gruppenarbeit im Plenum aus. Er ordnet hierbei die von den Lernenden genannten Aspekte den unterschiedlichen Leitfragen stichpunktartig zu.

7.6.5 Arbeitsvorschläge Freitag: „Ich-Wir-Es-Umgebung – Verknüpfung und Lernerfolgskontrolle mit Hilfe der Erstellung eines Pflegeplans"

Arbeitsvorschlag 1: Erstellen eines Pflegeplans anhand eines Fallbeispiels

Der Lehrende stellt den Lernenden das folgende Fallbeispiel vor:

„Fr. Meier ist 89 Jahre alt und lebt seit sieben Jahren in einem Altenpflegeheim mit drei Wohnbereichen und 150 Plätzen. Sie teilt sich ihr Zimmer mit Fr. Blume, mit der sie sich sehr gut angefreundet hat. Fr. Meier ist sehr lebenslustig und fröhlich. Sie hat drei Kinder, eine Tochter und zwei Söhne. Ihre Tochter wohnt im gleichen Ort und besucht sie 3-mal in der Woche, zu ihren Söhnen pflegt sie nur telefonischen Kontakt, da beide im Ausland leben. Ihre Tochter hat ihrerseits zwei Töchter, die 24 und 26 Jahre alt sind. Die jüngere Tochter hat Zwillinge, die drei Jahre alt sind. Fr. Meier liebt ihre Urenkel sehr. Weitere Kinder und Enkelkinder hat sie nicht. Ihr Mann ist bereits vor 20 Jahren an Lungenkrebs gestorben. Freunde und weitere Verwandte hat sie mit Ausnahme von Fr. Blume ebenfalls nicht. Sie nimmt aber aktiv am Heimgeschehen teil, geht jeweils einmal in der Woche zum Singen, zum Kegeln und in die katholische Messe. Sie hat Zeit ihres Lebens viel Kraft aus ihrem Glauben geschöpft.

Fr. Meier besitzt ein 4-Familien-Haus. Aus den Mieteinnahmen finanziert sie ihren Heimplatz. Darüber hinaus besitzt sie kein Vermögen und nur die Einrichtungsgegenstände in ihrem Zimmer. Sie hat testamentarisch festgelegt, dass ihre Tochter das Haus erben und den gesetzlichen Pflichtteil an die beiden Söhne auszahlen soll. Fr. Meier liebt Fotos. Sie hat eine umfangreiche Sammlung, vor allem von ihren Kindern und Enkelkindern. Seit 15 Jahren leidet sie unter einer globalen Herzinsuffizienz, die jedoch mit Medikamenten so gut eingestellt ist, dass sie bisher körperlich kaum beeinträchtigt war. Lediglich die Treppen konnte sie seit einiger Zeit nicht mehr gut steigen, so dass sie den Aufzug benutzen musste. Dieser Umstand hat ihr häufig Anlass gegeben, dem Pflegepersonal gegenüber zu äußern, dass sie nun zum alten Eisen gehöre und bald sterben werde. Auf Nachfragen hin erzählte sie →

einer Pflegekraft, dass sie keine Angst vor dem Tod habe. Ihre Befürchtungen gingen viel mehr dahin, dass sie während des Sterbens Schmerzen haben könnte oder keine Luft mehr bekäme. Außerdem wolle sie auf keinen Fall ihre Familie mit dem Sterben belasten und daher nicht, dass ihre Söhne aus dem Ausland kommen, wenn es so weit ist. Einzig ihre Tochter solle sie besuchen, wenn sie es wünsche. Sie wolle ferner auf gar keinen Fall, dass Frau Blume im Zimmer wäre, wenn es einmal so weit sein sollte. Die Pflegekraft hat alle diese Wünsche in das Stammblatt aufgenommen und im Team weitergegeben. Fr. Meier hat in einer Patientenverfügung eindeutig festgelegt, dass sie im Falle einer Verschlechterung ihres Zustandes nicht ins Krankenhaus möchte, und dass auch keine lebensverlängernden Maßnahmen eingeleitet werden sollen. In den letzten Wochen hat sich nun der Gesundheitszustand von Fr. Meier kontinuierlich verschlechtert. Sie leidet zunehmend unter Luftnot, die sich zunächst nur bei Belastung gezeigt hat, nun aber auch in Ruhe auftritt. Ihre Atmung ist beschleunigt. Sie ist häufig kaltschweißig. Besonders quälend ist für sie das häufige nächtliche Wasserlassen. Sie erhält daher von ihrem Hausarzt zu ihrer Entlastung einen Dauerkatheter. Sie hat kaum noch Appetit. Fr. Meier kann daher ihr Bett nicht mehr verlassen.

Während der morgendlichen Grundpflege gibt sie dem Pflegepersonal gegenüber stets zu verstehen, dass sie weiß, dass sie sterben muss. Sie unterhält sich jedoch immer gern ein bisschen und wirkt gelassen. Über ihre Tochter lässt sie mitteilen, dass sie die letzte Ölung wünscht. Sie möchte ihre beiden Enkeltöchter und Urenkel noch ein letztes Mal sehen. Von ihren Söhnen verabschiedet sie sich telefonisch und besteht erneut darauf, dass diese nicht anreisen. Sie möchte ihr Testament noch einmal überprüfen.

Fr. Meier leidet unter großem Durstgefühl, ist jedoch nicht mehr in der Lage, selbstständig zu trinken. Die Flüssigkeitsmenge ist auf 1000 ml in 24 Stunden beschränkt. Sie macht sich große Sorgen um ihre Zimmernachbarin und möchte nicht, dass diese durch ihren Sterbeprozess belastet wird. Alle Mitarbeiter im Team belastet die Situation sehr, da sie Fr. Meier schon lange kennen und sie sehr gern haben. Auch zu der Tochter haben die Pflegenden ein gutes Verhältnis. Im weiteren Verlauf des Sterbeprozesses trübt Fr. Meier zunehmend ein und ist nicht mehr ansprechbar. Ihre Tochter ist jetzt fast rund um die Uhr bei ihr. Nach zwei weiteren Tagen schläft Fr. Meier ein. Der hinzugezogene Arzt diagnostiziert einen Herzstillstand infolge einer Erschöpfung der Atemmuskulatur."

Nachdem er das Fallbeispiel vorgestellt hat, erteilt der Lehrende den folgenden **Arbeitsauftrag:**

Tun Sie sich zu zweit zusammen. Erstellen Sie bitte zu dem Fallbeispiel eine ausführliche individuelle Pflegeplanung. Berücksichtigen Sie dabei die Inhalte, die Sie in dieser Woche gelernt haben. Sie haben 2,5 Stunden Zeit. Machen Sie in dieser Zeit bitte eine halbe Stunde Pause.

Das Plenum wertet die Partnerarbeit im Anschluss aus. Der Lehrende stellt seinen Lösungsvorschlag vor (Tab. 7.13) und die Lernenden ergänzen anhand ihrer Ergebnisse.

Lösungsvorschlag

Bedürfnis-gruppe	Ressourcen/ Probleme	Ziele	Maßnahmen	Auswer-tung
Körperliche Bedürfnisse	Fr. M. leidet unter Atemnot und ist daher körperlich nicht belastbar	• Fr. M. erfährt Reduktion ihrer Atemnot • Fr. M. muss sich nicht anstrengen	• Atemunterstützende Lagerungen (OK hoch, Arme erhöht, Beine tief) • Entfernung von beengender Kleidung • Frischluftzufuhr bei gleichzeitiger Vermeidung von Zugluft • Nach Absprache mit dem Hausarzt Verabreichung von Sauerstoff • Vermeidung körperlicher Anstrengung • Vollständige Übernahme der Grundpflege durch das Pflegepersonal (im Idealfall durch zwei Pflegekräfte) • Klingel immer in Reichweite anbringen • Oft nach Fr. M. sehen	
	Fr. M. hat einen transurethralen Katheter	Gefahr der aufsteigenden Infektion ist minimiert	• 2x tgl. und nach jedem Stuhlgang Reinigung des äußeren Katheterendes von der Harnröhre weg mit einem sauberen Waschlappen und Wasser • Allgemeine Maßnahmen zum Umgang mit geschlossenen Urinableitungssystemen	
	Fr. M. leidet unter Appetitlosigkeit	Fr. M. nimmt nach ihren Wünschen kleine Mengen Nahrung zu sich	Fr. M. immer wieder nach ihren Wünschen fragen, Absprachen mit der Küche treffen, evtl. Lieblingsspeisen von der Tochter mitbringen lassen	

Bedürfnis-gruppe	Ressourcen/ Probleme	Ziele	Maßnahmen	Auswer-tung
Körperliche Bedürfnisse	Fr. M. hat Angst vor Schmerzen	• Fr. M. äußert sich, wenn sie Schmerzen hat • Fr. M. erhält im Bedarfsfall angemessene Schmerzmedikation	• Fr. M. bei jedem Kontakt nach Schmerzen fragen und bitten, sich zu äußern, wenn sie Schmerzen verspürt • Hausarzt bitten, eine angemessene Bedarfsmedikation festzulegen und diese im Bedarfsfall verabreichen	
	Fr. M. hat ein ausgeprägtes Durstgefühl bei gleichzeitiger Flüssigkeitsbeschränkung 1000 ml/ 24 h	• Durstgefühl ist reduziert • Fr. M. hat feuchte und belagfreie Mundschleimhaut und Zunge, sowie geschmeidige Lippen	• Führen eines Ein- und Ausfuhrprotokolls • Bei jedem Kontakt Getränke anbieten, die Fr. M. mag, dabei auf die Flüssigkeitsbeschränkung achten • Anfeuchten der Mundschleimhaut und Zunge, z. B. mit einem Tee, den Fr. M. mag	
	Fr. M. ist gefährdet, eine Komplikation durch ihre Immobilität zu erleiden, durch die sich Schmerzen entwickeln können (Dekubitus, Kontrakturen, Thrombose, Intertrigo, Soor- und Parotitis)	Das Komplikationsrisiko ist reduziert	Durchführung von Prophylaxen je nach Befinden von Fr. M., individuell Dekubitusprophylaxe, z. B. Seitenlagerung, wenn möglich, Integration von passiven Bewegungsübungen in die Grundpflege, Intertrigoprophylaxe, um Schmerzen abzuwenden, Thromboseprophylaxe steht an dieser Stelle nicht im Vordergrund	
Psychische Bedürfnisse	Fr. M. sucht das Gespräch, spricht offen über ihren bevorstehenden Tod	Fr. M. fühlt sich angenommen und hat die Gelegenheit, sich zu unterhalten	• Bei jedem Kontakt mit Fr. M. sprechen, • einfühlendes Verstehen durch Aktives Zuhören, Positive Wertschätzung und Echtheit zeigen.	

Fortsetzung auf nächster Seite

Bedürfnis-gruppe	Ressourcen/ Probleme	Ziele	Maßnahmen	Auswer-tung
Psychische Bedürfnisse	Fr. M. möchte im Beisein ihrer Tochter sterben	Fr. M. erfährt sich in ihren Wünschen respektiert	• Der Tochter ermöglichen, rund um die Uhr bei ihrer Mutter zu sein, z. B. durch ein zusätzlich aufgeschlagenes Bett und die Möglichkeit, an den Mahlzeiten innerhalb der Einrichtung teilzunehmen • Kooperation mit der Tochter	
	Fr. M. liebt ihre Fotos und mag Musik	• Fr. M. hat die Möglichkeit, ihre Fotos zu betrachten • Fr. M. hat die Möglichkeit, ihre Musik anzuhören	• Fr. M. anbieten, ihr die Fotos zu zeigen und/oder mit der Tochter absprechen, wann und in welcher Form dies günstig wäre • Fr. M. bei Kontakt fragen, ob sie eine ihrer Platten hören möchte, Plattenspieler anstellen	
Soziale Bedürfnisse	Fr. M. hat einen sehr guten Kontakt zu ihrer Tochter	Fr. M. hat die Möglichkeit, ihre Tochter um sich zu haben	Kontakt ermöglichen, siehe oben	
	Fr. M. möchte sich von ihren Söhnen und Enkeln, sowie Urenkeln verabschieden	Fr. M. hat die Gelegenheit, sich von allen Menschen zu verabschieden, bei denen sie es sich wünscht	• Fr. M. beim Telefonieren unterstützen • Kooperation mit den Angehörigen	
	Fr. M. möchte ihre Zimmernachbarin schonen	Fr. M. macht sich in dieser Hinsicht keine Sorgen	Nach Absprache mit der Zimmernachbarin diese vorübergehend in ein anderes Zimmer verlegen, damit Fr. M. in ihrer gewohnten Umgebung bleiben kann	
	Fr. M. möchte, dass ihre Angelegenheiten geregelt sind	Fr. M. hat die Möglichkeit, mit ihrem Anwalt noch einmal ihr Testament zu besprechen	Vermittlung eines Termins	

Bedürfnis-gruppe	Ressourcen/ Probleme	Ziele	Maßnahmen	Auswer-tung
Religiöse Bedürfnisse	Fr. M. schöpft viel Kraft aus ihrem Glauben	Fr. M. erfährt, dass ihre religiösen Bedürfnisse akzeptiert und erfüllt werden	• Fr. M. anbieten, die Messe im Radio einzuschalten • Einen Termin für die letzte Ölung vereinbaren • Herrichten des Zimmers für die letzte Ölung gemeinsam mit der Tochter	

Tab. 7.13: Beispielhafte Lösung zur Umsetzung der Pflegeplanung.

Arbeitsvorschlag 2: Film anschauen

Der Lehrende sieht sich gemeinsam mit den Lernenden den Film: „Harold and Maude" (Paramount Picture, 1971) an.

Arbeitsvorschlag 3: Reflexionsrunde „Wo wohne ich?", Wochenüberblick

Auch dieser Tag endet mit der Reflexionsrunde nach TZI (☞ 9.6), der Zusammenfassung seiner Inhalte und der Punktabfrage „Wo wohne ich?" (☞ 9.5).

Die Zusammenfassung wird jedoch um einen kurzen Überblick über die gesamte Woche ergänzt, und die Reflexionsrunde bezieht sich auf die gesamte Woche. Außerdem zeichnen die Lernenden an diesem Tag ihre Symbole in das „Wo wohne ich" Haus nicht beim Herausgehen ein, sondern verorten sich und nehmen anschließend ihre Plätze noch einmal ein.

Der Lehrende kann dann gemeinsam mit ihnen das Ergebnis betrachten und zusammenfassen, ob und in welcher Form sich innerhalb der Woche die Einstellung der Lernenden zum Thema Tod und Sterben geändert hat.

Literaturnachweis

1. Buzan, T.; Buzan, B.: Das Mind-Map-Buch – Die beste Methode zur Steigerung Ihres geistigen Potenzials. 5., akt. Aufl., mvg im Verlag moderne industrie, Landsberg – München 2002
2. Cohn, R., in: Stalmann, F.: Lust an der Erkenntnis – Die Psychologie des 20. Jahrhunderts. Piper, München 1989
3. Daneke, S.: Angehörigenarbeit. Urban & Fischer Verlag, München 2000
4. Dyckhoff, P.: Atme auf – 77 Übungen zur Leib- und Seelsorge. Don Bosco Verlag, München 2001
5. Ende, M.: Momo. Thienemann Verlag, Stuttgart 1973
6. Fischer, B.; Klare, T.; Koch, F.; Schwerdt, C.: Pflege Heute. 3. Aufl., Urban & Fischer Verlag, München 2004
7. Greving, J.; Paradies, L.: Unterrichts-Einstiege, ein Studien- und Praxisbuch. Cornelsen Scriptor, Berlin 1996
8. Kübler-Ross, E.: Verstehen was Sterbende sagen wollen. Droemersche Verlagsanstalt, München 2004

9. Mulisch, H.: Die Entdeckung des Himmels, 21. Aufl., rororo, Reinbek bei Hamburg 2004
10. Student, J.-C.: Das Hospizbuch. 4. erw. Aufl., Laubertus-Verlag, Freiburg im Breisgau 1999
11. Stanjek, K.: Altenpflege Konkret – Sozialwissenschaften. 2. Aufl., Urban & Fischer Verlag, München 2001
12. Uffmann, A.: Trauern und Leben – Begleitung durch die Landschaften der Trauer. Kreuz-Verl., Stuttgart 1998
13. Varley, S.: Leb wohl lieber Dachs, Annette Betz Verlag, Wien 1994
14. Weinberger, S.: Klientenzentrierte Gesprächsführung – Lern- und Praxisanleitung für Personen in psychosozialen Berufen. Juventa, Weinheim und München 2004

Vertiefende Literatur

1. Cohn, R.: Von der Psychoanalyse zur Themenzentrierten Interaktion.15. Aufl., Klett-Cotta, Stuttgart 1991
2. Heller, A., Heimerl, K., Husebö, S.: Wenn nichts mehr zu machen ist noch viel zu tun – Wie alte Menschen würdig sterben können. 2. Aufl., Lambertus-Verlag, Freiburg im Breisgau 2000
3. Heller, A., Heimerl, K., Husebö, S.: Kultur des Sterbens – Bedingungen für das Lebensende gestalten. 2., erw. Aufl., Lambertus-Verlag, Freiburg im Breisgau 2000
4. Unterricht Pflege: Sterbebegleitung. Brake, Heft 4/98
5. Wilkening, K., Kunz, R.: Sterben im Pflegeheim – Perspektiven und Praxis einer neuen Abschiedskultur. Vandenhoeck & Ruprecht, Göttingen 2003

TEIL IV

Methodenpool

8 Einleitung und Übersicht

Sandra Herrgesell

Dieser Teil des Buches dient dazu, die in den drei Lernsituationen (☞ 5, 6, 7) angesprochenen Methoden zu verdeutlichen. Hierzu wird zunächst jede Methode kurz beschrieben, dann wird festgestellt, in welcher Unterrichtsphase sie zum Einsatz kommen kann. Weiterhin werden für den Lehrenden und für die Lernenden Handlungsempfehlungen für die methodische Gestaltung gegeben. Zu jeder Methode werden die benötigten Materialien und die benötigte Zeit benannt. Den Abschluss der Beschreibung jeder Methode werden Tipps und Tricks, unter anderem zur Vermeidung von Fallen, bilden.

Die folgende Tabelle zeigt alle aufgegriffenen Methoden im Überblick:

Methode	Phaseneinsatz				Kapitel	
	Einstieg	Erarbeitung	Sicherung	Transfer	☞ Beschreibung	☞ Anwendung im Buch
Mikromethoden						
Bilanzierungsabfrage/Erwartungshorizont	X				9.1	5.6, 6.6
Blitzlicht	X	X	X	X	9.2	5.6, 6.6, 7.6
Phantasiereise	X				9.3	7.6
Provokation	X				9.4	5.6, 7.6
Punktabfrage	X		X		9.5	5.6, 6.6, 7.6
Reflexionsrunde nach TZI			X	X	9.6	6.6, 7.6
Sprechmühle	X				9.7	7.6
Makromethoden						
Collagearbeit		X			10.1	5.6
Diskussion		X			10.2	5.6, 7.6
Exkursion		X		X	10.3	6.6, 7.6
Expertenbefragung		X			10.4	5.6
Fallarbeit		X			10.5	5.6, 6.6, 7.6
Fish-bowl		X		X	10.6	6.6
Gruppenpuzzle		X		X	10.7	5.6, 6.6
Großer Preis		X		X	10.8	6.6
Kartenabfrage		X			10.9	5.6, 6.6, 7.6
Kopfkino		X		X	10.10	6.6
Kugellager		X		X	10.11	5.6
Mind-Mapping	X	X	X	X	10.12	5.6, 7.6

Methode	Phaseneinsatz				Kapitel	
	Einstieg	Erarbeitung	Sicherung	Transfer	☞ Beschreibung	☞ Anwendung im Buch
Partnerarbeit/ Gruppenarbeit	X	X	X	X	10.13	5.6, 6.6, 7.6
Strukturlegeplan		X		X	10.14	6.6
Vernissage		X	X	X	10.15	6.6, 7.6

Tab. 8.1: Überblick über die Methoden.

9 Mikromethoden

Sandra Herrgesell, Marion Lüke, Andrea Runde

9.1 Bilanzierungsabfrage / Erwartungshorizont

Beschreibung

Mit dieser Methode können die Erwartungen und Befürchtungen der Lernenden erfragt werden. Dazu bereitet der Lehrende zwei Plakate vor, eines mit einer großen Waage mit zwei Waagschalen, ein zweites mit einem Mülleimer. Die Lernenden schreiben ihre Erwartungen bzw. Befürchtungen auf Kommunikationskarten und hängen die Karten an die Plakate.

Phaseneinsatz

Die Methode kann in der Einstiegsphase eingesetzt werden oder als Evaluationsinstrument dienen.

Handlungsempfehlungen für Lehrende

- Der Lehrende bereitet zwei Plakate vor, eines mit einer Waage, ein zweites mit einem Mülleimer
- Er erklärt die Methode und verteilt Karten in zwei unterschiedlichen Farben an die Lernenden
- Die Lernenden schreiben ihre Erwartungen und Befürchtungen auf die Kommunikationskarten. Dabei ist zu beachten, dass die Karten einer Farbe für die Erwartungen und die Karten in der anderen Farbe für die Befürchtungen genutzt werden
- Die Karten mit den Erwartungen werden auf die Soll-Seite der Waage gehängt, die Karten mit den Befürchtungen werden neben den Mülleimer gehängt
- Im Laufe des Arbeitsprozesses und / oder am Ende werden die Karten von den Lernenden überprüft und ggf. auf die Haben-Seite der Waage bzw. in den Mülleimer gehängt.

Handlungsempfehlungen für Lernende

- Die Lernenden notieren ihre Erwartungen und Befürchtungen auf Kommunikationskarten. Um eine bessere Lesbarkeit zu gewährleisten, werden folgende Regeln eingehalten: Pro Karte nur ein Gedanke, knapp formuliert, Schreiben mit der breiten Kante des Moderationsmarkers, wobei Blockschrift und sowohl große als auch kleine Buchstaben zu verwenden sind
- Die Lernenden überprüfen regelmäßig während des Lernprozesses, ob ihre Karten umgehängt werden können.

Benötigtes Material/Benötigte Zeit

- Zwei Moderationswände mit vorbereiteten Plakaten, Kommunikationskarten in zwei Farben, Moderationsmarker, Pinnnadeln
- Etwa 10–15 Minuten für das Schreiben der Karten und das Aufhängen. Das Überprüfen kann zwischendurch geschehen oder am Ende der Lerneinheit, es dauert nur wenige Minuten.

Tipps, Tricks, Fallen

Der Lehrende sollte die Lernenden am Anfang darauf aufmerksam machen, dass die Karten noch einmal überprüft werden, so können die Lernenden sich bereits während des Unterrichts notieren, welche Karte sie umhängen möchten.

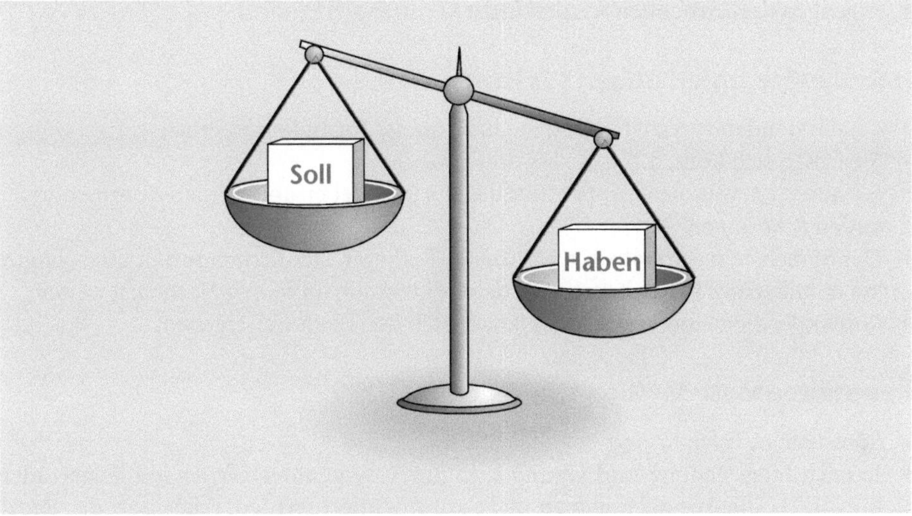

Abb. 9.1: Beispiel für die Plakatgestaltung einer Bilanzierungsabfrage.

9.2 Blitzlicht

Beschreibung

Beim Blitzlicht geben die Lernenden einen kurzen Kommentar zu einer vorformulierten Fragestellung, z.B. bezüglich ihrer Zufriedenheit, ihres Befindens oder zum augenblicklichen Stand einer Sache. Sie sprechen dabei der Reihe nach, d.h. jeder bekommt die Möglichkeit zu sprechen. Ein so genannter Sprechstein wird dabei weitergegeben und symbolisiert, wer sprechen darf. Der Sprecher hält den Stein solange, bis er mit seiner Aussage fertig ist. Er wird in seiner Aussage nicht unterbrochen. Die Aussagen der Lernenden werden nicht kommentiert, weder vom Lehrenden, noch von den anderen Lernenden. Durch das Blitzlicht bekommt der Lehrende einen Eindruck von der Stimmung der Lerngruppe.

Phaseneinsatz

Das Blitzlicht kann in der Einstiegsphase genutzt werden, z.B. um Erwartungen abzufragen. In der Phase der Erarbeitung können z.B. Gruppenarbeiten mit dem Blitzlicht ausgewertet werden. In der Sicherungsphase kann es genutzt werden, z.B. um die Stimmung der Lerngruppe transparent zu machen.

Handlungsempfehlungen für Lehrende

- Der Lehrende formuliert eine offene Frage, die für die Gruppe z.B. an der Tafel visualisiert wird
- Er erläutert die Regeln des Blitzlichts
- Er gibt den Lernenden eine kurze Zeit, über die Frage nachzudenken
- Er gibt einen Sprechstein an den ersten Sprecher und bittet um die Aussagen
- Aussagen der Lernenden werden nicht kommentiert.

Handlungsempfehlungen für Lernende

- Die Lernenden sprechen der Reihe nach zu der formulierten Frage
- Sie fassen sich kurz, d.h. zwei bis drei Sätze
- Sie hören zu, was die Gruppenmitglieder sagen, geben aber keinen Kommentar zu anderen Aussagen
- Der Sprechstein symbolisiert, wer an der Reihe ist. Der Lernende hält ihn solange, bis er mit seiner Aussage fertig ist, dann gibt er ihn an seinen Nachbarn weiter
- Lernende, die nichts sagen möchten, dürfen den Stein weitergeben.

Benötigtes Material / Benötigte Zeit

- Sprechstein, Tafel, Kreide
- Je nach Fragestellung und Übung sind die Aussagen der Lernenden länger oder kürzer. Da die Aussagen jedoch nicht kommentiert werden, reichen in der Regel 10–15 Minuten aus.

Tipps, Tricks, Fallen

- Der Lehrende kann ein neutrales Feedback geben, z.B. sich für die Aussage bedanken, gibt aber keine inhaltlichen Kommentare
- Wenn die Methode unbekannt ist, verwirrt der Begriff Blitzlicht häufig. Die Frage nach einem „kurzen Statement ohne Diskussion“ ist gängiger
- Je länger die Lernenden Zeit haben, um über die Frage nachzudenken, desto besser wird die Qualität der Aussagen. Häufig haben Lehrende ein anderes Zeitempfinden als Lernende – die Gruppe sollte mindestens zwei bis drei Minuten Zeit bekommen, auch wenn es dem Lehrenden so vorkommt, als ob dadurch eine sehr große Lücke entstünde.

9.3 Phantasiereise

Beschreibung

Eine Phantasiereise ist eine Methode, die der Entspannung dient und gleichzeitig in ein neues Unterrichtsthema einführen kann. Sie spricht die Gefühle der Lernenden an, aktiviert ihre Gedanken und fördert die Kreativität. Die Lernenden hören Texte an, die einen Bezug zum Thema aufweisen oder davon losgelöst sein können.

Phaseneinsatz

Die Phantasiereise kann als reine Entspannungstechnik in allen Phasen des Unterrichts eingesetzt werden. Klassisch lässt sie sich aber zum Einstieg in ein neues Thema in der Erarbeitungsphase nutzen.

Handlungsempfehlungen für Lehrende

- Der Lehrende erklärt den Lernenden je nach Vorkenntnissen kurz die Methode
- Zur Einstimmung schaltet er z.B. entspannende Musik ein
- Dann trägt er die Geschichte mit ruhiger Stimme vor. Er wählt dabei ein Tempo, das den Lernenden erlaubt, sich in die Handlung einzufühlen
- Die Reise wird ausgewertet, indem die Lernenden am Ende gebeten werden, ihre Eindrücke festzuhalten, z.B. auf Karten oder in Form eines Bildes. Sie können auch in Form eines Unterrichtsgesprächs thematisiert werden.

Handlungsempfehlungen für Lernende

- Die Lernenden versuchen, sich zu entspannen, Ruhe zu finden und bewusst zu atmen
- Wenn sie wollen, schließen sie die Augen
- Sie beteiligen sich aktiv an der Auswertung der Phantasiereise.

Benötigtes Material / Benötigte Zeit

- CD-Player und geeignete Musik, Geschichte
- Je nach Länge der Geschichte 5 –15 Minuten.

Tipps, Tricks, Fallen

- Die Methode ist sehr störempfindlich, wenn sich z.B. die Lernenden nicht darauf einlassen können oder wollen. Wenn die Methode häufiger durchgeführt wird, ist die Chance groß, dass die Lerngruppe Gefallen daran findet und einzelne Störer automatisch ruhig gestellt werden
- Eine inhaltliche Auswertung nach der Phantasiereise muss nicht erfolgen, wenn sie der reinen Entspannung dient. In jedem Fall sollte den Lernenden jedoch die Möglichkeit gegeben werden, sich über ihre Eindrücke auszutauschen, z.B. in Form einer Plenumsdiskussion, aber auch kreativer Methoden, wie z.B. Malen
- Der Lehrende kann die Geschichte auch im Vorfeld auf Tonträger aufnehmen, und z.B. mit ruhiger Musik hinterlegen.

9.4 Provokation

Beschreibung

Die Provokation ist eine Variante der Verfremdung. Der Lehrende gibt ein Statement zu einem Thema ab und provoziert so die Lernenden. Die Absicht des Lehrenden darf für die Lernenden nicht sofort durchschaubar sein, da sonst der Überraschungseffekt fehlt.

Nach der Diskussion des Widerspruchs, muss die Lerngruppe durch ein abschließendes Auswertungsgespräch aufgeklärt werden. Bei den Lernenden fördert die Methode Sachkompetenz sowie rhetorische Fähigkeiten.

Phaseneinsatz

Die Methode dient als gute Variante für den Einstieg in den Unterricht. Sie kann auch im Verlauf der Erarbeitung eingesetzt werden, um den Lernenden die Möglichkeit zu geben, die neuen Informationen in einer Diskussion einzusetzen.

Handlungsempfehlungen für Lehrende

- Der Lehrende bereitet einen Widerspruch vor, dessen Absicht nicht so leicht zu durchschauen ist
- Er vertritt eine Position, die für die Lernenden unverständlich ist
- Evtl. verstärkt er die Position, indem er unter den Lernenden ein oder zwei Komplizen gewinnen kann, mit denen er die Provokation vorbereitet
- Im Anschluss an die Provokation entsteht eine Diskussion in der Klasse, deren Verlauf abhängig von Thema, Gruppe und Zielsetzung ist
- Nach der Diskussion klärt der Lehrende die Provokation auf. Wichtig ist ein Abschluss, der alle Beteiligten befriedigt.

Handlungsempfehlungen für Lernende

- Die Lernenden hinterfragen das Statement kritisch und bringen sich in die Diskussion ein.

Benötigtes Material/Benötigte Zeit

- Um den gewünschten Effekt zu erzielen, sollte die Diskussion nicht zu schnell abgebrochen werden, daher sollten mindestens 30 Minuten eingeplant werden.

Tipps, Tricks, Fallen

- Wichtig ist das aufklärende Gespräch. Der Lehrende muss verdeutlichen, dass es keinesfalls seine Absicht war, die Lernenden auf den Arm zu nehmen. Daher sollte direkt im Anschluss an die Diskussion der Sinn der Provokation ausführlich erläutert werden und sofort eine sachliche Auswertung der zuvor geführten Diskussion stattfinden
- Problematisch kann es sein, wenn die Lernenden die Provokation nicht glauben bzw. nicht durchschauen und mit dem Statement übereinstimmen

- Die Lernenden lassen sich nicht beliebig oft hinters Licht führen, daher taugt die Methode höchstens zwei- bis dreimal pro Lerngruppe
- Die Diskussion sollte nicht zu weit getrieben werden und spätestens dann abgebrochen werden, wenn sie emotional und unsachlich wird.

9.5 Punktabfrage

Beschreibung

Bei Punktabfragen werden Entscheidungen oder Meinungsäußerungen sozusagen auf den Punkt gebracht. Die Lernenden kleben dazu selbsthaftende Punkte in vorbereitete Diagramme. Die Punkabfragen ermöglichen schnelle und anonyme Entscheidungen, an denen alle Lernenden beteiligt sind. Beim Punkten wird unterschieden in Ein- und Mehrpunktabfragen. Wie der Name es bereits sagt, bekommen die Lernenden entweder nur einen Punkt, also eine Stimme oder mehrere Punkte.

Phaseneinsatz

Die Punktabfragen können als Einstieg in eine Lernsituation genutzt werden, z. B. in Form eines Stimmungsbarometers, um die Stimmung der Lerngruppe transparent zu machen. Im Verlauf der Lernsituation kann die Methode eingesetzt werden, z. B. um Argumente zu gewichten oder Entscheidungen zu treffen. In der Sicherungsphase kann die Lernsituation mittels Punktabfrage ausgewertet werden.

Handlungsempfehlungen für Lehrende

- Der Lehrende bereitet ein Plakat vor, das die Fragestellung und das Diagramm (☞ Abb. 9.3) bzw. die entsprechenden Wahlmöglichkeiten enthält
- Er ermöglicht eine inhaltliche Klärung der Fragestellung
- Ziel sowie Vorgehensweise der Punktabfrage werden geklärt
- Der Lehrende verteilt Klebepunkte an die Lernenden und bittet sie, die Punkte auf das Plakat zu kleben
- Die Lernenden kleben ihre Punkte an die entsprechenden Stellen
- Der Lehrende zählt die Punkte vor den Lernenden aus und vergibt Rangplätze, bzw. kommentiert das Ergebnis.

Handlungsempfehlungen für Lernende

- Die Lernenden treffen möglichst vor dem eigentlichen Punkten ihre Entscheidung für eine Wahlmöglichkeit
- Sie beteiligen sich aktiv am Prozess.

Benötigtes Material / Benötigte Zeit

- Moderationswand, Plakat mit Überschrift und Diagramm bzw. Wahlmöglichkeiten, selbstklebende Punkte, Moderationsmarker (schwarz)
- Das eigentliche Punkten geht sehr schnell. Mit vorheriger Klärung der Fragestellung und der Vorgehensweise und anschließender Auswertung sollten etwa 5–10 Minuten veranschlagt werden.

Tipps, Tricks, Fallen

- Das Zählen der Punkte wird vereinfacht, indem bereits gezählte Punkte mit dem Moderationsmarker angestrichen werden
- Es gibt Punkte in den verschiedensten Farben, am besten eignen sich rote Punkte, da sie deutlich zu sehen sind und gut beschriftet werden können
- Bei manchen Entscheidungen versuchen Lernende, bis zum Schluss zu warten, um dann mit ihrem Punkt eine Entscheidung gezielt herbeizuführen oder alle punkten gleich, um nicht aus der Rolle zu fallen. Um solches Verhalten zu vermeiden, sollen die Lernenden zunächst die Wahlmöglichkeit auf den Punkt schreiben und erst dann aufkleben
- Durch das Punkten erfährt der Lehrende nichts über die Beweggründe der Lernenden.

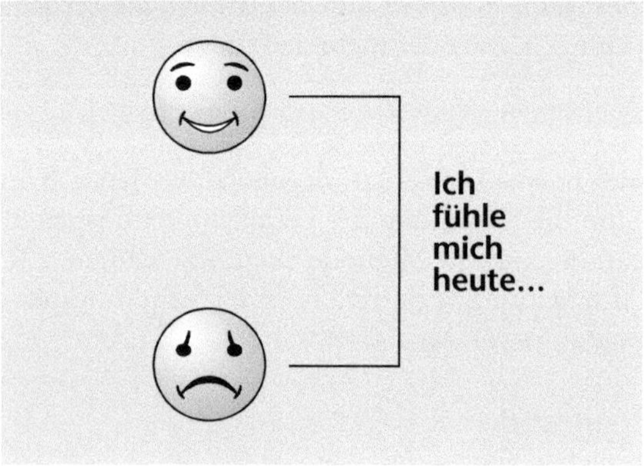

Abb. 9.2: Beispiel für ein Stimmungsbarometer.

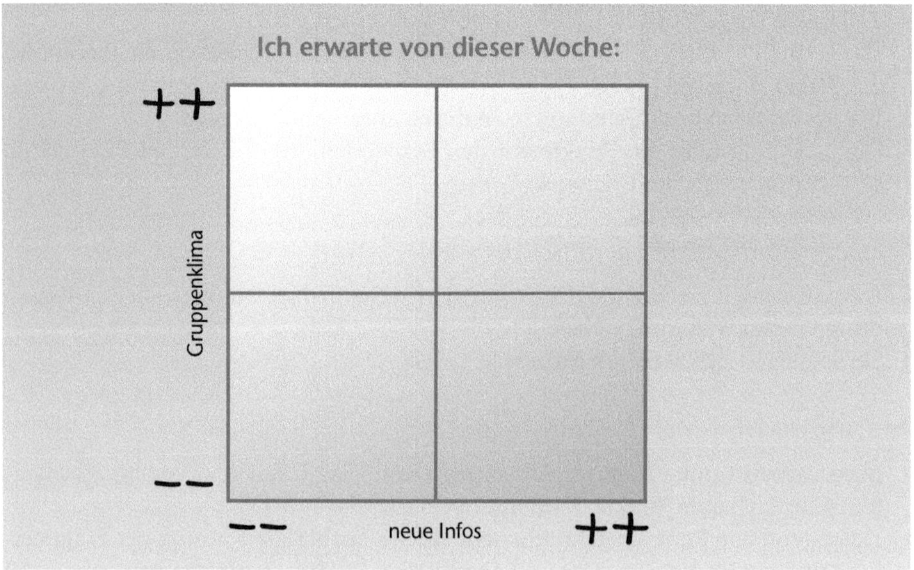

Abb. 9.3: Beispiel für ein Diagramm.

9.6 Reflexionsrunde nach TZI

Beschreibung

- Die Reflexionsrunde nach TZI ist eine Blitzlichtmethode, die es ermöglicht, eine detaillierte Rückmeldung von den Lernenden zu erhalten, da nicht nur ein, sondern vier Aspekte beleuchtet werden. Der Name stammt aus der von Ruth Cohn umschriebenen „Themenzentrierten Interaktion" (TZI) (📖 2, S. 291ff.). Dort erläutert die Autorin, dass jede Gruppeninteraktion drei wesentliche Faktoren enthält. Bildlich ergeben diese die Eckpunkte eines Dreiecks:
  - Das ICH, die Persönlichkeit
  - Das WIR, die Gruppe
  - Das ES, das Thema
- Umgeben ist dieses Dreieck von einer Kugel, die die Umgebung (Zeit, Ort, Atmosphäre) darstellt, in der die Gruppe sich befindet. Diese Grafik kann in Reflexionsrunden dazu dienen, die Rückmeldung der Lernenden zu strukturieren.

Phaseneinsatz

Zu Beginn dient diese Methode als Stimmungs- und Erwartungsbarometer. Zum Abschluss wird sie zur Reflexion eingesetzt.

Handlungsempfehlungen für Lehrende

- Der Lehrende visualisiert die Grafik an einem Flipchart oder auf der Tafel. Er formuliert zu den Eckpunkten entsprechende Fragen. Beispiel 1: Zu meiner Person ..., Zu dieser Gruppe ..., Zum heutigen Thema ..., Zur Atmosphäre ... Beispiel 2: Mir geht es heute ..., Diese Gruppe bedeutet für mich ..., Ich wünsche mir folgende Inhalte ..., Es wäre schön wenn wir hier ...
- Der Lehrende erläutert die Fragen und bittet die Lernenden, mit jeweils einem Satz auf die Fragen zu antworten. Die Lernenden sprechen dabei der Reihe nach im Uhrzeigersinn, sie reichen einen Sprechstein weiter, um zu symbolisieren, wer von ihnen an der Reihe ist. Die Aussagen werden weder kommentiert noch bewertet, der Sprechende wird nicht unterbrochen
- Die Reflexionsrunde hat die Funktion, der Gruppe transparent zu machen, welche Aspekte den anderen besonders wichtig sind.

Handlungsempfehlungen für Lernende

Lernende bringen ihre Ideen, Einstellungen, Befürchtungen und Wünsche zum Ausdruck.

Benötigtes Material/Benötigte Zeit

- Flipchart, Sprechstein
- Zeit: In geübten Gruppen 10–15 Minuten.

Tipps, Tricks, Fallen

- Die Reflexionsrunde nach TZI wird so gestaltet, dass alle Teilnehmer genügend Zeit zur Beantwortung der Fragen erhalten. Dennoch gilt die Regel, die Antworten kurz und prägnant zu formulieren
- Die Methode eignet sich auch zur Bearbeitung von Gruppenproblemen. Hier ist sie nützlich, um verdeckte Konflikte zur Aussprache zu bringen, indem sie detailliert die Aspekte „Ich“, „Wir“, „Es“ und „Atmosphäre“ hinterfragt.

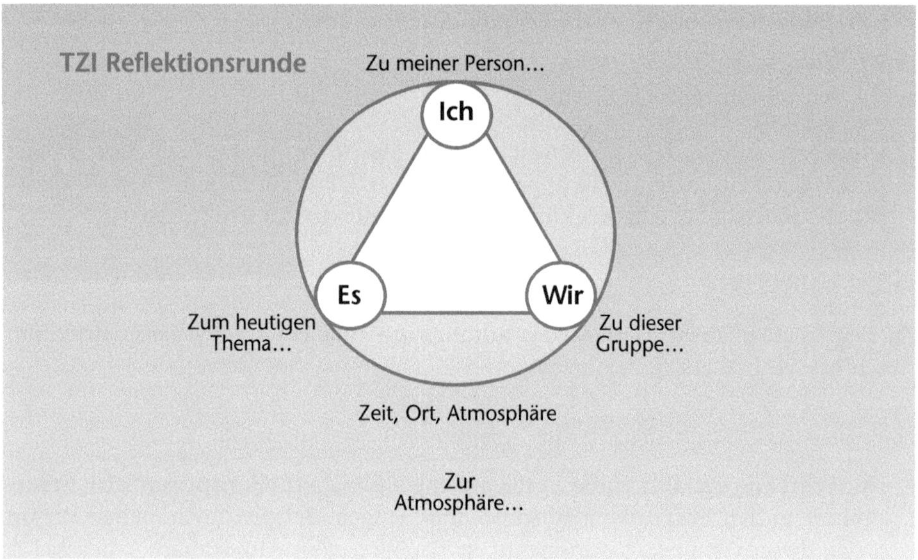

Abb. 9.4: Reflexionsrunde nach TZI.

9.7 Sprechmühle

Beschreibung

Eine Sprechmühle ist eine Methode zur themenzentrierten Selbstdarstellung in Gruppen. Die Lernenden arbeiten vom Beginn der Unterrichtseinheit themenorientiert und sind gefordert, ihrer Meinung Ausdruck zu verleihen bzw. ihre Erfahrungen zu thematisieren. Sie bewegen sich zu diesem Zweck zu Musik durch den Raum und tauschen sich in Sprechphasen, die vom Lehrenden strukturiert sind, zu bestimmten Fragen aus.

Phaseneinsatz

Die Sprechmühle kann ideal zum Einstieg in ein neues Unterrichtsthema eingesetzt werden. Sie kann auch dem Kennen lernen der Mitglieder einer neuen Gruppe untereinander dienen.

Handlungsempfehlungen für Lehrende

- Der Lehrende bereitet jeweils zwei Listen mit jeweils drei bis fünf Fragen vor. Liste Nr. 1 enthält Fragen oder Aufgaben, um zu ermitteln, wer in den nachfolgenden Durchgängen der Sprechmühle Partner A und wer Partner B sein soll. Liste Nr. 2 enthält Fragen zum Thema
- Er bittet die Lernenden, sich auf der freien Fläche des zur Verfügung stehenden Raumes zu versammeln und stellt kurz die Methode vor
- Dann schaltet er die Musik ein. Nach 3–5 Minuten schaltet er sie wieder aus und bittet die Lernenden, sich jeweils eine Person in ihrer Nähe zu suchen, die sie noch nicht so gut kennen
- Er nennt die Frage oder Aufgabe, die zur Ermittlung der Partner in der Zweiergruppe dient
- Wenn die Partner ermittelt sind, stellt der Lehrende die erste inhaltsbezogene Frage, die Partner A Partner B dann in 2–3 Minuten beantwortet
- Im Anschluss daran veranlasst der Lehrende einen Partnerwechsel, Partner B muss dann Partner A dieselbe Frage beantworten.
- Die Musik wird erneut eingeschaltet und eine neue Runde der Sprechmühle beginnt.

Handlungsempfehlungen für Lernende

- Die Lernenden bewegen sich während der Musikphasen durch den Raum
- Sie beteiligen sich aktiv an der Beantwortung der Fragen.

Benötigtes Material / Benötigte Zeit

- Listen mit Fragen, CD-Player und geeignete Musik, eine ausreichend große Fläche
- Je nach Anzahl der Fragen dauert die Sprechmühle 30–60 Minuten.

Tipps, Tricks, Fallen

- Die Sicherung der Ergebnisse einer Sprechmühle ist schwierig. Eine Möglichkeit könnte ein anschließendes Blitzlicht sein, in dem die Lernenden gebeten werden, die Aussage eines ihrer Gesprächspartner zu nennen, die ihnen am meisten im Gedächtnis geblieben ist
- Heikle oder tabuisierte Themen können mit Hilfe einer Sprechmühle in einer Lerngruppe doch noch zum Thema gemacht werden
- Einander fremde Personen können in sachbezogene Zweiergespräche verwickelt werden, dadurch wird der vertrauensvolle Umgang der Lernenden untereinander gefördert
- Die ausgewählte Musik sollte dazu verleiten, durch den Raum zu schlendern
- Bei der Formulierung der Fragen ist es hilfreich, sich ein Bild über den Diskussionsstand und die Zusammensetzung der Gruppe zu machen
- Die Fläche, auf der die Sprechmühle durchgeführt wird, muss einerseits so groß sein, dass alle Mitglieder der Lerngruppe darauf Platz finden, andererseits darf sie nicht zu groß sein, damit die Lernenden während der Musikphasen Kontakt zueinander haben (Blickkontakt, Körperkontakt).

Es folgen Beispiele für Fragen in einer Sprechmühle:

Fragen und Aufgaben zur Partnerermittlung	**Inhaltsbezogene Fragen**
• Partner A ist derjenige, der heute den längsten Anfahrtsweg zur Schule hatte • Partner A ist derjenige, der seinem Gegenüber länger in die Augen blicken kann • Partner A ist derjenige, der die größeren Füße hat • Partner A ist derjenige, der länger auf einem Bein hüpfen kann	• Welche Faktoren begünstigen die Entstehung eines Dekubitus? • Welche prophylaktischen Maßnahmen zur Verhinderung der Entstehung eines Dekubitus sind Ihnen bekannt? • Welche Beobachtungen zur Dekubitusbehandlung haben Sie in Ihrer Praxis gemacht? • Halten Sie die Entstehung eines Dekubitus für einen Pflegefehler?

Tab. 9.1: Beispielhafte Fragen für eine Sprechmühle.

Makromethoden

Sandra Herrgesell, Marion Lüke, Andrea Runde

10.1 Collagearbeit

Beschreibung

Die Collagearbeit ist eine Methode, die der kreativen Auseinandersetzung mit einem Thema innerhalb einer Gruppe dient. Bei der Collagearbeit sollen die Lernenden aus selbst mitgebrachtem oder vorbereitetem Material ein Bild anfertigen, das Einstellungen, Wissen oder Erwartungen bezüglich eines Themas visualisiert. Die Verknüpfung von Kopf- und Handarbeit aktiviert und fordert die Lernenden vielseitig.

Phaseneinsatz

Die Collagearbeit kann zum Einstieg in ein Thema genutzt werden, wenn es darum geht, die Lernenden für ein Thema zu sensibilisieren. Sie kann aber ebenso zum Abschluss eingesetzt werden und zur Sicherung dienen.

Handlungsempfehlungen für Lehrende

- Der Lehrende formuliert die Fragestellung entsprechend des zu bearbeitenden Themas und visualisiert diese an der Tafel
- Er stellt den Arbeitsauftrag im Plenum vor und bespricht ihn mit den Lernenden
- Die zur Verfügung stehende Zeit wird verbindlich festgelegt. Ungeübte Gruppen werden auf grundsätzliche Visualisierungsregeln hingewiesen. Beispiele sind: Jede Collagearbeit erhält eine Überschrift. Schriftgröße ausreichend groß wählen. Farben und Symbole gezielt einsetzen
- Die Lernenden werden darüber informiert, dass sie ihre Collagearbeit im Rahmen einer Vernissage vorstellen sollen. Sie erhalten den Auftrag, eine Person auszuwählen, die diese Aufgabe übernimmt und die Collage innerhalb von 5 Minuten erläutert
- Der Lehrende bildet arbeitsfähige Kleingruppen und verteilt die Arbeitsmaterialien.

Handlungsempfehlungen für Lernende

- Die Lernenden visualisieren die Ausgangsfrage gut sichtbar auf dem Packpapier
- Die Lernenden filtern aus den zur Verfügung stehenden Arbeitsmaterialien Überschriften, Textpassagen oder Bilder und schneiden diese aus
- Sie ordnen die gesammelten Ausschnitte so auf dem Packpapier an, dass sich eine für sie logische Ordnung ergibt. Nachdem ein Gruppenkonsens gefunden ist, werden die Einzelteile auf das Packpapier geklebt
- Die Collage wird zusätzlich durch Verbindungslinien, Symbole und Zeichnungen ergänzt
- Es wird eine Person ausgewählt, die das Ergebnis im Plenum vorstellt.

Benötigtes Material/Benötigte Zeit

- Zeitschriften, Kataloge, Werbebroschüren, Bilder, Postkarten, Scheren, Moderationswände, Packpapier, Klebstoff, verschiedenfarbige Marker
- Zeitbedarf: 60 Minuten zur Erstellung, zusätzlich mindestens 10 Minuten zur Präsentation.

Tipps, Tricks, Fallen

Die Materialbeschaffung zur Erstellung der Collage kann entweder vom Lehrer oder durch die Lernenden erfolgen. Der Einsatz neuer Medien, z. B. eine Recherche im Internet, kann nützlich sein. In jedem Fall ist es unabdingbar, dass ausreichend Material zur Gestaltung zur Verfügung steht.

10.2 Diskussion

Beschreibung

Diskussion (lat.) bedeutet Erörterung oder Meinungsaustausch. In der Moderation gibt es verschiedene Diskussionsformen, von denen an dieser Stelle beispielhaft die Pro- und Kontradiskussion vorgestellt wird. Hierbei werden unterschiedliche Positionen in Bezug auf eine vorgegebene Frage auf eine speziell strukturierte Weise erörtert. Dadurch werden der Austausch und der Informationsfluss unter den Lernenden angeregt und es lassen sich Entscheidungen zu kontroversen Themen herbeiführen.

Phaseneinsatz

Die Pro- und Kontradiskussion sowie andere Formen der Diskussion lassen sich ideal in Erarbeitungsphasen des Unterrichts einsetzen. Vorausgehen kann z.B. die Präsentation eines Vorschlags. In der Diskussion werden dann Argumente für, bzw. gegen den Vorschlag vorgebracht. Im Anschluss daran kann die Gruppe mit Hilfe einer Punktabfrage über Annahme oder Ablehnung des Vorschlags entscheiden.

Handlungsempfehlungen für Lehrende

- Der Lehrende bereitet sich gründlich inhaltlich vor, um das Thema gut präsentieren zu können
- Er formuliert eine präzise Frage
- Ein Ablaufschema wird auf Packpapier visualisiert (Beispiel ☞ Abb. 10.1)
- Er stellt den Lernenden das Thema und das Ziel der Methode vor
- Gemeinsam mit den Lernenden werden Regeln für den Diskussionsablauf aufgestellt (Beispiel ☞ Abb. 10.2)
- Die Lerngruppe wird in zwei gleich große Untergruppen unterteilt
- Der Lehrende stellt den Arbeitsauftrag vor und leitet nach Bearbeitung durch die Gruppen die folgende Diskussion.

Handlungsempfehlungen für Lernende

- Die Lernenden beteiligen sich an der Gruppenarbeit, indem in einer Gruppe die Pro-, und in der anderen die Kontra-Argumente gesammelt werden
- Sie visualisieren ihre Ergebnisse auf Packpapier
- Zwei Teilnehmer werden ausgewählt, die die Gruppe mit Hilfe der gemeinsam gesammelten Argumente auf dem Podium vertreten.

Benötigtes Material / Benötigte Zeit

- Stellwände und Packpapier, je nach Gruppengröße, Kommunikationskarten, evtl. Flipchart, Moderationsmarker (farbig und schwarz, unterschiedliche Größen)
- Der Zeitbedarf beträgt 60–80 Minuten.

Tipps, Tricks, Fallen

- Gegen den Verlust des roten Fadens helfen gelegentliche Zusammenfassungen und gezielte Visualisierungen
- Wenn sich die Lernenden auf der Sach- oder Beziehungsebene angreifen, kann von Seiten des Lehrenden, aber auch der Lernenden, auf die im Vorfeld aufgestellten und visualisierten Regeln verwiesen werden
- Hilfreich ist es, die Gruppen nach dem Zufallsprinzip zu unterteilen. Das nimmt der nachfolgenden Diskussion viel Brisanz, weil zum einen nicht alle Gegner bzw. Befürworter in der gleichen Gruppe sind, und zum anderen Gruppenzusammensetzungen nach Sympathie und Antipathie vermieden werden
- Sollten alle „Stricke reißen“, gilt: Auch eine gescheiterte Diskussion ist ein Ergebnis!
- Abb. 10.3 stellt ein Beispiel für eine Pro- und Kontradiskussion zum Thema Pflegevisite dar:

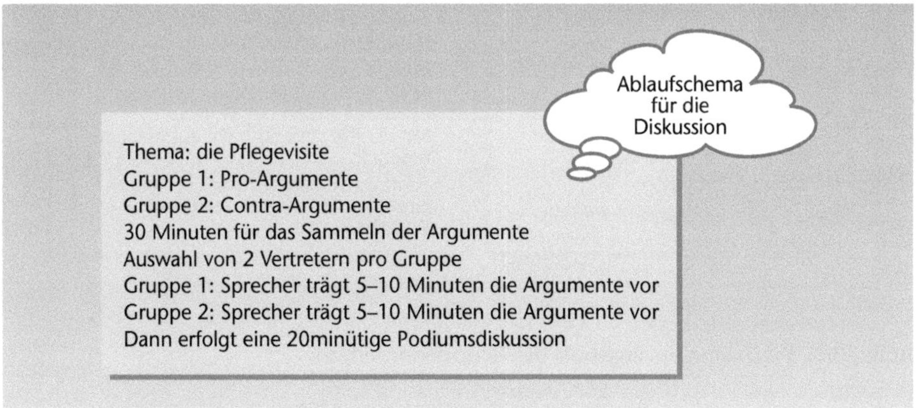

Abb. 10.1: Beispiel für ein vorbereitetes Ablaufschema.

Regeln für das Führen der Diskussion

Wir bleiben sachlich
Wir diskutieren konstruktiv
Wir lassen uns ausreden
Wir achten auf die Länge unserer Redezeiten
Wir...
Wir...

Abb. 10.2: Beispiel für gemeinsam mit den Lernenden aufgestellte Diskussions-Regeln.

Was spricht für bzw. gegen die Einführung der Pflegevisite in der stationären Altenpflege?

Pro-Argumente

- Hilfreich für die kontinuierliche Verbesserung
- Zum Wohle des Bewohners
- Austausch im Team wird gefördert
- Liefert Grundlage für Höherstufungsverfahren
- Prüfung der Dokumentation bietet Möglichkeit gezielter Beratung der Mitarbeiter
- Überblick über die Arbeitsbelastung kann geschaffen werden
- Basis für die Aktualisierung des Pflegeplans wird geschaffen
- Ist Teil der Fachaufsichtspflicht
- Wird vom MDK gefordert
- Aus Fehlern kann gelernt werden

Kontra-Argumente

- Dient der Kontrolle der Mitarbeiter
- Löst Angst bei den Mitarbeitern aus
- Ist sehr zeitaufwendig
- In der Praxis häufig mit dienstrechtlichen Drohungen verbunden
- Wird häufig ohne Rücksicht durchgedrückt
- Sinn und Zweck wird nicht transparent gemacht
- Mitarbeiter werden nicht einbezogen
- Es fehlt die Zeit für Dokumentation und Auswertung der Visiten, Mitarbeiter sind oft nicht ausreichend geschult
- Führt zu Konkurrenzsituation unter einzelnen Mitarbeitern und/oder Wohnbereichen

Abb. 10.3: Beispielhaftes Ergebnis der Gruppenarbeiten.

10.3 Exkursion

Beschreibung

Eine Exkursion, auch Erkundungsgang, Rallye, Studienfahrt oder Betriebserkundung genannt, dient der sinnlich-anschaulichen Begegnung am realen Ort des Geschehens. Die Lernenden erhalten vorab detaillierte Arbeitsanweisungen, sie sollen z. B. etwas über ein bestimmtes Thema herausfinden, indem sie eigene Eindrücke gewinnen sowie Praktiker und Experten vor Ort befragen.

Phaseneinsatz

Exkursionen können als Einstieg in neue Themen dienen, sie eignen sich insbesondere auch zur Gestaltung der Erarbeitungsphase.

Handlungsempfehlungen für Lehrende

- Der Lehrende informiert vorab die Personen vor Ort über das Vorhaben, ein günstiger Zeitpunkt und die Dauer des Besuches werden abgesprochen
- Er bereitet außerdem einen umfassenden Fragen- und Aufgabenkatalog vor
- Der Lehrende teilt die Gruppe auf. Eine Gruppengröße von maximal zehn Personen sollte nicht überschritten werden
- Die Lernenden erhalten einen groben Überblick über Ziele und Themen der Exkursion
- Der Lehrende bespricht im Vorfeld, wie die Ergebnisse durch die Lernenden dokumentiert und anschließend vorgestellt werden sollen.

Handlungsempfehlungen für Lernende

- Lernende besprechen vor der Exkursion den Fragen- und Aufgabenkatalog in ihrer Exkursionsgruppe
- Sie besprechen, wer die Interviews führt, wer die Dokumentation der Antworten übernimmt und wer anschließend die Ergebnisse im Plenum vorstellt
- Lernende arbeiten im Team, sie organisieren die Aufgabenverteilung eigenverantwortlich.

Benötigtes Material / Benötigte Zeit

- Fragen- und Aufgabenkatalog, Klemmbrett, Kugelschreiber
- Zeitbedarf: Mindestens 90 Minuten.

Tipps, Tricks, Fallen

- Zu einzelnen Themen kann es sinnvoll sein, den Fragen- und Aufgabenkatalog durch die Lernenden selbst erstellen zu lassen. Sie können z. B. anhand eines definierten Prozesses (Aufnahmeprozess im Krankenhaus) Fragen zu den einzelnen Prozessschritten formulieren, um diese schließlich im Rahmen der Exkursion beantworten zu lassen

- Der Aufgaben- und Fragenkatalog muss eindeutig richtige Antworten erlauben, es geht darum, konkretes Wissen aus der Praxis zu erhalten. Es geht nicht darum, Meinungen und Ansichten zu erfragen. Die präzise Gestaltung des Fragenkataloges ist von besonderer Wichtigkeit und daher auch zeitaufwendig. Vorteil: Der Katalog kann wiederholt eingesetzt werden.

10.4 Expertenbefragung

Beschreibung

Die Expertenbefragung ist eine besondere Form des Interviews. Dabei wird ein Experte eingeladen, der vor der gesamten Lerngruppe zu einem Thema befragt wird. Die Befragung ist durch die Lernenden vorbereitet und strukturiert, so dass die Informationen, die die Lernenden erhalten, nicht dem Zufall überlassen bleiben.

Phaseneinsatz

Die Methode kann als Einstieg in eine Lernsituation genutzt werden oder in der Erarbeitungsphase zum Einsatz kommen.

Handlungsempfehlungen für Lehrende

- Der Lehrende klärt die Rahmenbedingungen
- Die Lernenden bereiten die Befragung inhaltlich vor, indem sie Fragen sammeln und zu Themengebieten zusammenfassen
- Die Lerngruppe klärt, ob die gesamte Gruppe Fragen stellt oder ob ein ausgewähltes Gremium den Experten befragt
- Die Lernenden befragen den Experten, dieser gibt ausführliche Informationen.

Handlungsempfehlungen für Lernende

- Die Lernenden bereiten die Befragung vor, indem sie sich inhaltlich mit dem Thema auseinander setzen
- Alle Lernenden bringen sich beim Erstellen der Fragen ein und tragen so zu einem umfassenden Ergebnis bei.

Benötigtes Material / Benötigte Zeit

- Evtl. Moderationsmaterialien
- Vorbereitungszeit für die Fragensammlung und Befragung können zusammen 90 Minuten beanspruchen.

Tipps, Tricks, Fallen

- Die Informationen können in einem Ergebnisprotokoll z. B. in Form einer Mind Map festgehalten werden
- Die Fragensammlung kann mittels Kartenabfrage und Clusterung durchgeführt werden

- Der Lehrende sollte eingreifen, wenn sich Lernende oder Experte zu sehr in Details verlieren
- Der Experte sollte durch den Lehrenden auf mögliche Fragen vorbereitet werden, um die Chance zu haben, sich vorzubereiten.

10.5 Fallarbeit

Beschreibung

Bei der Fallarbeit arbeiten die Lernenden mit aufbereiteten Materialien eines konkreten Falls, der Fallstudie. Die Lernenden werden damit vor ein Problem gestellt, das einer beruflichen Handlungssituation entspricht. Das Problem wird schrittweise in Kleingruppen bearbeitet und die Ergebnisse werden im Plenum ausgetauscht. Die Fallstudie wird in der Regel in sechs Stufen bearbeitet und ist so beschaffen, dass verschiedene Lösungen denkbar sind. So werden die Problemslösefähigkeit und die Entscheidungsfähigkeit der Lernenden gefördert.
Die Bearbeitungsstufen sind:

- Sichten und Erfassen des Problems (Phase der Konfrontation)
- Sammeln zusätzlicher Informationen (Phase der Information)
- Ermittlung der Lösungsvarianten (Phase der Exploration)
- Treffen der Entscheidungen (Phase der Resolution)
- Verteidigen der Entscheidungen (Phase der Disputation)
- Vergleich der gefundenen Lösung mit tatsächlich vorliegenden Entscheidungen (Phase der Kollation).

Phaseneinsatz

Die Fallmethode kann als Einstieg in ein neues Thema genutzt werden, als Methode in der Phase der Erarbeitung und in der Phase der Sicherung, z.B. als Lernevaluation.

Handlungsempfehlungen für Lehrende

- Der Lehrende bereitet die Fallstudien auf. Dabei dürfen vorhandene Fakten nicht kritiklos übernommen werden, sie müssen überprüft werden, ob sie der Wirklichkeit entsprechen, überschaubar sind, d.h. nicht zu kompliziert, und ob sie mehrere Lösungen zulassen.
- Der Lehrende organisiert den Lernprozess, indem er die Methode erläutert und Schritt für Schritt begleitet
- Er ermöglicht die Arbeit in Kleingruppen
- Er beantwortet auftretende Fragen und gibt weiterführende Impulse, ohne die möglichen Lösungen der Lernenden zu beeinflussen.

Handlungsempfehlungen für Lernende

- Die Lernenden arbeiten in Gruppen zusammen und beteiligen sich aktiv am Lernprozess

- Sie bearbeiten den Fall gründlich, d.h. voreilige Aussagen oder oberflächliche Entscheidungen werden möglichst vermieden.

Benötigtes Material / Benötigte Zeit

- Aufbereitete Fallstudien, evtl. Literatur für die Informationssammlung
- Je nach Umfang der Fallstudie können für die Fallarbeit mehrere Unterrichtsstunden benötigt werden.

Tipps, Tricks, Fallen

- Der Lehrende tritt während der Gruppenarbeit in den Hintergrund und begleitet die Lerngruppen lediglich
- Beispiele für die Fallstudien sollten aus realen Pflegedokumentationen zusammengestellt werden
- Die erarbeiteten Ergebnisse können mit den realen Ergebnissen verglichen werden
- Es werden verschiedene Varianten der Fallarbeit unterschieden, entsprechend kann die pädagogische Zielsetzung unterschiedlich sein.

Methode	Erkennen von Problemen	Informationsgewinnung	Problemlösung / Entscheidung	Lösungskritik
Problemfindungsfall	Verborgene Probleme müssen analysiert werden	Informationen werden gegeben	Mit Hilfe der gegebenen Informationen werden Lösungsvarianten des Problems ermittelt und Entscheidungen gefällt	Vergleich der Lösung mit der Entscheidung der Wirklichkeit
Beurteilungsfall	Probleme sind ausdrücklich genannt	Informationen werden gegeben	Mit Hilfe der vorgegebenen Probleme und der Informationen werden Lösungsvarianten ermittelt und eine Entscheidung getroffen	Evtl. Vergleich der Lösung mit der Entscheidung in der Wirklichkeit
Informationsfall	Fall wird lückenhaft dargestellt	Informationen müssen selbstständig beschafft werden	Ermitteln von Lösungsvarianten, Lösung des Falls	
Kritikfall	Probleme sind vorgegeben	Informationen werden gegeben	Die fertigen Lösungen einschließlich der Begründungen werden gegeben: evtl. Suche nach zusätzlichen Alternativen	Kritik der vorgegebenen Lösungen

Tab. 10.1: Schwerpunkte der methodischen Varianten der Fallstudie (📖 3, S. 23).

10.6 Fish-bowl

Beschreibung

Die Fish-bowl ist eine strukturierte Gesprächsrunde. Bildlich gesehen steht in der Mitte des Raumes ein Aquarium und darum herum sitzen die Zuschauer, die „Bewohner" des Aquariums können hinausschauen und die Umsitzenden schauen hinein. Sie können einander sehen und hören, dürfen allerdings nicht miteinander kommunizieren. Es geht bei dieser Methode darum, Einstellungen, Meinungen und Gefühle anderer zu erfahren, sich aber in das Gespräch nicht aktiv einzumischen.

Phaseneinsatz

Die Methode bietet sich für die Abschluss- und Sicherungsphase an, kann aber, je nach Thema, auch als Einstieg genutzt werden.

Handlungsempfehlungen für Lehrende

- Der Lehrende bereitet die Fish-bowl vor, indem er zwei Gruppen (gleiche Anzahl Teilnehmer) bildet, die zu einem Thema gegensätzliche Sichtweisen haben. Der Gegensatz ist nicht zwingend, zumindest muss aber ein deutlicher Unterschied (Meinungen, Erfahrungen, Einstellungen) zwischen den beiden Gruppen zum Thema gegeben sein. Im Pflegeunterricht bietet es sich an, eine Gruppe durch die Lernenden zu besetzen und die andere Gruppe durch Patienten oder Personen anderer Berufsgruppen
- Der Lehrende bereitet bis zu fünf Fragen für beide Gruppen vor
- Der Lehrende bereitet einen Raum mit einem inneren und einem äußeren Stuhlkreis vor
- Er bittet die Gruppe eins (z. B. Patienten) sich im Innenkreis zu setzen, der Außerkreis wird durch Gruppe zwei (Lernende) besetzt. Optimal ist eine Besetzung mit je 6–8 Personen
- Der Lehrende stellt nun die vorbereiteten Fragen an die Personen im Innenkreis. Diese erhalten die Aufgabe, einen Meinungsaustausch zu diesem Thema zu halten. Die Personen des Außenkreises dürfen sich nicht an dem Gespräch beteiligen. Sie sind stille Zuhörer, sie schauen sozusagen in das Aquarium.
- Anschließend tauschen die Gruppen ihre Plätze und die Teilnehmer im neuen Innenkreis können sich darüber austauschen, was sie soeben von den Mitgliedern der ersten Gruppe erfahren haben, wie dies auf sie wirkt und welche Schlüsse sie daraus ziehen.

Handlungsempfehlungen für Lernende

- Lernende beteiligen sich an der Fish-bowl und bringen ihre Meinung ein
- Diejenigen, die nicht direkt teilnehmen können, erhalten einen Beobachtungsauftrag.

Benötigtes Material / Benötigte Zeit

- Vorbereiteter Fragenkatalog
- Zeitbedarf: 70 Minuten.

Tipps, Tricks, Fallen

- Für den Pflegeunterricht eignet sich besonders die Kombination aus Patienten und Lernenden. Beide erfahren etwas über die spezielle Sichtweisen und Verhaltensweisen des anderen, dieser Austausch findet so in der Praxis kaum statt, es ist ein Blick durchs Schlüsselloch
- Wenn dennoch ein direkter Austausch gewünscht ist, kann im Innenkreis ein Stuhl frei bleiben. Er wird immer dann durch ein Mitglied des Außenkreises besetzt, wenn dieser eine Frage, Anregung oder Meinung beitragen will. Ist dies erfolgt, verlässt er den inneren Stuhlkreis und gibt den Stuhl wieder für andere frei.

10.7 Gruppenpuzzle

Beschreibung

Beim Gruppenpuzzle handelt es sich um eine Gruppenarbeit, bei der die Lernenden mehrfach zwischen Stammgruppen und Expertengruppen wechseln. Einerseits erarbeiten die Lernenden Lerninhalte in arbeitsteiligen Arbeitsgruppen, andererseits geben die Lernenden Wissen an ihre Kollegen weiter. Das Gruppenpuzzle fördert somit zum einen die Kooperationsfähigkeit der Lernenden, fordert aber auch individuelle Leistungen der Gruppenmitglieder ein. Bei dieser Methode können sich einzelne Gruppenmitglieder nicht zurückziehen, da die Gesamtgruppe nur erfolgreich sein kann, wenn jeder Lernende sich voll einsetzt.

Phaseneinsatz

Das Gruppenpuzzle ist vorrangig eine Methode für die Phase der Erarbeitung, sie kann aber auch in der Einstiegsphase eingesetzt werden.

Handlungsempfehlungen für Lehrende

- Zunächst informiert der Lehrende die Lernenden über den Ablauf des Gruppenpuzzles
- Anschließend erfolgt die Bildung der Stammgruppen. Ihre Größe richtet sich danach, wie viele unterschiedliche Fragen bearbeitet werden sollen
- In der ersten Arbeitsphase finden sich die Stammgruppen zusammen, um eine Einteilung zu treffen, welches Gruppenmitglied sich mit welcher Frage beschäftigt. Diese Einteilung kann vom Lehrenden vorgenommen, oder den Lernenden überlassen bleiben
- In der zweiten Phase bilden sich die Expertengruppen analog zur Zahl der Fragen. Unter den Expertengruppen werden die entsprechenden Arbeitsmaterialien verteilt und die Fragen bearbeitet. Wichtig ist, dass sich die Gruppenmitglieder in dieser Phase Notizen machen

- In der dritten Phase begeben sich die Experten wieder in ihre ursprüngliche Stammgruppe. Jeder Experte gibt nun sein Wissen an die Gruppenmitglieder weiter. Die Lernenden müssen also in der Lage sein, die in der Expertenrunde erarbeiteten Wissensinhalte möglichst präzise weitergeben zu können. Am Ende dieser Phase sollten alle Mitglieder der Stammgruppen den gleichen Wissensstand haben
- Die vierte Phase dient der Überprüfung, dafür gibt es mehrere Möglichkeiten:
  - Der Lehrende moderiert eine Diskussion, in der offen gebliebene Fragen geklärt werden können
  - Der Lehrende stellt Fragen zu allen Themen an die Stammgruppen. Dabei muss darauf geachtet werden, dass nicht nur die Experten antworten
  - Der Lehrende bereitet eine schriftliche Leistungskontrolle vor, die in Einzelarbeit durchgeführt wird. Eine Gruppenarbeit wäre hierbei wahrscheinlich wenig sinnvoll, da der jeweilige Experte die Fragen beantworten könnte. Die schriftlichen Arbeiten werden aber dann entsprechend der Stammgruppen gemeinsam bewertet. So wird deutlich, ob alle Experten das erarbeitete Wissen gut weitergegeben haben.

Handlungsempfehlungen für Lernende

- Die Lernenden arbeiten kooperativ und eigenverantwortlich an den Fragen
- Die Lernenden wissen, dass eine gute Bewertung abhängig ist von der Qualität der Zusammenarbeit in der Gruppe.

Benötigtes Material / Benötigte Zeit

- Der Lehrende bereitet entsprechend der Fragen Informationsmaterial vor
- Das Gruppenpuzzle ist eine zeitaufwendige Methode, die mindestens eine Doppelstunde in Anspruch nimmt. Je nach Umfang der Expertenthemen werden auch mehr Stunden benötigt. Wenn die Unterrichtsplanung mehrere Unterrichtsstunden hintereinander nicht zulässt, kann die Methode nach der zweiten oder dritten Phase unterbrochen werden.

Tipps, Tricks, Fallen

- Um die Bildung von Expertengruppen zu unterstützen, muss das Arbeitsmaterial für die Lernenden klar gegliedert sein und mehrere unterschiedliche Aspekte bzw. Fragen enthalten
- Ein Problem kann der hohe Zeitaufwand sein
- Für das Gruppenpuzzle benötigen die Lernenden Erfahrungen mit selbstständiger Kleingruppenarbeit
- Die Methode ist universell einsetzbar, da es in erster Linie um die Aneignung von Faktenwissen, das Verständnis von Zusammenhängen und den Aufbau von begrifflichen Strukturen geht.

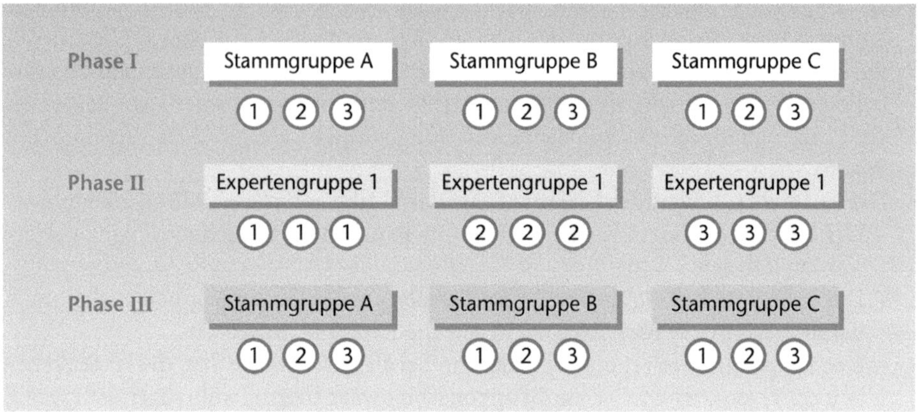

Abb. 10.4: Gruppenbildung in den verschiedenen Phasen.

10.8 Großer Preis

Beschreibung

Der „Große Preis“ ist ein temporeiches und aktivierendes Lernspiel, das am Ende einer Unterrichtseinheit dazu dient, Gelerntes zu wiederholen. Dabei spielen, anders als in der bekannten Fernsehversion, drei oder vier Gruppen gegeneinander.

Phaseneinsatz

Der Große Preis wird als Lernspiel in der Sicherungsphase eingesetzt.

Handlungsempfehlungen für Lehrende

- Der Lehrende erstellt eine Matrix mit vier Spalten und sieben Zeilen
- Die Zellen der ersten Zeile werden mit Überschriften versehen. Sie beschreiben Hauptthemen der Unterrichtseinheit. Die Zeilen darunter werden systematisch mit Punktzahlen von 100 bis 600 versehen
- Der Lehrende bereitet außerdem eine Frage für jedes Feld vor. Sie soll, entsprechend der zu erreichenden Punktzahl, einfach bis komplex sein. Zusätzlich gibt es vier Jokerfelder, hier erhalten die Gruppen die Punktzahl ohne Beantwortung einer Frage
- Der Lehrende moderiert den „Großen Preis“. Er bittet nun die erste Gruppe ein Feld auszuwählen
- Der Lehrende stellt die zu diesem Feld hinterlegte Frage, die selbstverständlich vorab nicht sichtbar war
- Eine Person der ersten Gruppe wird ausgewählt und darf die Frage beantworten. Ist die Antwort falsch bzw. fehlen noch Aspekte, dürfen die anderen Gruppenmitglieder helfen. Weiß die Gruppe die Antwort dennoch nicht, bekommt eine Person der Gruppe zwei die Möglichkeit zu antworten. Weiß auch sie die Antwort nicht, verfällt die Punktzahl und der Lehrende beantwortet die Frage

Mund, Rachen, Speiseröhre	Überblickwissen, Magen	Leber, Galle Pankreas	Dünn-, Dickdarm, Rektum, Stuhl
100	100	Welche Aufgaben hat die Leber?	Aus welchen Abschnitten besteht der Dünndarm?
Welche Aufgaben erfüllt die Zunge?	200	Über welche Gefäße gelangt Blut in die Leber?	200
300	Wie heißen die verschiedenen Magenabschnitte?	300	300
Welche Maßnahmen umfasst die Kariesprophylaxe?	400	400	400
500	500	500	Joker
600	Welche Organe des Bauchraumes liegen retroperitoneal?	600	600

Erreichte Punktzahl

Gruppe I	Gruppe II	Gruppe III
100	200	600
400	500	200
	100	
	300	

Abb. 10.5: Großer Preis.

- Hiernach fährt die zweite Gruppe mit der Wahl einer Kategorie fort. Das oben erklärte Verfahren wiederholt sich, bis alle Kategorien gespielt sind
- Die jeweils erspielte Punktzahl notiert jede Gruppe selbst auf Moderationskarten und heftet sie untereinander an eine Moderationswand. Die Sieger können so anschließend leicht ermittelt werden.

Handlungsempfehlungen für Lernende

- Die Lernenden wählen in ihrer Gruppe die Kategorie aus, die sie spielen wollen
- Die Lernenden sprechen jeweils ab, welches Gruppenmitglied die Frage beantworten darf
- Die Lernenden notieren die jeweils erreichte Punktzahl selbst und heften diese für alle sichtbar an eine Moderationswand.

Benötigtes Material / Benötigte Zeit

- Overhead-Projektor, Folien, Folienstifte oder Moderationswand, Moderationskarten und Marker, oder Power Point Präsentation, Beamer und Laptop
- Zeitbedarf: 30 Minuten.

Tipps, Tricks, Fallen

- Je nach Bedarf kann die Matrix auf einer Folie, als Powerpoint-Präsentation oder mit Moderationsmaterialien erstellt werden. Dies liegt im Ermessen des Lehrenden
- Die Auswahl der Fragen muss sehr sorgfältig und präzise erfolgen, um Diskussionen und Unklarheiten während des Spielverlaufes zu vermeiden.

10.9 Kartenabfrage und Clustern

Beschreibung

Bei dieser Methode schreiben die Lernenden ihre Antworten auf eine vom Lehrenden formulierte Frage auf weiße, rechteckige Moderationskarten (Kommunikationskarten). Die Ergebnisse werden anschließend mit Hilfe des Clusterns, oder „Klumpen bildens" an Moderationswänden geordnet und können gezielt weiterbearbeitet werden. Die Fragen können z. B. der Themenfindung, Problemlösung und/oder Maßnahmenplanung dienen. Der Vorteil dieser Methode liegt darin, dass alle Lernenden einbezogen werden und ihre Gedanken in gebündelter Form einbringen können. So lassen sich schnell aussagekräftige Ergebnisse erzielen.

Phaseneinsatz

Die Kartenabfrage kann zu Beginn einer Unterrichtsstunde genutzt werden, um z. B. die Themen, die bearbeitet werden sollen, gemeinsam mit den Lernenden zu sammeln. Während der Erarbeitung kann die Kartenabfrage zur Analyse von Problemen und/oder zur Planung von Maßnahmen genutzt werden. Die Methode wird idealerweise mit dem Brainstorming verbunden.

Handlungsempfehlungen für Lehrende

- Der Lehrende formuliert eine Frage entsprechend des zu bearbeitenden Themas/Problems und visualisiert sie, z. B. mit Hilfe einer Wolke
- Er stellt den Arbeitsauftrag im Plenum vor und bespricht mit den Lernenden evtl. Unklarheiten. Er weist auf die grundlegende Regel des Brainstormings hin: alle Ideen sind zulässig
- Dann teilt er die Arbeitsmaterialien aus und bittet die Lernenden, zu beginnen
- Nach Ablauf der Bearbeitungszeit von 5–10 Minuten sammelt er die Karten ein. Sie können auch alternativ dazu von den Lernenden angeheftet und vor der Weiterbearbeitung in Form eines Wanderplenums gelesen werden
- Der Lehrende liest jede Karte vor und heftet sie an die Stellwand, evtl. offene Fragen zu den Beiträgen werden geklärt

- Die Karten werden während des Anheftens nach Themenkomplexen sortiert, über die Zuordnung entscheiden die Lernenden
- Dann sucht der Lehrende gemeinsam mit den Lernenden Überschriften für die gebildeten Cluster
- Zum Abschluss werden ggf. die Cluster mit einem Moderationsmarker umrandet und es können Verbindungslinien gezogen werden, um Zusammenhänge zu visualisieren
- Die erzielten Ergebnisse können mit Hilfe gezielter anderer Moderationsmethoden weiterbearbeitet werden, z. B. einem Maßnahmenkatalog.

Handlungsempfehlungen für Lernende

- Die Lernenden formulieren ihre Antworten und Vorschläge auf Kommunikationskarten nach folgenden Regeln, die eine bessere Lesbarkeit gewährleisten sollen: Pro Karte nur ein Gedanke, knapp formuliert, Schreiben mit der breiten Kante des Moderationsmarkers, wobei Blockschrift und sowohl große als auch kleine Buchstaben zu verwenden sind
- Sie beteiligen sich aktiv an Zuordnungs- und Entscheidungsprozessen.

Benötigtes Material / Benötigte Zeit

- Kommunikationskarten (rechteckig, weiß), Überschriftenkarten (oval, farbig), Moderationsmarker (schwarz und farbig, unterschiedliche Größen), 3–4 Moderationswände, Pinnnadeln, Wolken
- Der Zeitbedarf richtet sich nach der Anzahl der ausgefüllten Karten. Es dauert ca. 60 Minuten, 40 Karten zu clustern.

Tipps, Tricks, Fallen

- Um eine vertrauensvolle Atmosphäre zu schaffen in der auch Lernende, die sich sonst eher weniger beteiligen, ihre Gedanken einbringen können, bleiben die Schreiber der Karten anonym
- Die Ideen bzw. Themen und Inhalte können per Brainstorming gesammelt werden, alternativ kann jedoch auch eine Zurufabfrage durchgeführt werden, bei der die Lernenden ihre Gedanken frei äußern und der Lehrende sie auf Karten festhält
- Bei Unleserlichkeit der Karten kann der Lehrende die Lernenden bitten, nach vorne zu kommen und die Beiträge aus der Nähe zu betrachten. Bewegung trägt häufig zur Produktivität bei. Eine im Vorfeld beschriftete Musterkarte, auf der ein neutraler Begriff stehen sollte, um die Lernenden inhaltlich nicht zu beeinflussen, verdeutlicht darüber hinaus die Schreibregeln
- Wenn Diskussionen über die Kartenzugehörigkeit entstehen, können die fraglichen Karten zurückgestellt werden. Häufig kristallisiert sich im Verlauf heraus, wo die Karte optimal zugeordnet werden kann. Im Zweifelsfall entscheidet der Autor, sofern er bereit ist seine Anonymität aufzugeben, über die Zugehörigkeit. Die Karte kann auch gedoppelt und zwei Clustern zugeordnet werden
- Gruppen mit mehr als 20 Lernenden führen einerseits zu einer Vielzahl an Antwortkarten, andererseits ggf. zu regeren Diskussionen. Hier ist es möglich, die Zahl der Antwortkarten auf zwei bis drei pro Person zu reduzieren. Diese Ein-

schränkung kann sich jedoch negativ auf die Kreativität auswirken. Eine sorgfältige Formulierung der Frage hat häufig den gleichen Effekt.

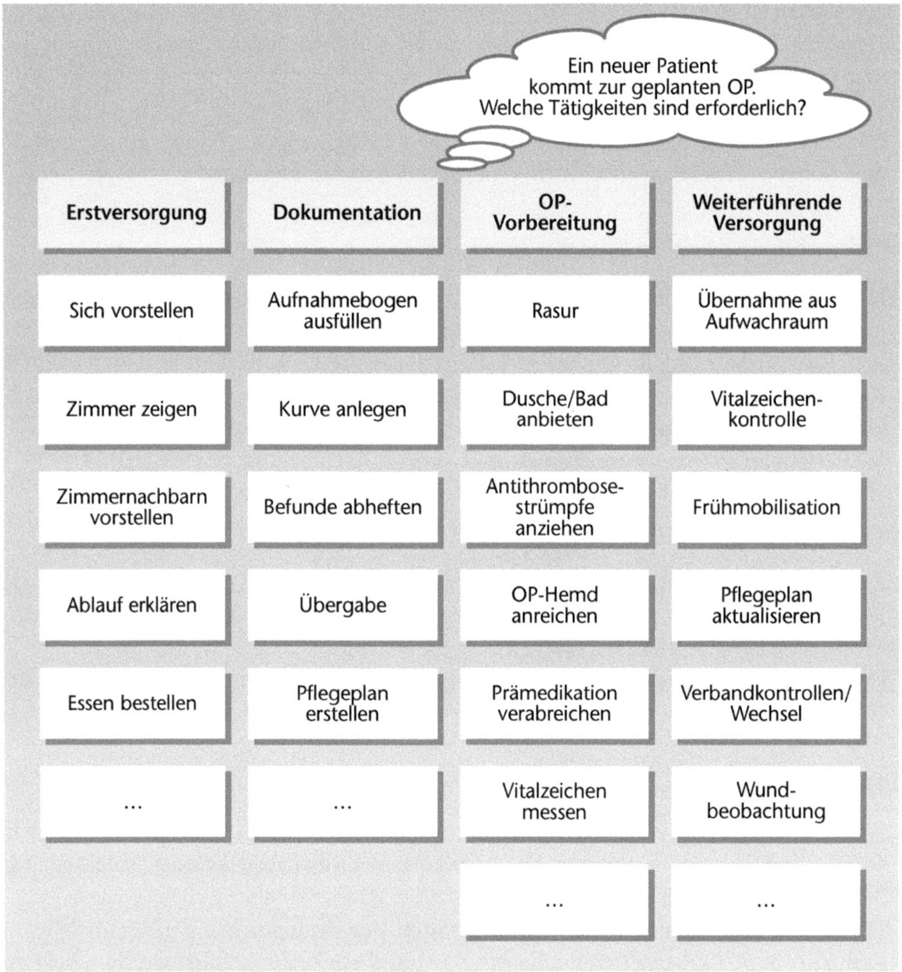

Abb. 10.6: Beispiel für ein mögliches Ergebnis einer Kartenabfrage.

10.10 Kopfkino

Beschreibung

Das Kopfkino (📖 5) ist eine Methode, bei der Begriffe aus der Unterrichtseinheit in einem neuen Zusammenhang wiederholt werden. Dieses Lernspiel fördert den kreativen Ausdruck und dient dazu, neu Gelerntes mit Altbekanntem zu verknüpfen.

Phaseneinsatz

Das Kopfkino ist eine klassische Methode für die Sicherungsphase.

Handlungsempfehlungen für Lehrende

- Der Lehrende notiert prägnante Adjektive zur vorangegangenen Unterrichtseinheit auf Moderationskarten. Geübte Gruppen können diese Arbeit auch selbst übernehmen
- Der Lehrende legt die Karten gut lesbar in die Mitte eines Stuhlkreises oder auf einen großen Tisch, um den alle Teilnehmer Platz finden
- Die Gruppengröße beträgt im optimalen Fall 10 Personen, mindestens doppelt so viele Karten wie Lernende sollen vorhanden sein
- Ein Lernender beginnt nun eine Geschichte mit einem Wort aus der Auswahl. Hat er seinen Satz beendet, dreht er die Karte um und derjenige, der weiter weiß, setzt die Geschichte fort.

Handlungsempfehlungen für Lernende

Lernende beteiligen sich an der gemeinsam entstehenden Geschichte.

Benötigtes Material / Benötigte Zeit

- Moderationskarten
- Für Kurzgeschichten und als Methode zur Auflockerung genügen 10 Minuten. Je nach Gruppengröße erhöht sich der Zeitbedarf.

Tipps, Tricks, Fallen

- Auch wenn es auf den ersten Blick nicht sinnvoll erscheint Fachbegriffe auf diese unkonventionelle Art zu wiederholen, zeigt sich, dass gerade diese Art der Wissensverknüpfung einen langfristigen Erinnerungseffekt hervorruft. Die gesprochene, bildhafte Geschichte verknüpft das theoretische Wissen im Langzeitgedächtnis.
- Fotos oder Postkarten können die geschriebenen Moderationskarten ergänzen und das Geschichtenerzählen zusätzlich auflockern.

10.11 Kugellager

Beschreibung

Ein Kugellager ist eine strukturierte Gesprächsrunde mit wechselnden Gesprächspartnern, bei der es darum geht, der persönlichen Meinung Ausdruck zu verleihen. Vorteil dieser Methode ist, dass sich die Lernenden im Rahmen einer Partnerarbeit geschützt austauschen können und dennoch durch viele Gesprächspartner einen erweiterten Blickwinkel zum Thema erhalten.

Phaseneinsatz

Diese Methode eignet sich für den Einstieg in ein Thema.

Handlungsempfehlungen für Lehrende

- Der Lehrende bereitet zwei Listen mit jeweils drei bis fünf Fragen vor
- Die erste Liste enthält Fragen oder Aufgaben, um zu ermitteln, wer in den nachfolgenden Durchgängen des Kugellagers die inhaltliche Frage zuerst beantworten darf
- Die zweite Liste enthält Fragen zu dem Thema, dem das Kugellager dienen soll
- Im Raum bereitet der Lehrende zwei Stuhlkreise vor. Im inneren Kreis zeigen die Sitzflächen der Stühle nach außen. Der äußere Stuhlkreis wird so angeordnet, dass sich jeweils ein Lernender aus dem Innen- und dem Außenkreis gegenübersitzen. Eine gleiche Anzahl von Lernenden im Innen- und Außenkreis in beiden Kreisen ist optimal
- Nachdem die Lernenden Platz genommen haben, stellt der Lehrende die erste Frage aus der ersten Liste (es ergibt sich z. B., dass derjenige mit dem längeren Anfahrtsweg zur Schule zuerst antworten darf). Nachdem die Lernenden dies geklärt haben, liest der Lehrende die erste inhaltliche Frage vor. In der ermittelten Reihenfolge beantworten die Lernenden ihrem aktuellen Gesprächpartner diese Frage
- Nun bittet der Lehrende den Außenkreis, z. B. drei Plätze nach rechts zu wechseln. Jeder Lernende erhält somit einen neuen Gesprächspartner
- Der Lehrende stellt nun wieder eine Frage aus der ersten („Wer darf beginnen?“) und zweiten (inhaltliche Fragen) Liste. Danach wechseln die Lernenden erneut ihre Plätze. Dies erfolgt so lange, bis alle Fragen beantwortet sind.

Handlungsempfehlungen für Lernende

Lernende bringen durch die Beantwortung der Fragen persönliche Erfahrungen, Meinungen und Ideen ein.

Benötigtes Material / Benötigte Zeit

- Vorbereiteter Fragenkatalog
- Zeit: 50 Minuten.

Tipps, Tricks, Fallen

- Im Ergebnis ähnelt diese Methode der Sprechmühle. Wenn eine aktivere Form gewünscht ist, bietet sich die Sprechmühle an. In Gruppen, die es eher und im wahrsten Sinne des Wortes „gesetzt“ mögen, eignet sich das Kugellager besser
- Die Methode eignet sich auch für größere Gruppen
- Befindet sich eine Gruppe in der Findungsphase, kann das Kugellager das Kennen lernen unterstützen. Durch die zufällige Bestimmung des nächsten Gesprächspartners entstehen immer neue Gesprächskonstellationen, Kontakte werden geknüpft.

10.12 Mind-Mapping

Beschreibung

Das Mind-Mapping (Mind Map = „Gedächtnislandkarte“) wurde in den 70er-Jahren von dem Engländer Tony Buzan (📖 1) entwickelt. Es handelt sich um eine Methode der graphischen Darstellung, mit deren Hilfe die menschliche Leistungsfähigkeit über eine Verbindung des Potentials der rechten und linken Gehirnhälfte gesteigert werden kann. Somit ist es möglich, unter anderem auch Lernprozesse effektiver zu gestalten. Mind-Mapping berücksichtigt alle Fähigkeiten des menschlichen Gehirns und trägt so zu einer Optimierung des Zusammenspiels beider Gehirnhälften bei.

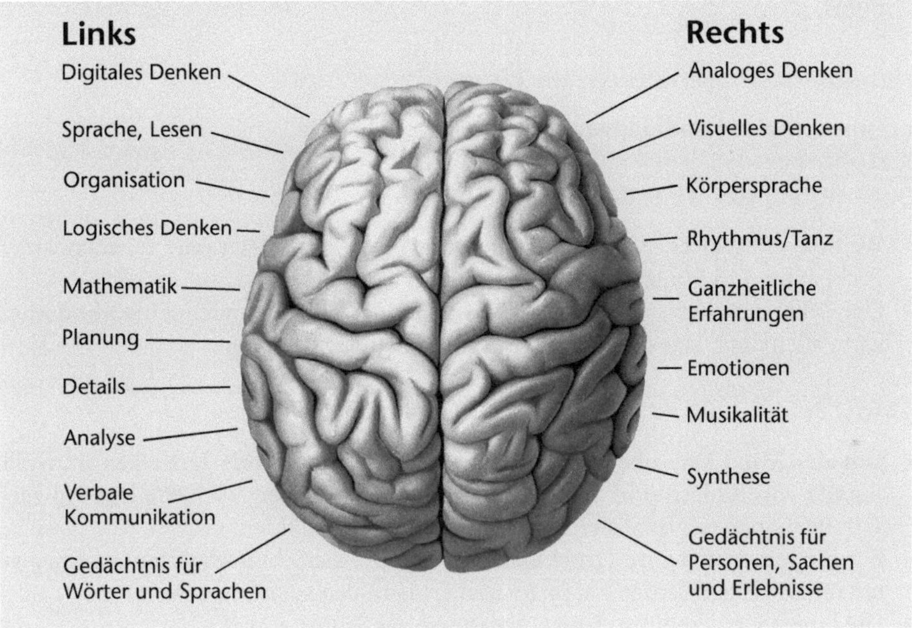

Abb. 10.7: Schwerpunkte beider Gehirnhälften.

Eine Mind Map weist einige grundlegende Eigenschaften auf: Das Thema steht im Zentrum, von ihm ausgehend breiten sich die Hauptthemen als Äste aus. Diese Äste werden mit Schlüsselwörtern (oder auch Bildern) beschriftet. Unterthemen gehen jeweils als Zweige von den Hauptthemen aus.

Phaseneinsatz

Im Unterricht kann eine Mind Map in allen Phasen eingesetzt werden. Sie kann z.B. als Übersicht über Themen und Inhalte einer Lernsituation dienen oder in der Erarbeitung als Tafelbild entstehen, auf dem Gedanken der Lernenden strukturiert werden. Mind Maps können ebenso zur Übersicht über gefundene Ergebnisse dienen. Aber auch außerhalb des Unterrichts können Mind Maps vielseitig genutzt werden. Der Lehrende kann z. B. Unterricht mit Hilfe dieser Methode vorbereiten und strukturieren. Für die Lernenden stellt das Mind-Mapping eine wirksame Methode zum „Lernen des Lernens" dar, sie können sie einsetzen, um Themen zu wiederholen, Mitschriften anzufertigen, Stoff übersichtlich zusammenzufassen. Auch für die Planung, Durchführung und Auswertung von Projekten eignen sich Mind Maps sehr gut.

Handlungsempfehlungen für Lehrende

- Das Thema wird in die Mitte eines weißen Blattes geschrieben und umrandet, z. B. mit Hilfe einer Wolke (alternativ kann ein Bild erstellt werden = Zentralbild)
- Ausgehend von dem Hauptthema werden Äste gezeichnet, die mit den Unterthemen beschriftet werden
- Je nach Hierarchiestufe werden zu den Unterthemen weitere Verzweigungen gebildet.

Handlungsempfehlungen für Lernende

Entsprechen den Handlungsempfehlungen für Lehrende.

Benötigtes Material / Benötigte Zeit

- Weißes, unliniertes Papier, verschiedenfarbige Stifte. Alternativ können auch Packpapier und Moderationsmaterialien verwendet werden
- Der Zeitbedarf variiert von wenigen Minuten bis hin zu Stunden. Eine Mind Map kann auch über Tage und Wochen hinweg verändert werden.

Tipps, Tricks, Fallen

- Um eine Mind Map übersichtlich zu gestalten, sind folgende Techniken sinnvoll: Einsatz von Bildern und Symbolen, Farben und Formen, auch Pfeilen, um Zusammenhänge zu visualisieren und Hierarchien abzubilden
- Für die Mind Map wird Druckschrift eingesetzt, die Schlüsselwörter auf den Ästen und Zweigen werden knapp formuliert (im Idealfall nur ein Wort)
- Die Linien werden nur so lang gezogen wie das Schlüsselwort
- Äste sind dicker gezeichnet als Zweige
- Mind Maps werden individuell gestaltet, der Phantasie sind hierbei keine Grenzen gesetzt
- Für die Erarbeitung von Mind Maps ist eine Umgebung hilfreich, die die Kreativität anregt (ansprechende Gestaltung je nach Vorlieben, frische Luft, ausreichendes Licht)
- Auf den ersten Blick sehen viele Mind Maps „unordentlich" aus, durch die ungewohnte Darstellungsform lassen sich viele Menschen abschrecken. Gerade diese scheinbare „Unordentlichkeit", ist jedoch erwünscht!

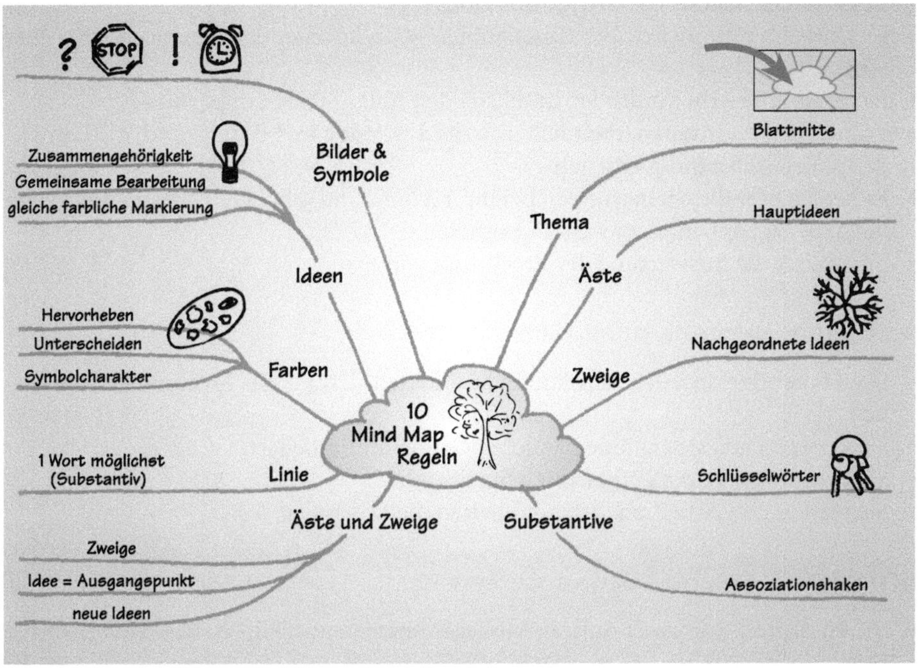

Abb. 10.8: Beispiel für die Erstellung einer Mind Map.

10.13 Partnerarbeit / Gruppenarbeit

Beschreibung

Bei der Gruppenarbeit werden die Lernenden eines Klassenverbandes in mehrere arbeitsfähige Kleingruppen aufgeteilt. Diese bearbeiten vom Lehrenden gestellte oder selbst entwickelte Arbeitsaufträge. Die Ergebnisse werden später im Plenum zusammengetragen und dienen in weiteren Unterrichtsphasen als nutzbare Grundlage. Für die Partnerarbeit wird statt einer Kleingruppe ein Arbeitsteam aus zwei Lernenden gebildet. Grundsätzliche Vorgehensweise und Zielsetzung sind identisch. Die Partner- bzw. Gruppenarbeit soll durch einen Wechsel der Handlungsmuster im Unterricht die Lernenden zu selbständigem Denken, Fühlen und Handeln befähigen.

Phaseneinsatz

Die Gruppen- bzw. Partnerarbeit wird in der Phase der Erarbeitung eingesetzt.

Handlungsempfehlungen für Lehrende

- Der Lehrende formuliert einen oder mehrere klare Arbeitsaufträge für die Gruppenarbeit je nachdem, ob es sich um arbeitsgleiche oder arbeitsteilige Gruppenarbeit handelt

- Er gibt Kriterien für die Gruppenbildung vor
- Er klärt die räumlichen Voraussetzungen – wo können die Kleingruppen arbeiten?
- Er vergibt die Arbeitsaufträge und klärt den Ablauf der Gruppenarbeit
- Während der Gruppenarbeit hält sich der Lehrende im Hintergrund, die Lernenden sollen selbständig arbeiten
- Er beobachtet die Kleingruppen bei ihrer Arbeit und gibt evtl. Hilfestellung, wenn die Arbeitsgruppen nicht weiterkommen
- Er bereitet die Auswertung der Ergebnisse vor.

Handlungsempfehlungen für Lernende

- Die Lernenden arbeiten selbständig und fühlen sich für das Ergebnis verantwortlich
- Sie verständigen sich mit den anderen Gruppenmitgliedern
- Sie halten sich an die aufgestellten Spielregeln
- Sie planen ihre Arbeitsschritte und halten die Ergebnisse fest.

Benötigtes Material / Benötigte Zeit

- Arbeitsaufträge, je nach Auftrag Moderationsmaterial, Flipchart, Folien o.Ä. zur Ergebnissicherung
- Mit der Vor- (Aufteilen in Kleingruppen, Erläuterung des Arbeitsauftrags) und Nachbereitung (Auswertung der Ergebnisse) muss mindestens eine Unterrichtsstunde eingeplant werden.

Tipps, Tricks, Fallen

- Eine Gruppenarbeit kann arbeitsgleich sein, d.h. alle Arbeitsgruppen haben den gleichen Arbeitsauftrag, oder arbeitsteilig, d.h. die Arbeitsgruppen haben unterschiedliche Aufträge und die Ergebnisse ergänzen sich
- Die Lernenden brauchen eine gewisse Methodenkompetenz für die Gruppenarbeit. Wird die Gruppenarbeit neu eingeführt, bzw. wurde sie noch nicht oft durchgeführt, bietet es sich an, Spielregeln für die Gruppenarbeit festzulegen.

10.14 Strukturlegeplan

Beschreibung

Der Strukturlegeplan ist eine Methode, die sich für die Entwicklung und Darstellung von individuellen kognitiven Denkmustern eignet. Ziel der Methode ist es, die Lernenden anzuregen, ein eigenes Ordnungssystem zu entwickeln und dies in visualisierter Form darzustellen. Dies geschieht, indem sie entweder vorgegebene oder selbst entwickelte Begriffe bzw. Bilder strukturieren. Grundsätzlich geht es immer darum, komplexe Sachverhalte und Inhalte zu sammeln, um anschließend eine systematische und in sich logische Ordnung für sie zu finden.

Phaseneinsatz

Der Strukturlegeplan kann im Rahmen einer intuitiven Einarbeitungsphase oder aber im Rahmen der Sicherungsphase eingesetzt werden. Darüber hinaus kann er gezielt als Lernerfolgskontrolle genutzt werden.

Handlungsempfehlungen für Lehrende

- Die Lernenden müssen als Startbedingung eine Unordnung der Begriffe und Bilder die sie strukturieren sollen, vorfinden. Beispiele sind Begriffe eines Standards, die wieder in eine Reihenfolge gebracht werden sollen, oder die Wiederholung von Themen oder Inhalten einer Unterrichtseinheit, die sich ebenfalls ungeordnet als Schlagworte auf Karten finden
- In Phase 1 benennt der Lehrende das Thema für den Strukturlegeplan. Dies kann auch gemeinsam mit den Lernenden erfolgen. Zusätzlich informiert er die Lernenden darüber, ob der Strukturlegeplan als Einstieg (intuitiv) oder als Sicherung (überprüfend) eingesetzt wird
- Die Phase 2 enthält die thematische Findung der zu strukturierenden Begriffe und bildlichen Darstellungen. Diese bereitet entweder der Lehrende im Vorfeld vor oder die Lernenden sammeln Begriffe und Bilder im Rahmen eines Brainstormings. Alle Begriffe und bildlichen Darstellungen werden auf Karten fixiert. Sollen mehrere Kleingruppen in Phase 3 arbeiten, müssen die Karten entsprechend oft vervielfältigt werden
- In Phase 3 erhalten die Lernenden den Auftrag, die Begriffe und Bilder in eine für sie logische und schlüssige Struktur zu bringen. Sie sind darüber informiert, dass ihr Strukturlegeplan anschließend im Plenum präsentiert und erläutert werden muss
- Die Phase 4 dient zur Präsentation und zum Vergleich der Ergebnisse
- Ungeübte Gruppen erhalten vor Beginn der Phase 3 zusätzliche Informationen zu grundsätzlichen Visualisierungsregeln. Beispiele sind: Jede Präsentationswand erhält eine Überschrift, die Schriftgröße ausreichend groß wählen, Farben und Symbole gezielt einsetzen.

Handlungsempfehlungen für Lernende

- Lernende müssen über eine Ordnung, Struktur und inhaltliche Zusammenhänge der vorgegebenen Begriffe und Bilder nachdenken. Sie sortieren die Inhalte entsprechend ihrer individuellen Logik und stellen Verknüpfungen und Überschneidungen der Begriffe in visualisierter Form dar
- Lernende entwerfen einen Strukturlegeplan, den sie schlüssig erklären und vorstellen können.

Benötigtes Material/Benötigte Zeit

- Moderationskarten, Packpapier, Marker, Scheren, Kleber, Informationsmaterial
- Zeit: 90 Minuten zur Erstellung, zusätzlich mindestens 15 Minuten pro Gruppe zur Vorstellung und Diskussion der Ergebnisse.

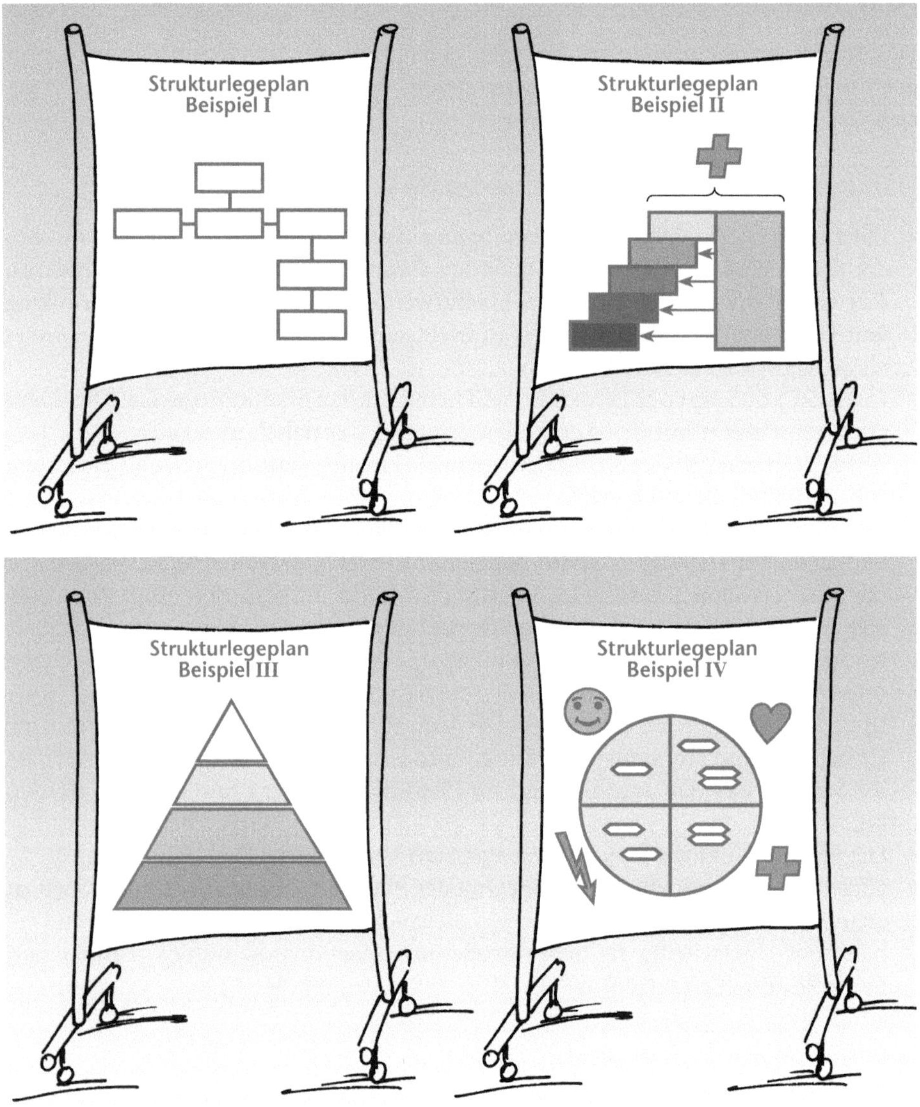

Abb. 10.9: Strukturlegeplan.

Tipps, Tricks, Fallen

- Da bei dieser Methode die Art und Form der Darstellung im Vordergrund steht, kann im Rahmen einer Lernerfolgskontrolle vor allem die Methodenkompetenz beurteilt werden. Finden Kleingruppenarbeiten statt, die durch den Lehrenden eng betreut werden, lassen sich auch Rückschlüsse auf die Sozialkompetenz ziehen. Grundsätzlich kann ein Strukturlegeplan darstellen, inwiefern den Lernenden Zusammenhänge und Wechselwirkungen der Themen und Inhalte deutlich geworden sind

- Ein Strukturlegeplan kann im Rahmen einer Einzel-, Partner- oder Kleingruppenarbeit erstellt werden
- Methodisch ungeübte Lernende sollten eine Einführung in Visualisierungstechniken vermittelt bekommen.

10.15 Vernissage

Beschreibung

Für Vernissage gibt es viele synonyme Begriffe wie Infostand, Marktplatz oder Postersession. Eines haben sie gemeinsam, sie dienen dazu, Ergebnisse einem größeren Publikum zu präsentieren. Die Vernissage bietet sich immer dann als Medium an, wenn es darum geht, erarbeitete Ideen, Gedanken, Projekte oder Lösungsansätze zeitsparend vorzustellen.

Phaseneinsatz

Die Vernissage dient entweder als Einstieg in ein Thema, dies kann z.B. der Besuch einer externen Ausstellung sein, oder sie wird genutzt, um am Ende einer Unterrichtseinheit selbst erarbeitete und visualisierte Ergebnisse vorzustellen.

Handlungsempfehlungen für Lehrende

- Sollen Ergebnisse einer Gruppenarbeit im Rahmen einer Vernissage präsentiert werden, erhalten die Lernenden den Auftrag, diese auf Packpapier übersichtlich darzustellen
- Ungeübte Gruppen erhalten – wie beim Strukturlegeplan – zusätzlich Informationen zu grundsätzlichen Visualisierungsregeln. Beispiele sind: Jede Präsentationswand erhält eine Überschrift, die Schriftgröße ausreichend groß wählen, Farben und Symbole gezielt einsetzen
- Die Präsentationswände werden so im Raum aufgestellt, dass sie gut einsehbar sind. Es sollte genug Platz vorhanden sein, um zwischen den Wänden umhergehen zu können
- Jede Gruppe stellt nacheinander im Rahmen einer Kurzvorstellung (z.B. 5–10 Minuten) ihr Ergebnis vor. Die Lernenden stellen anschließend Fragen und besprechen das Plakat
- Nachdem alle Plakate vorgestellt sind, erhalten die Lernenden die Möglichkeit, zwischen den Wänden umherzugehen und im Einzelgespräch Fragen zu klären
- Bei Bedarf kann im Plenum eine gemeinsame Abschlussrunde stattfinden.

Handlungsempfehlungen für Lernende

Lernende erhalten die Möglichkeit, ihre Ergebnisse vor einer Gruppe zu präsentieren, sie erhalten die Aufgabe, die gewählte Visualisierung schlüssig zu erklären.

Benötigtes Material / Benötigte Zeit

- Moderationswände, ausreichend großer Raum zur Präsentation

- Zur Kurzvorstellung jedes Ergebnisses genügen 10 Minuten. Anschließend wird, je nach Größe der Vernissage, ausreichend Zeit zum detaillierten Betrachten und Diskutieren der Ergebnisse eingeplant.

Tipps, Tricks, Fallen

- Die Vernissage kann entweder mit der Kurzvorstellung jedes Ergebnisses beginnen und anschließend bleibt Zeit zum Betrachten und Flanieren oder die Lernenden erhalten zuerst die Möglichkeit, sich einen Gesamtüberblick zu verschaffen und hören sich anschließend die Kurzinformationen an
- Bei einer großen Vernissage bietet es sich an, an den einzelnen Wänden Zeiten zu vermerken, zu denen ein Kurzvortrag zum Thema direkt an der Moderationswand gehalten wird. Die Organisatoren haben dann die Aufgabe, die Zeiten zu koordinieren, um Überschneidungen zu vermeiden
- Eine Vernissage eignet sich hervorragend für einen „Tag der offenen Tür".

Literaturnachweis

1. Buzan, T.; Buzan, B.: Das Mind-Map-Buch – Die beste Methode zur Steigerung Ihres geistigen Potenzials. 5., akt. Aufl., mvg im Verlag moderne industrie, Landsberg-München 2002
2. Cohn, R., in: Stalmann, F.: Lust an der Erkenntnis – Die Psychologie des 20. Jahrhunderts. Piper, München 1989
3. Kaiser, F.-J.: Grundlagen der Fallstudiendidaktik – Historische Entwicklung – Theoretische Grundlagen – Unterrichtliche Praxis. In: Kaiser, F.-J. (Hrsg.): Die Fallstudie. Theorie und Praxis der Fallstudiendidaktik. Klinkhardt, Bad Heilbronn 1983
4. www.poltrain.de/betaet/mindmapping/mmp_regeln/hauptteil_mmp_regeln.html. 8.11. 2004
5. Wallenwein, C.F.: Spiele. Der Punkt auf dem i, Kreative Übungen zum Lernen mit Spaß. 3. Aufl., Beltz Verlag Weinheim 1999, S. 122

Vertiefende Literatur

1. Cohn, R.: Von der Psychoanalyse zur Themenzentrierten Interaktion. 15. Aufl., Klett-Cotta, Stuttgart 1991
2. Greving, L. Paradies: Unterrichts-Einstiege – Ein Studien und Praxisbuch. 5. Aufl., Cornelsen Scriptor, Berlin 2000
3. Meyer, H.: Unterrichts-Methoden – I: Theorieband. N.-Aufl., Nachdruck, Cornelsen Scriptor, Frankfurt am Main 2002
4. Meyer, H.: Unterrichts-Methoden – II: Praxisband. 10. Aufl., Cornelsen Scriptor, Frankfurt am Main 2003
5. Langmaak, B., Braune-Krickau, M.: Wie die Gruppe laufen lernt. 7., vollst. überarb. Aufl., Beltz Verlag, Weinheim 2000
6. Rabenstein, R.; Reichel, R.; Thanhoffer, M.: Das Methoden-Set – Bücher für Referenten und Seminarleiterinnen – 1. Anfangen. 11. Aufl., ÖKOTOPIA, Münster 2001

7. Rabenstein, R.; Reichel, R.; Thanhoffer, M.: Das Methoden-Set – Bücher für Referenten und Seminarleiterinnen – 2. Themen bearbeiten. 11. Aufl., ÖKOTOPIA, Münster 2001
8. Rabenstein, R.; Reichel, R.; Thanhoffer, M.: Das Methoden-Set – Bücher für Referenten und Seminarleiterinnen – 3. Gruppen erleben. 11. Aufl., ÖKOTOPIA, Münster 2001
9. Rabenstein, R.; Reichel, R.; Thanhoffer, M.: Das Methoden-Set – Bücher für Referenten und Seminarleiterinnen – 4. Reflektieren. 11. Aufl., ÖKOTOPIA, Münster 2001
10. Rabenstein, R.; Reichel, R.; Thanhoffer, M.: Das Methoden-Set – Bücher für Referenten und Seminarleiterinnen – 5. Konflikte. 11. Aufl., ÖKOTOPIA, Münster 2001
11. Unterricht Pflege, Schwerpunkt: Unterrichtseinstiege. 2/1997, Heft 4
12. Unterricht Pflege, Schwerpunkt: Lernspiele. 3/1998, Heft 1
13. Unterricht Pflege, Schwerpunkt: Moderationsprozess. 4/1999, Heft 4
14. Unterricht Pflege, Schwerpunkt: Arbeit in und mit Gruppen. 5/2000, Heft 2
15. Unterricht Pflege, Schwerpunkt: Methodenrepertoire. 6/2001, Heft 4
16. Unterricht Pflege, Schwerpunkt: Lernerfolgskontrollen im handlungsorientierten Unterricht. 9/2004, Heft 1, Teil 2
17. Vopel, K.W.: Wirksame Workshops – 80 Bausteine für wirksames Lernen. 2. Aufl., iskopress, Salzhausen 2000
18. Wallenwein, G. F.: Der Punkt auf dem i – Kreative Übungen zum Lernen mit Spaß, 3. Aufl., Beltz Verlag, Weinheim 2003

Register

C

D

G

H

M

N

O

P

Q

R

V

W

Z

FSC
www.fsc.org
MIX
Papier | Fördert
gute Waldnutzung
FSC® C083411

Kolibri 360 GmbH
Ferdinand-Jühlke-Straße 7
99095 Erfurt, Deutschland
produktsicherheit@kolibri360.de